DER RHEUMATISMUS

DER RHEUMATISMUS

SAMMLUNG VON EINZELDARSTELLUNGEN
AUS DEM GESAMTGEBIET DER RHEUMAERKRANKUNGEN

HERAUSGEGEBEN VON

PROFESSOR DR. RUDOLF SCHOEN

emer. Direktor der Medizinischen Universitäts-Klinik und -Poliklinik
Göttingen

BAND 37

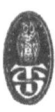

DR. DIETRICH STEINKOPFF VERLAG
DARMSTADT 1966

BINDE- UND STÜTZGEWEBE

MORPHOLOGISCHE UND BIOCHEMISCHE INFORMATIONEN

Symposion

in der Rheumaheilstätte Bad Bramstedt vom 21. bis 22. Mai 1965

Herausgegeben von

PROF. DR. H. BARTELHEIMER

Direktor der I. Medizinischen Universitätsklinik Hamburg-Eppendorf

DR. N. DETTMER

Leiter der Forschungsabteilung an der Rheumaheilstätte Bad Bramstedt

Mit 127 Abbildungen in 163 Einzeldarstellungen und 7 Tabellen

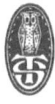

DR. DIETRICH STEINKOPFF VERLAG
DARMSTADT 1966

Alle Rechte vorbehalten

Kein Teil dieses Buches darf in irgendeiner Form (durch Photokopie, Mikrofilm oder ein anderes Verfahren) ohne schriftliche Genehmigung des Verlages reproduziert werden.

© 1966 Dr. Dietrich Steinkopff Verlag, Darmstadt

ISBN-13: 978-3-7985-0266-6 e-ISBN-13: 978-3-642-45799-9
DOI: 10.1007/978-3-642-45799-9

Die Wiedergabe von Gebrauchsnamen, Handelsnamen, Warenbezeichnungen usw. in dieser Veröffentlichung berechtigt auch ohne besondere Kennzeichnung nicht zu der Annahme, daß solche Namen im Sinne der Warenzeichen- und Markenschutz-Gesetzgebung als frei zu betrachten wären und daher von jedermann benutzt werden dürften.

Zweck und Ziel der Sammlung

Nachdem bereits eine stattliche Reihe der 1938 begonnenen Sammlung von Einzeldarstellungen aus dem Gesamtgebiet der Rheumaerkrankungen erschienen ist, bedarf es eigentlich keiner einführenden Begründung dieses Unternehmens mehr. Der Zweck liegt klar: Eine zwanglose Folge von in sich geschlossenen Monographien verschiedenartiger Teilgebiete durch hervorragende Sachkenner soll eine Grundlage gesicherter Vorstellungen geben. Wenn die Blickrichtungen verschieden sind und Überschneidungen vorkommen, gewinnt das Bild an Tiefenwirkung. Solange trotz aller klärenden Fortschritte der Rheumatismus eine Vielheit von ätiologischen, pathogenetischen und therapeutischen Gegebenheiten mit oft nur lockeren Zusammenhängen darstellt, wird die Synthese und Abgrenzung durch eine solche planmäßige und vielfach verflochtene Zusammenstellung gesicherten Wissens und ernsthafter Problemstellung am besten in Angriff genommen. Damit wird auch das wichtige praktische Ziel verbunden, das Interesse an der am meisten verbreiteten und kostspieligsten Volkskrankheit zu wecken und zu fördern und ihre Bekämpfung wirksam zu unterstützen. Die Therapie nimmt deshalb einen großen Raum ein und berücksichtigt die natürliche Heilweise in gebührendem Maße.

Möge die Sammlung, deren Umfang auf wesentliche Rheumaprobleme beschränkt bleiben soll, dem Arzt als wissenschaftliches und therapeutisches Rüstzeug im Kampfe gegen den Rheumatismus gute Dienste leisten und mithelfen, die Gesunderhaltung unseres Volkes zu fördern.

Göttingen, Dezember 1962

R. SCHOEN

Inhaltsverzeichnis

Zweck und Ziel der Sammlung V

Begrüßungsansprache von Dr. G. JOSENHANS-Bad Bramstedt IX

Eröffnungsansprache von Prof. Dr. H. BARTELHEIMER-Hamburg-Eppendorf X

1. Bausteine des Stütz- und Bindegewebes

(Zellen, Fasern, Grundsubstanz) 1

Diskussionsleitung: Herr G. SCHALLOCK-Mannheim

Einleitendes Referat: Herr W. SCHWARZ-Berlin

Diskussion: Herren E. BUDDECKE-Tübingen, G. DAHMEN-Münster, A. DELBRÜCK-Hannover, W. GUSEK-Hamburg, H. HARDERS-Hamburg, F. HARTMANN-Hannover, W. H. HAUSS-Münster, H. HÖRMANN-München, H. HOFFMEISTER-Hamburg, J. LINDNER-Hamburg, G. SCHALLOCK-Mannheim, W. SCHWARZ-Berlin, J. STAUBESAND-Freiburg/Br. 12

2. Bildungs- und Differenzierungsvorgänge am Binde- und Stützgewebe

(Ausdifferenzierung des Mesenchyms, Fibrillogenese, Bedeutung der Mucopolysaccharide, immunbiologische Vorgänge) 59

Diskussionsleitung: Herr F. HARTMANN-Hannover

Diskussion: Herren J. BETHGE-Hamburg, P. I. BRÅNEMARK-Göteborg, E. BUDDECKE-Tübingen, R. BURKHARDT-München, G. DAHMEN-Münster, H. DEICHER-Marburg/L., A. DELBRÜCK-Hannover, R. FRICKE-Hannover, Frau R. GIESEKING-Münster, H. GREILING-Aachen, GRIES-Berlin, W. GUSEK-Hamburg, F. HARTMANN-Hannover, W. H. HAUSS-Münster, H. HOFFMEISTER-Hamburg, H. HÖRMANN-München, G. JUNGE-HÜLSING-Münster, K. LENNERT-Kiel, E. LETTERER-Tübingen, J. LINDNER-Hamburg, J. MERKER-Berlin, V. R. OTT-Bad Nauheim, ST. PERREN-Davos, W. SCHWARZ-Berlin, J. STAUBESAND-Freiburg/Br., H. STORCK-Endbach

3. Gelenkkapsel, Knorpel und Knochen

(Bau, Funktion und Rolle der Gelenkkapsel bei pathologischen Gelenkprozessen, normaler Bau des Knorpels, arthrotische Veränderungen, Osteoidproblem, Rolle der Osteozyten, Verkalkungsprozesse) 125

Diskussionsleitung: Herr N. DETTMER-Bad Bramstedt

Diskussion: Herren W. BAUDITZ-Hamburg, J. BETHGE-Hamburg, P. I. BRÅNEMARK-Göteborg, E. BUDDECKE-Tübingen, R. BURKHARDT-München, H. COTTA-Berlin, H. CZITOBER-Wien, G. DAHMEN-Münster, A. DELBRÜCK-Hannover, N. DETTMER-Bad Bramstedt, H. FLEISCH-Davos, H. GREILING-Aachen, W. GUSEK-Hamburg, H. G. HAAS-Basel, H. HARDERS-Hamburg, F. HARTMANN-Hannover, F. HEUCK-Stuttgart, G. JUNGE-HÜLSING-Münster, J. KRACHT-Hamburg, E. KROKOWSKI-Berlin, F. KUHLENCORDT-Hamburg, E. LETTERER-Tübingen, J. LINDNER-Hamburg, H. P. MISSMAHL-Tübingen, V. R. OTT-Bad Nauheim, P. OTTE-Hamburg, G. PLIESS-Nürnberg, R. SCHENK-Basel, G. SCHULZE-Oldenburg, W. SCHWARZ-Berlin, P. VITALLI-Köln, H. WAGNER-Münster

Verzeichnis der Diskussionsteilnehmer 201
Sachverzeichnis 202
Teilnehmerverzeichnis 206

Eröffnungsansprache

von H. BARTELHEIMER

Vorsitzender des Wissenschaftlichen Beirates

Meine Damen und Herren,

wir wollen ein Symposion im wahrsten Sinne des Wortes durchführen. Daher haben wir als Ort unseres Gespräches keinen Hörsaal, sondern diesen modernen schönen Tagesraum gewählt. Als Thema erschien uns für den Anfang der Arbeit in einem neuen Forschungszentrum ein Meinungsaustausch über Grundlagenprobleme am besten geeignet. Sie werden also keine Reihe von Vorträgen hören, sondern eine sicher sehr lebendige Diskussion erleben, die ihren Ausgang von bestimmten hierhergehörigen aktuellen Stichworten nehmen wird.

Als ich vor 4 Jahren von Herrn GIESGES, dem Vorsitzenden des Bramstedter Kuratoriums, aufgefordert wurde, zu einer Besprechung mit Herren der Kieler und der Hamburger Fakultät nach hier zu kommen, war ich gleich für den Plan, der mir vorgelegt wurde, eingenommen. Dieser sollte zusammen mit meinem alten Chef, Prof. REINWEIN, mit dem Kieler Orthopäden, Herrn ROHLEDERER, und von Hamburg noch mit Herrn KRACHT als Morphologen durchgeführt werden. Die Idee war einleuchtend. Fast 1000 Rheumatiker an einem Ort werfen in einzigartiger Vielgestaltigkeit eine Fülle von Fragen auf. Jetzt sollte ein Weg geschaffen werden, die wissenschaftliche Bearbeitung von Rheumaproblemen in einer modernen Laboratoriumseinheit in Zusammenarbeit mit Universitätskliniken und -Instituten mit all ihren personellen und sachlichen Gegebenheiten zu beginnen. Das Besondere liegt weiterhin darin, daß Herr GIESGES sich deswegen gleich an zwei Fakultäten wandte. Bei der geographischen Gegebenheit, daß Bad Bramstedt in der Mitte zwischen Kiel und Hamburg liegt, und da die Kontakte von beiden Seiten gleich gut sind, bestand die Möglichkeit, einen besonders großen Kreis von Wissenschaftlern anzusprechen. Diese Forschungseinheit soll mit Assistenten, Doktoranden, überhaupt mit Angehörigen der beiden Fakultäten beschickt werden, die dann mit ihrem Wissen und mit der Kapazität der Institute, aus denen sie kommen, bestimmte Fragestellungen hier bearbeiten können.

Jetzt ist der Bau fertig! Eine Einweihungsfeierlichkeit in üblicher Art konnte das Neue der gestellten Aufgabe nicht richtig treffen. Bei einer Institution, die der wissenschaftlichen Arbeit dienen will, muß auch gleich mit dieser begonnen werden. Das heutige Treffen wird das bestätigen.

Bei der Einladung haben wir zwei Gesichtspunkte berücksichtigt, einmal waren uns besonders aktive Angehörige der Rheumagesellschaft willkommen, zum anderen ein Kreis junger auf diesem Gebiet tätiger Forscher. Vielleicht genügt die Formulierung „aktiver Forscher". Das, was sie erarbeitet haben und was sie weitergeben wollen, bildet die Grundlage dieses Symposions. Sein Modell ist vielleicht etwas ungewöhnlich. Wir haben im Programm nur Überschriften wiedergegeben. In $1^{1}/_{2}$ Stunden soll zunächst, vorwiegend wenigstens, in einem engeren Kreis besonders ausgewiesener Wissenschaftler der derzeitige Wissensstand besprochen, evtl. sogar schon zusammengefaßt werden. Dadurch wird am ehesten vermieden, daß die Diskussion auf Nebengebiete abgleitet, es lassen sich auch eher Wiederholungen vermeiden. Erst dann soll in dem 2. Teil eine allgemeine Diskussion einsetzen. Für jeden Vormittag bzw. Nachmittag ist ein besonderes Thema und ein Stichwort-Programm festgelegt worden. Ich bin überzeugt, daß wir auf diese Weise ein hohes Niveau erreichen werden.

Für das erste Thema eines Bramstedter Symposions — Herr Kollege DETTMER hat sich ja um diese Dinge sehr bemüht — haben wir die folgende Formulierung gewählt: „Morphologische und biochemische Informationen über das Binde- und Stützgewebe". Ich glaube, daß dieser weitgefaßte Titel gute Entfaltungsmöglichkeiten schafft und besonders geeignet ist, eine Basis für spätere Diskussionen zu geben.

Begrüßungsansprache

Von G. Josenhans

Ärztlicher Direktor der Rheumaheilstätte Bad Bramstedt

Meine sehr verehrten Damen und Herren,

es ist mir eine große Freude, Sie zum ersten Bramstedter Symposion in der Rheumaheilstätte begrüßen zu können.

Erlauben Sie mir, daß ich Ihnen das gastfreundliche Haus — so möge es sich erweisen — unseres Symposions vorstelle. Die Räume werden Sie bei dem Gastmahl im engeren Sinne kennenlernen, vielleicht auch bei einer Führung durch das Haus, so von Ihrer Seite aus der Wunsch dazu ausgesprochen wird.

Durch die Historie unseres Bades darf ich Sie schnell geleiten. Jedes Bad hat seine Tradition. Hier in Bramstedt reicht sie urkundlich belegt bis 1681 zurück, als ein Jüngling durch den Heilbrunnen des damals Königlich-Dänischen Fleckens Bramstedt von einem hitzigen Fieber genas. Um 1800 sind schon über 13 Bücher belegt, die von der Heilkraft der Moorsalzquellen und von der Heilkraft des Moores berichten, die die natürlichen Heilmittel von Bad Bramstedt darstellen. Um diese natürlichen Mittel zu nutzen, entschließen sich 1928 die Landesversicherungsanstalten der Hansestädte, der Landesversicherungsanstalt Schleswig-Holstein und der Verband der Krankenkassen Groß-Hamburgs auf Betreiben des Pächters des damaligen sogenannten alten Kurhauses, Herrn Oskar Alexander, zu einem Neubau, der 1½ Jahre später vollendet ist und dessen breite Front Sie gegenüber sehen. In den folgenden Jahren wurde er mehrfach erweitert bis auf die heutige Größe von 950 Krankenbetten. Die Rheumaheilstätte Bad Bramstedt ist damit die größte ihrer Art in Westdeutschland. Sie enthält auch die gesamte physikalische Therapie des Kurortes und ist damit eine Einmaligkeit, da in übrigen Bädern die Therapieeinrichtungen verstreut sind. Sie unterhält auch sämtliche kulturellen Einrichtungen des Bades. Daß bei einem jährlichen Durchgang von rund 11 000 stationären Patienten umfangreiche Diagnostik und auch klinische Forschung betrieben wird, ist verständlich. Das Problem jedoch, das Erkennen der Ursachen der Krankheiten der Bewegungsorgane, blieb bestehen. Und so entstand beim Vorsitzenden der Gesellschafter der Rheumaheilstätte Bad Bramstedt, Dr. Giesges — zugleich Erster Direktor der Landesversicherungsanstalt Freie und Hansestadt Hamburg — der Gedanke, eine selbständige Forschungsabteilung in der Rheumaheilstätte Bad Bramstedt zu gründen.

Das Bauprojekt wurde in den Jahren 61 bis 63 finanziert von der Landesversicherungsanstalt der Freien und Hansestadt Hamburg, die zugleich auch die Einrichtung gemeinsam mit der Landesversicherungsanstalt Schleswig-Holstein ermöglichte. Die Forschungsmittel fließen aus folgenden Quellen: Bundesversicherungsanstalt für Angestellte, Landesversicherungsanstalt Berlin, Landesversicherungsanstalt Hamburg, Landesversicherungsanstalt Hannover, Landesversicherungsanstalt Oldenburg-Bremen, Landesversicherungsanstalt Schleswig-Holstein, Landesversicherungsanstalt Westfalen, Kreis Segeberg und Stadt Bramstedt. Den Versicherungsträgern, dem Kreis und der Stadt, die durch ihren Beitrag die Arbeit der Forschungsabteilung ermöglichen, sei an dieser Stelle besonders gedankt.

Meine Damen und Herren, ich habe Ihnen vom gastgebenden Hause genügend erzählt. Das wesentliche jedoch, der immaterielle Teil unseres Symposions, das Gespräch, steht uns nun bevor.

Als ich vor einiger Zeit die Einladungskartei zu sehen bekam, erfuhr ich, daß fast alle Eingeladenen zugesagt hatten. Das ist doch ein Beweis dafür, daß unser Vorschlag gleich Interesse gefunden hat, besonders wenn man noch bedenkt, wie zeitaufwendig die Reise hier nach Schleswig-Holstein ist. Wer dieses Land nicht kennt, meint meist auch noch, daß es doch wohl nicht so viele Reize bieten könne wie mancher südlichere Tagungsort. Wenn Sie jetzt mit offenen Augen durch diese Landschaft fahren, wird Ihnen bewußt werden, wie schön sie ist. Ich hoffe, Sie werden nicht nur die Zeit zu manchem Gespräch finden, sondern auch eine Beziehung zu Bad Bramstedt gewinnen. Wir haben nämlich vor, wenn sich dieses Symposion bewährt, es in gewissen Abständen, wobei an zwei bis drei Jahre gedacht ist, zu wiederholen. Wenn dann auch noch persönliche Kontakte entstanden sind, das ist ja der große Vorteil solcher Symposien gegenüber Kongressen, wird ein Erfahrungsaustausch auch in der Zwischenzeit stattfinden. Vielleicht entschließt der eine oder andere sich auch noch, in unserer Forschungseinheit ein Rheumaproblem selbst zu bearbeiten. Solche Gäste sind immer willkommen.

Nun, ich bin überzeugt, wir werden heute und morgen sehr viel Interessantes zu hören bekommen. In der modernen Medizin hält man von der klinischen Erfahrung nicht mehr so viel, man geht lieber von der Diskussion der Ergebnisse der experimentellen Forschung aus, überhaupt von der Laboratoriumsarbeit. Das wird sich auch hier zeigen. Für diejenigen, die nicht so in der Forschung stehen, möchte ich einen Satz von PASCAL zitieren: „Die Wahrheit ist nützlicher für den, der sie erfährt, als für den, der sie sagt." So werden auch diejenigen, die keine Beiträge liefern können, von dem Gespräch Gewinn haben, ebenso wie jene, die sachverständig mit den einzelnen Fragen sich auseinandersetzen können.

Ich möchte den Herren der Firma BYK-GULDEN, die am Zustandekommen und der technischen Durchführung dieser Tagung und der Publikation ihrer Ergebnisse einen großen Anteil haben, herzlich danken.

1.

Bausteine des Stütz- und Bindegewebes
(Zellen, Fasern, Grundsubstanz)

Diskussionsleiter: Herr SCHALLOCK, Mannheim

Verehrter Herr BARTELHEIMER, meine Damen und Herren, zunächst möchte ich den Veranstaltern sehr herzlich — auch in Ihrer aller Namen — danken, daß Sie dieses Symposium konzipiert und uns dazu eingeladen haben. Es soll sich von den im Augenblick modegewordenen Symposien dadurch unterscheiden, daß keine vorbereiteten Vorträge gehalten werden sollen, sondern daß in einer echten Art und Weise diskutiert wird.

Herr SCHWARZ wird jetzt als erster ein Referat halten zu dem Thema ,,Bausteine des Binde- und Stützgewebes (Zellen, Fasern, Grundsubstanz)''. Daran soll sich die Diskussion anschließen, die zunächst im engeren und später im weiteren Kreis geführt werden soll.

Herr SCHWARZ (Berlin) *Einleitendes Referat:*

Meine Damen und Herren, das Thema heißt ,,Bausteine des Binde- und Stützgewebes (Zellen, Fasern, Grundsubstanz)''. Ich gebe Ihnen einen Überblick über die elektronenoptischen Ergebnisse der letzten Jahre.

Das Bindegewebe setzt sich aus Zellen und Interzellularsubstanz zusammen, die auch als *Grundsubstanz* bezeichnet wird. Diese Interzellularsubstanz besteht lichtmikroskopisch, gleichgültig um welche Art des Bindegewebes es sich handelt, aus elastischen Fasern und Bindegewebsfasern. Lichtmikroskopisch unterscheidet man dabei nach ihrem färberischen Verhalten Reticulin- und Kollagenfasern. Die einzelnen Faserarten der verschiedenen Bindegewebstypen verhalten sich sowohl hinsichtlich ihrer funktionellen Beanspruchbarkeit als auch ihres histologisch-färberischen Verhaltens sehr unterschiedlich. Man denke nur an den Unterschied zwischen dem Gallertgewebe in einer Nabelschnur und dem festen Bindegewebe einer Sehne. Jede im histologischen Bild sichtbare Faser besteht elektronenmikroskopisch aus zwei Komponenten, nämlich aus Fibrillen mit einer periodischen Querstreifung und einer amorphen Matrix, der *Kittsubstanz*. Beide Bestandteile wurden im Elektronenmikroskop zuerst durch eine Feinanalyse, die sogenannte Schnittschallmethode, sichtbar gemacht. Dabei findet man isolierte Fibrillen und eine granuläre Masse, die der *Kittsubstanz* entspricht.

Abb. 1 stellt einige Fibrillen aus dem Bindegewebe des Herzens dar. Man erkennt die Querstreifungsperiode, es handelt sich um *Reticulinfibrillen*. Abb. 2: Isolierte *Sehnen*fibrillen mit Querstreifung. Man sieht, daß ein Teil dieser Querstreifung durch eine feine Masse (Kittsubstanz) verdeckt wird. In der Cornea ist die Masse dieser Kittsubstanz sehr viel größer als im Bereich der Sehne.

Die *Fibrillen* zeigen eine *Querstreifung*, die aus abwechselnden dunklen und hellen Abschnitten besteht, so daß man von Perioden sprechen kann. Der dunkle Abschnitt wird als D- oder A-Teil und der helle Abschnitt als H- oder B-Teil bezeichnet. Die Länge der Periode schwankt zwischen 500 und 800 AE und hat einen Mittelwert von 640 AE. Diese elektronenmikroskopische Periode stimmt mit

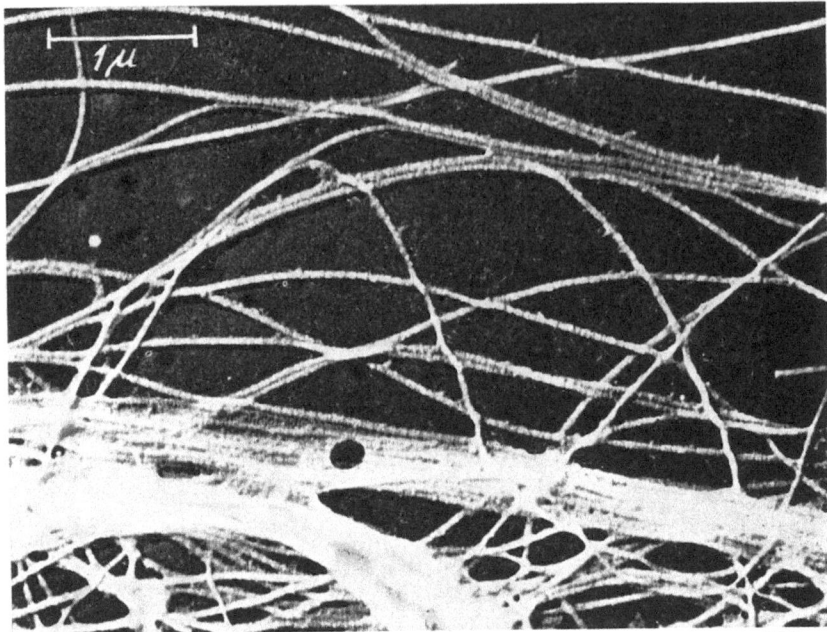
Abb. 1. Isolierte Reticulinfibrillen aus menschlichem Herzen, rechte Kammer. Bedampft. 1 : 20000

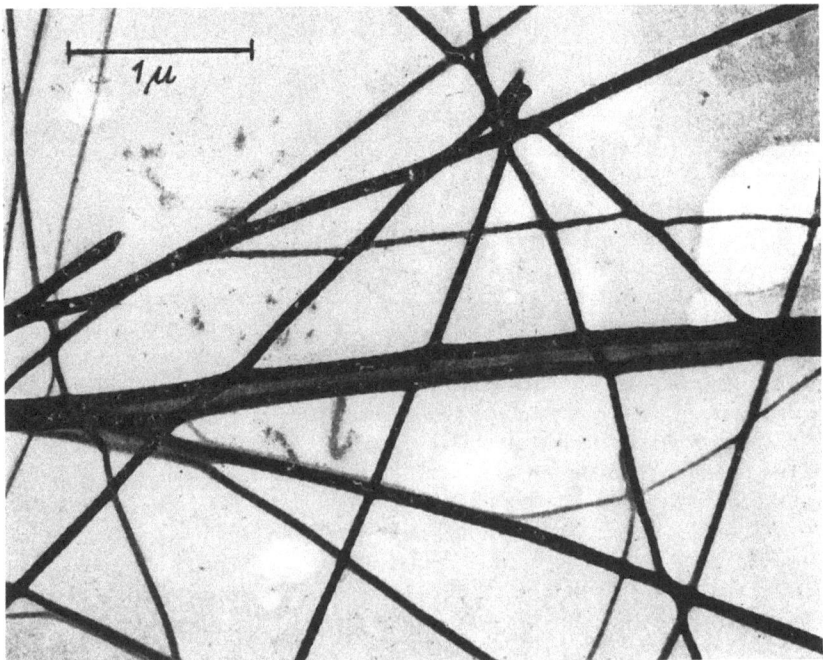
Abb. 2. Fibrillen aus der Rattenschwanzsehne, isoliert und aufgetrocknet. 1 : 25000

der röntgenometrisch als Kleinwinkelinterferenz gefundenen sogenannten Makroperiode der Kollagenfibrillen von 640 AE überein. Die Behandlung der Fibrillen mit bestimmten Schwermetallverbindungen läßt in der Periode besonders angefärbte Streifen hervortreten. Es bestehen geringe Unterschiede zwischen Osmiumtetroxid, Uranyl und Phosphorwolframsäure. Nach Phosphorwolframsäure treten schmale dunkle Streifen auf, die alphabetisch von A—E bezeichnet werden. Alle diese Färbungen geben keine wesentlichen Unterschiede zwischen den Fibrillen in retikulären und sehnigen Bindegewebsfasern. Bei Sehnenfibrillen erkennt man nach Kontrastierung mit Phosphorwolframsäure eine Reihe von Bändern, nämlich A—E (Abb. 3 + 4), die in ihrer Gesamtheit die Periode bilden. Nur die Ver-

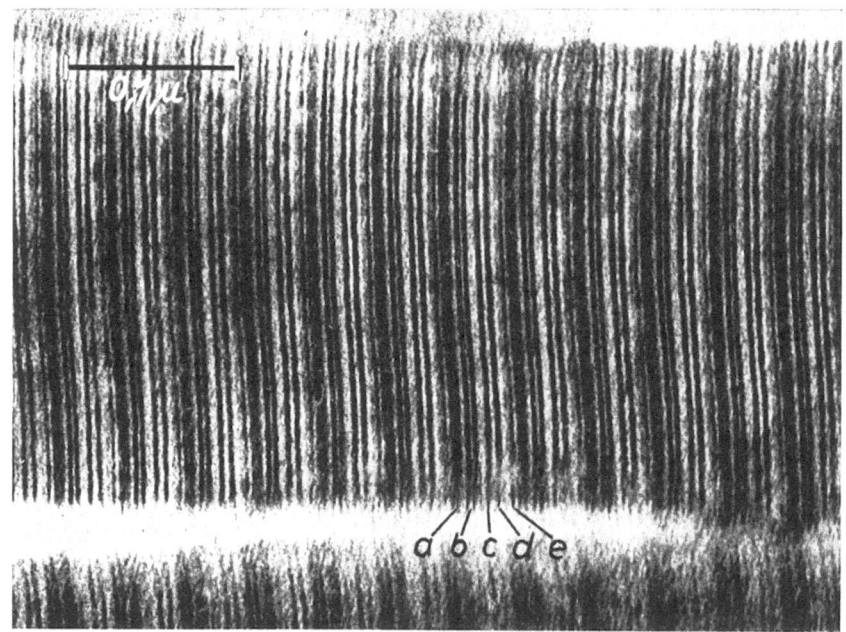

Abb. 3. Längsschnitt durch eine Kollagenfibrille aus der Rattenschwanzsehne. a 1—3, b 1—2, c, d, e 1—2 sind die Untereinheiten der Kollagenperiode. 1 : 240000

silberung mit einer ammoniakalischen Silberlösung — wie sie bei der Bindegewebsfärbung nach GÖMÖRI benutzt wird — führt zu einer qualitativen Unterscheidung von Fibrillen aus reticulären und sehnigen Fasern. Die Sehnenfibrillen lagern nämlich das Silber in Form kleiner Körnchen in den D-Teil der Periode ein. Man spricht dann von *Innenversilberung*. Bei den Fibrillen der reticulären Fasern bleibt das Innere frei von Silber, und nur die Außenfläche der Fibrille lagert Silber an. Die Silberpartikel liegen hier periodisch angeordnet um die D-Teile der Fibrille. Man spricht dann von einer *periodischen Außenversilberung*. Die Fibrillen in den embryonalen Bindegewebsfasern zeigen zwar auch eine Außenversilberung, doch sind die Silberpartikel nicht gruppiert und liegen unregelmäßig an der Fibrillenoberfläche, *unregelmäßige Außenversilberung*. Mit Hilfe dieser Methode läßt sich auch die Differenzierung der Bindegewebsfasern erfassen. Zuerst zeigen alle Bindegewebsfasern eine unregelmäßige Außenversilberung im embryonalen Zustand.

Dieser Zustand bleibt in einigen Geweben erhalten, z. B. in der Cornea des Menschen. In den meisten Bindegewebsfasern kommt es aber anschließend zu einer regelmäßigen Verteilung der Silberkörner um die D-Teile der Fibrillen. Alle reticulären Bindegewebsteile bleiben in diesem Stadium stehen, z. B. das Interstitium des Herzens und der Lunge. In den sehnigen Geweben nimmt die Kittsubstanz an Menge ab, und außerdem verliert sie ihre Fähigkeit, Silber zu reduzieren. Diese

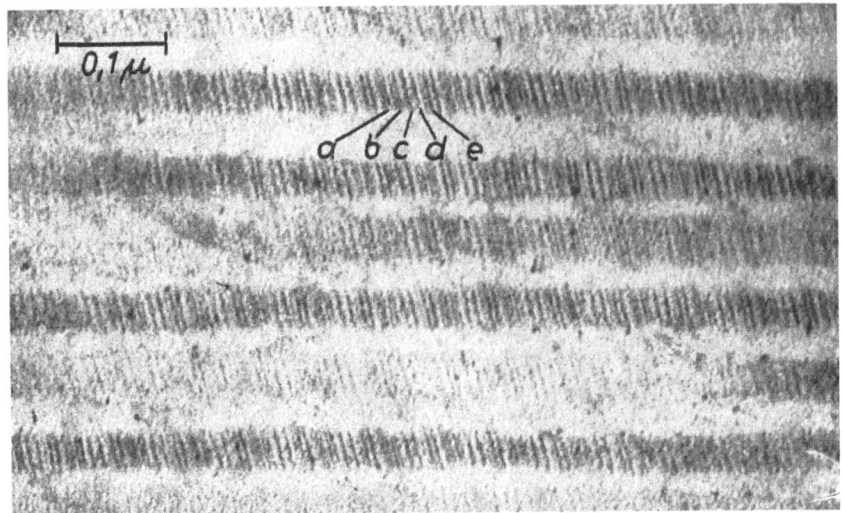

Abb. 4. Längsschnitt durch Reticulinfibrillen aus der Lamina propria des menschlichen Rektums. Buchstaben geben die Periodeneinteilung. 1 : 150 000

Veränderungen sind an bestimmte Lebensalter gebunden. So geht der Übergang von der retikulären in die sehnige Stufe bei der Achillessehne des Menschen mit ungefähr $1^3/_4$ Jahren vor sich, in der Zeit also, wo das Kind laufen lernt. Auch zeigen Narben und Bindegewebsneubildungen einen anderen Status als das umgebende normale Bindegewebe.

Aufgrund ihres charakteristischen Mucopolysaccharidgehaltes kann die Kittsubstanz lichtoptisch durch besondere Färbemethoden nachgewiesen werden, z. B. durch die Perjodsäureleukofuchsinreaktion (SCHIFF), sowie die Metachromasie bei Toluidinblaufärbung. Chemisch erscheint die Kittsubstanz nicht einheitlich, sondern als ein Komplex verschiedener Komponenten, dessen qualitative und quantitative Zusammensetzung je nach Lokalisation und Differenzierungsgrad des Bindegewebes wechselt. Ihre Bestandteile sollen nur kurz aufgezählt werden: 1. Proteine mit einem Sektor, der sich aus löslichen Vorstufen der Kollagenfibrillen zusammensetzt. Ein weiterer Anteil wird aus Substanzen gebildet, die aus dem Blutstrom stammen (Serumeiweißkörper, Glucoproteide und andere Stoffwechselprodukte). 2. Mucopolysaccharide, die in saure und neutrale Mucopolysaccharide unterteilt werden können. Mucopolysaccharide sind: *Hyaluronsäure*, Produkt der am wenigsten differenzierten Fibroblasten, z. B. der Nabelschnur, Aorta und Glaskörper. *Chondroitinsulfat A* in Knorpel und Knochen. *Chondroitinsulfat B* in Haut und Sehne. *Chondroitinsulfat C* in der Nabelschnur.

Chondroitin und *Keratosulfat* in der Cornea. Heparin in der Lunge und Leber. *Heparitinsulfat* in Lunge und Aorta.

Ein weiteres Kriterium, das eine gute Unterscheidung der einzelnen Bindegewebsfasern zuläßt, ist die Auswertung der Fibrillendicke. Die *Verteilungskurve der Fibrillendicke* ist für jedes Organ kennzeichnend. So weisen die Fibrillen der Cornea und der Herzklappen eine sehr geringe Schwankungsbreite auf. Die meisten ausgezählten Fibrillen sind zwischen 20 und 30 mµ dick. Im Gegensatz dazu zeigen die sehnigen Bindegewebsorgane eine sehr große Schwankungsbreite ihrer Fibrillendicken. Das interstitielle Bindegewebe nimmt in seiner Verteilungskurve eine Stellung zwischen den bradytrophen Geweben (Cornea, Knorpel, Herzklappe) einerseits und den sehnigen Organen andererseits ein. Die Kurven sind für jedes Organ spezifisch. Sie können aber auch zur Unterscheidung der verschiedenen Entwicklungsstufen der kollagenen Fibrillen in den einzelnen Organen herangezogen werden. Dabei zeigen sich drei charakteristische Entwicklungsstufen. Die erste oder *präfunktionale Phase* liegt vor Beginn der Organbenutzung. Sie ist ausgezeichnet durch dünne Fibrillen mit geringer Schwankungsbreite ihrer Durchmesser (100—300 AE). Dieser Status der embryonalen Fibrillen wird vom *bradytrophen Gewebe* zeitlebens beibehalten (Cornea, Herzklappe, Knorpel). Bei einer Weiterentwicklung kommt es zu einem Dickenwachstum der Fibrillen bis zu 1000—2000 AE, entsprechend der jeweiligen Organfunktion. Ist das optimale Reifestadium des Organs erreicht, dann bleiben die Fibrillendicken für eine lange Zeitspanne gleich. Man kann dann von der *funktionalen Phase* sprechen. In einem relativ frühen Alter kommt es aber durch Abbauvorgänge zu der dritten oder *regressiven Phase*, in der die Fibrillen wieder dünner werden. Trägt man die Mittelwerte der Dicken von 200 Fibrillen auf logarithmisch eingeteiltes Papier, wobei die Zeit im logarithmischen Maßstab gegeben wird, so liegen die Mittelwerte der präfunktionalen Phase auf einer aufsteigenden Geraden. Die Werte der funktionalen Phase liegen ebenfalls auf einer Geraden, die jedoch zu der Geraden der präfunktionalen Phase in einem Winkel steht. Auch die Mittelwerte der regressiven Phase liegen auf einer Geraden, die jedoch mehr oder weniger stark fällt. Eine Ausnahme bildet nur die Kurve der Fibrillendicke der Cornea. Die logarithmische Beziehung, die unter dem Namen Allometriefunktion bekannt ist, spielt also auch im Fibrillenwachstum eine Rolle.

Mit der beschriebenen analytischen Methode — d. h. Isolierung der einzelnen Fibrillen — lassen sich elastische Fasern und Zellen nicht darstellen. Auch gehen dabei die Topographie innerhalb der Bindegewebsfaser und die Textur des Gewebes verloren. Zur Darstellung dieser Zusammenhänge ist das Schnittbild notwendig. Dazu werden die Objekte nach der Fixierung in Kunststoffe eingebettet und mit Spezialmikrotomen in Schnitte von ungefähr 500 AE Dicke zerlegt. Ein Nachteil ist, daß die Kittsubstanz bis heute durch keine Kontrastierungsmethode sichtbar wird.

Die *elastische Substanz* kommt als Faser oder als Membran vor. Biochemische Untersuchungen lassen vermuten, daß die elastische Substanz eine Eiweiß- und eine Mucopolysaccharidkomponente enthält. Im Dünnschnitt machen sie fast einen homogenen Eindruck. Die Kontur ist häufig etwas dichter. An ihrer Oberfläche kommen feine Filamente vor, auch im Innern liegen einzelne Filamente, die nach Doppelkontrastierung besonders gut hervortreten. Abb. 5 zeigt einen

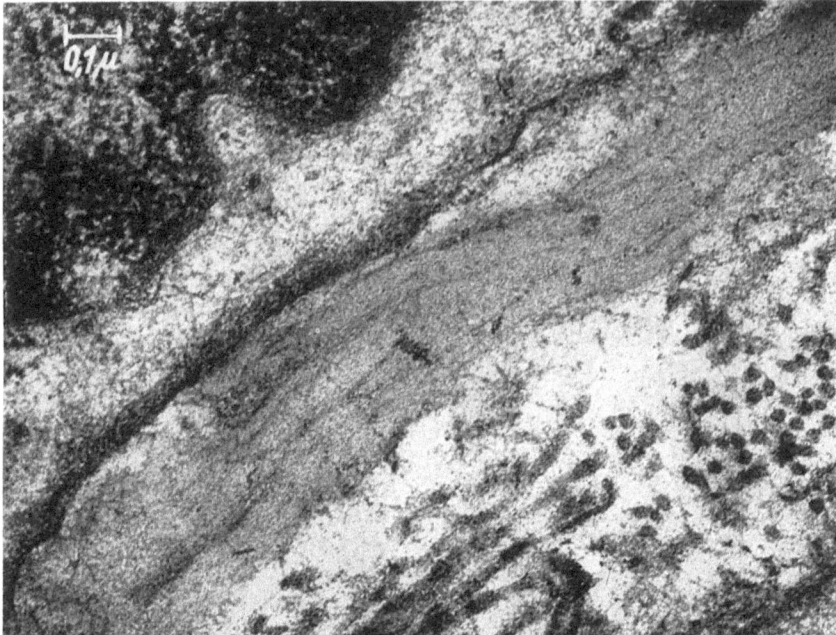

Abb. 5. Schnitt durch eine elastische Faser, die an einer Zelle liegt. Begleitkollagen. Menschliche Aorta. 1 : 63000

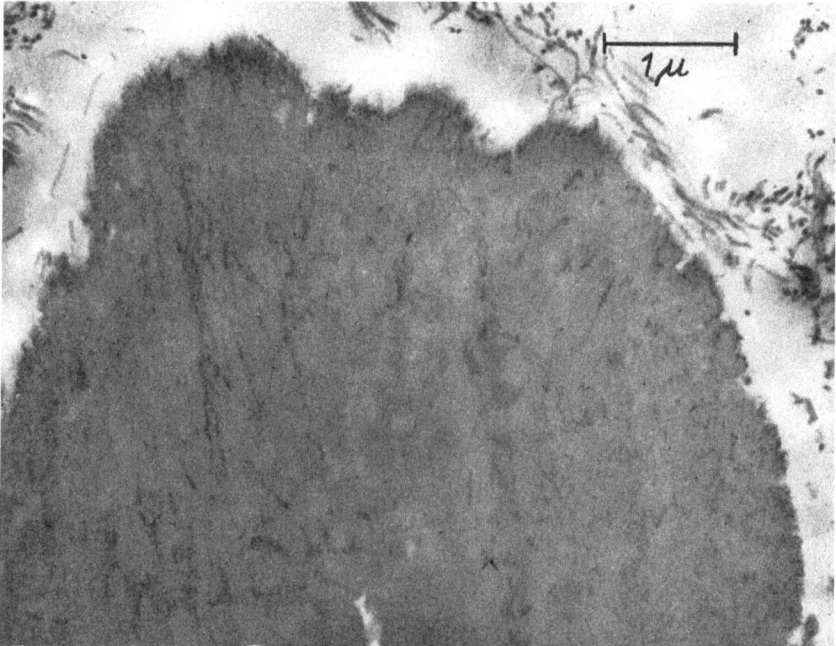

Abb. 6. Schnitt durch eine elastische Faser aus dem Nackenband des Rindes. Filamente in der Faser, Begleitkollagen außen. 1 : 17500

Schnitt durch die *Aorta* mit einer Zelle und einer elastischen Faser sowie einigen Kollagenfibrillen. Abb. 6 zeigt elastische Substanz aus dem *Nackenband*. Man sieht eine dicke elastische Faser, die an der Oberfläche rauh und stärker osmiert ist, aber im Innern auch einzelne Filamente erkennen läßt. Außen herum befindet sich das sogenannte Begleitkollagen, das die elastischen Fasern umgibt. Daher sind chemische Untersuchungen am Elastin mit Vorsicht zu bewerten, weil Elastin von Kollagen praktisch nicht vollkommen zu trennen ist.

Das Schnittbild der *retikulären Faser* ist in den einzelnen Organen etwas verschieden. So liegen die Fibrillen in der Lunge fast regelmäßig verteilt. Zwischen den einzelnen Fibrillen liegt Kittsubstanz, die als solche nicht sichtbar ist. Bei höherer Auflösung kommt im Längsschnitt bei der Reticulinfaser die typische Periode mit den Bändern A—E zum Vorschein (Abb. 4). Abb. 7 stellt eine *Basalmembran* dar.

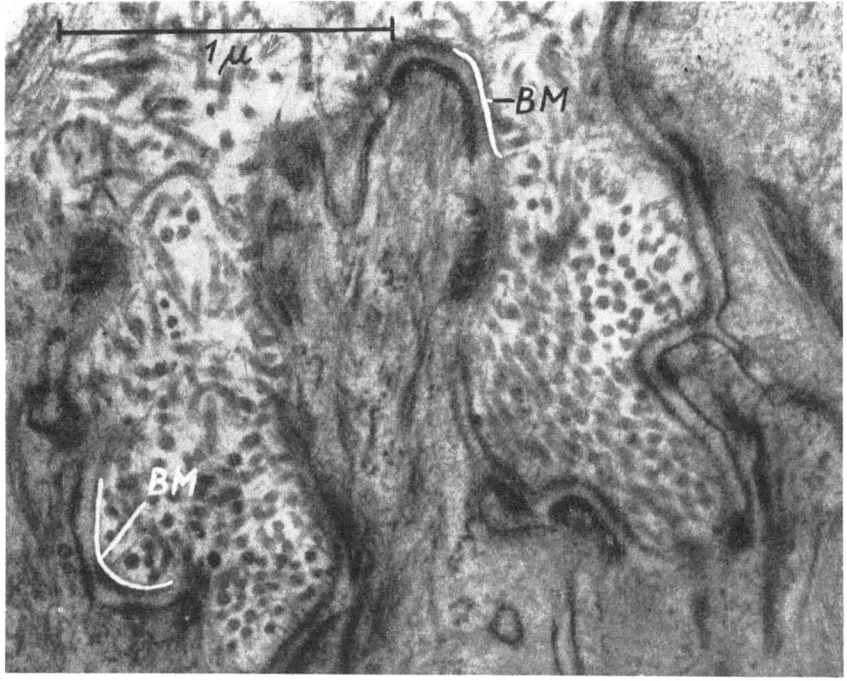

Abb. 7. Schnitt durch die Epithel-Bindegewebsgrenze mit Basalmembran (BM). Rattenvagina. 1 : 45000

Das Epithel ragt in das Bindegewebe der Tunica propria mit den sogenannten Wurzelfüßchen hinein. Man sieht parallel zur Epithelkontur noch eine zweite Linie, das ist die Basalmembran, die das Bindegewebe vom Epithel trennt. Unterhalb dieser Basalmembran erkennt man die Tunica propria, in der Reticulinfibrillen wirr durcheinander in alle Richtungen ziehen. Lichtmiskroskopisch sind die Verhältnisse etwas anders. Da ist die eigentliche Basalmembran nicht sichtbar, weil sie unterhalb der optischen Auflösbarkeit liegt. Die lichtoptische Basalmembran umfaßt also die eigentliche Basalmembran und den darunter liegenden Bindegewebsstreifen.

Auf einem Querschnitt durch eine *Sehne* erkennt man neben den dicken Fibrillen dünnere, die an den dicken gewissermaßen angelegt sind, vielleicht auch damit verschmolzen sind, also ein ganz anderes Bild im Querschnitt als bei der Reticulinfaser. Auf dem Längsschnitt ist die Periodeneinteilung bei den Sehnenfibrillen gut zu erkennen (Abb. 3). Die Richtung der Periodik ist bei nebeneinanderliegenden Fibrillen teilweise gegensinnig.

In allen Bindegewebsformen kommen als fixe Zellen die sogenannten *Fibroblasten* oder *Fibrozyten* vor. Sie sind für die Bildung und Erhaltung der Fasern verantwortlich. Sie sind meist spindelig, doch passen sie sich der Form ihrer Umgebung an. Ihre Fortsätze können sehr lang und dünn sein. Dadurch können sie in den Fasern Bündel von Fibrillen voneinander abgrenzen. Im Zelleib liegen längliche Mitochondrien vom Crista-Typ. Das endoplasmatische Reticulum trägt einen Ribosomenbesatz. Dieses Hohlraumsystem ist in ruhenden Fibroblasten gering ausgebildet, während der Faserproduktion der Zelle füllt es fast das ganze Cytoplasma aus. Daneben kommen noch eine Golgi-Zone, Vakuolen, Vesikel und Lysosomen im Fibrozyten vor (Abb. 8, 9 und 10).

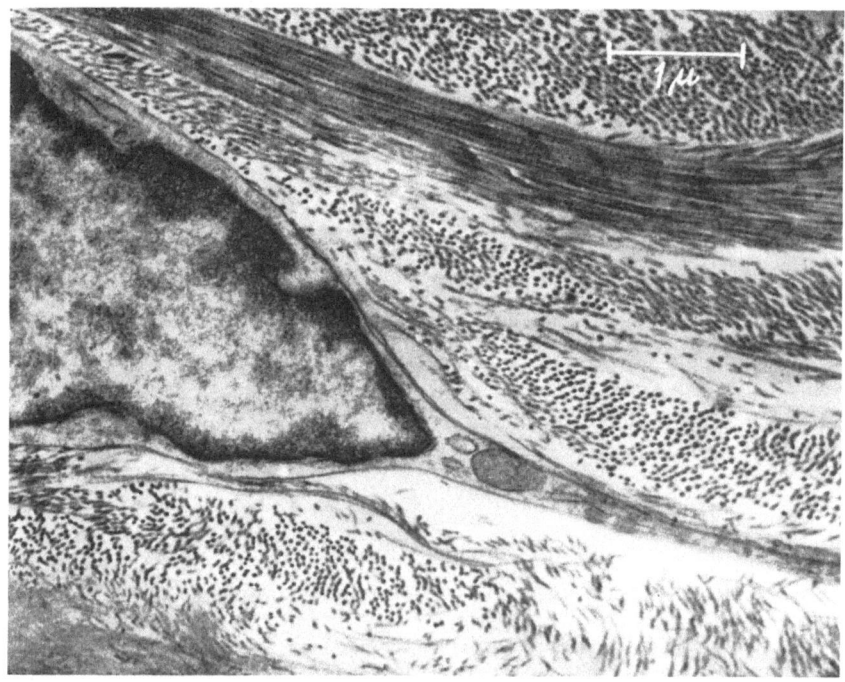

Abb. 8. Schnitt durch einen Fibrozyten. Wenig Zellorganellen. 1 : 18 000

In all diesen Zellen geht eine dauernde Produktion von Kollagen und Kittsubstanz vor sich. In ausgeprägtem Maße findet diese Neubildung im Embryonalleben und im Fibroblasten in vitro statt. Hier ist das endoplasmatische Reticulum stark ausgeprägt und an manchen Stellen zu Zisternen erweitert. An diesen Objekten läßt sich die Neubildung besonders gut studieren.

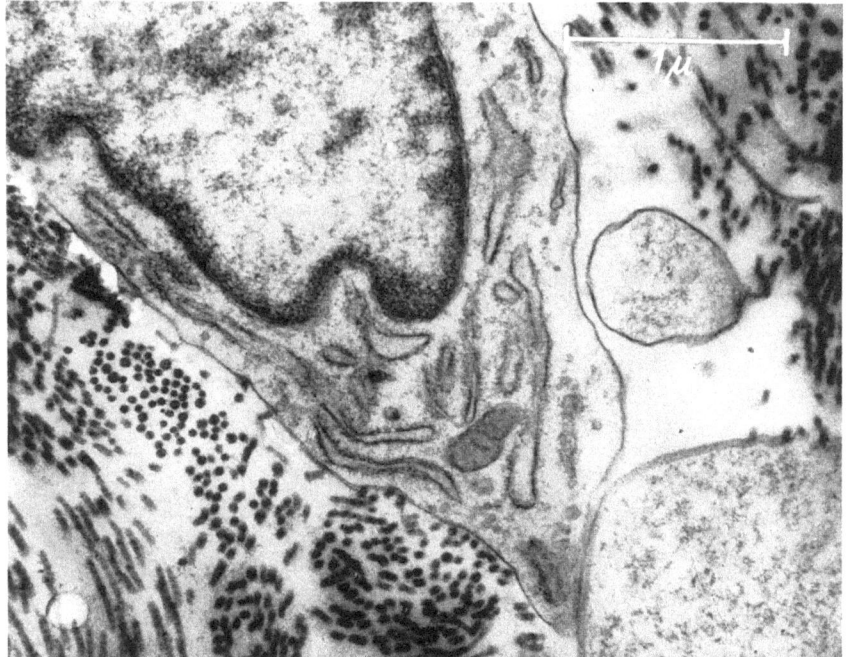
Abb. 9. Schnitt durch einen Fibroblasten mit reichlichem ER.   1 : 30000

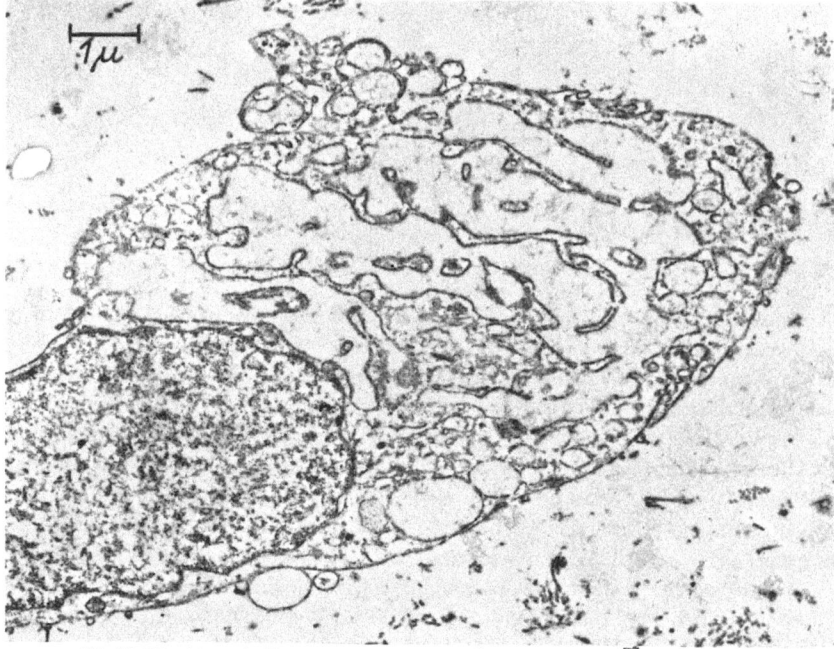
Abb. 10. Fibroblast mit Cisternen aus der menschlichen Nabelschnur, Mens III.   1 : 9000

Der alte Streit um den Ort der *Fibrillogenese* konnte dahingehend geklärt werden, daß der Baustein der Kollagenfibrillen als Polypeptid-Tropokollagen innerhalb des endoplasmatischen Reticulums der Fibroblasten gebildet wird. Nach Ausschleusung lagern sich diese Elemente zuerst als Filamente mit einer dunklen Matrix in der Nähe der Zelle ab (Abb. 11). Durch Kristallisation entstehen dann außerhalb der Zellen quergestreifte Fibrillen in diesen Filamentbündeln, dabei nimmt die umgebende dunkle Matrix ab. Auch die Mucopolysaccharide werden von Fibroblasten gebildet, wie Kulturversuche und Autoradiographien ergeben haben.

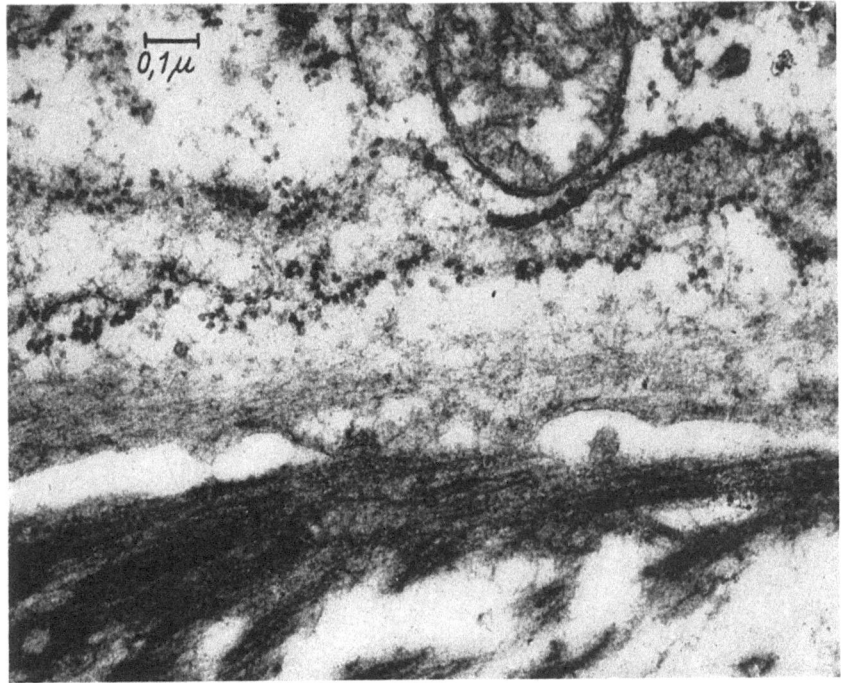

Abb. 11. Zellgrenze eines Fibroblasten mit aufgelagerten marginalen Filamenten (Condensation).   1 : 75000

An mobilen Zellen kommen im Bindegewebe *Histiozyten*, verschiedene Formen von *Granulozyten*, *Lymphozyten* und *Plasmazellen* vor. Die *Histiozyten* zeichnen sich durch ihren Gehalt an Vesikeln, Vakuolen und Lysosomen aus. Ihre Oberfläche kann durch ihre phagozytotische Tätigkeit sehr unregelmäßig sein. *Neutrophile Granulozyten* sind an ihrem Kern und ihren spezifischen Granula zu erkennen, wie Abb. 12 zeigt. Der *eosinophile Leukozyt* ist an seinen Granula mit Kristalleinschlüssen leicht zu erkennen. Man sieht auf Abb. 13 einen Eosinophilen. Zwei Segmente sind getroffen, der Verbindungsfaden nicht. Sie sehen im Innern charakteristische ovale oder wetzsteinartige Einschlüsse, die ein dunkles Band in ihrer Mitte tragen. Das sind die eosinophilen Granula. Auf Abb. 14 erkennt man im Endoneurium eines Nerven eine basophile Zelle, eine Mastzelle. Der Kern ist relativ hell. Die basophilen Granula können entweder homogen sein, wie das in der Blutbahn der Fall ist, oder wie hier aus einzelnen Untergranula bestehen, wie es für die Peripherie des Bindegewebes kennzeichnend ist. Der *Lymphozyt* hat auch

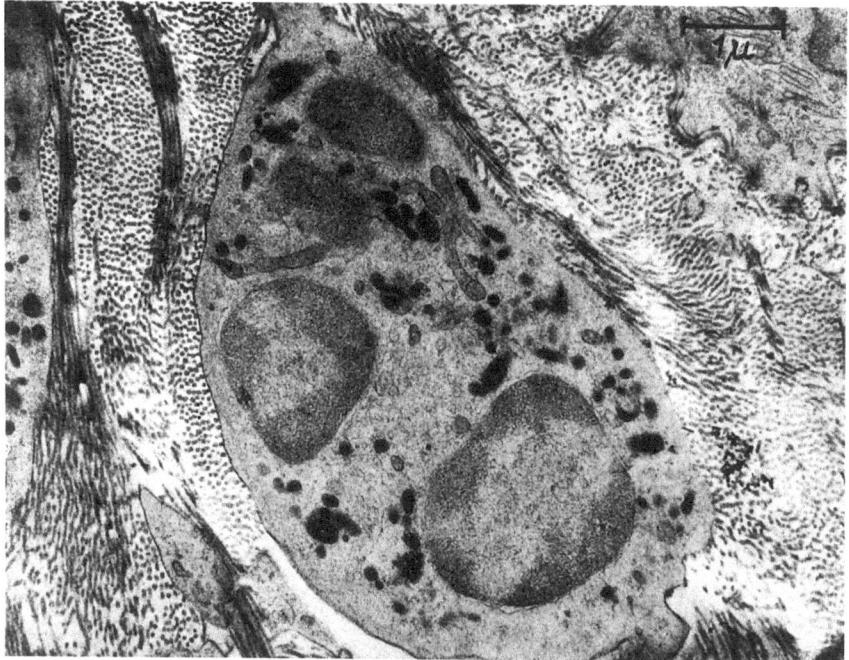
Abb. 12. Neutrophiler Leukozyt im Bindegewebe der Rattenvagina während des Metöstrus.   1 : 14000

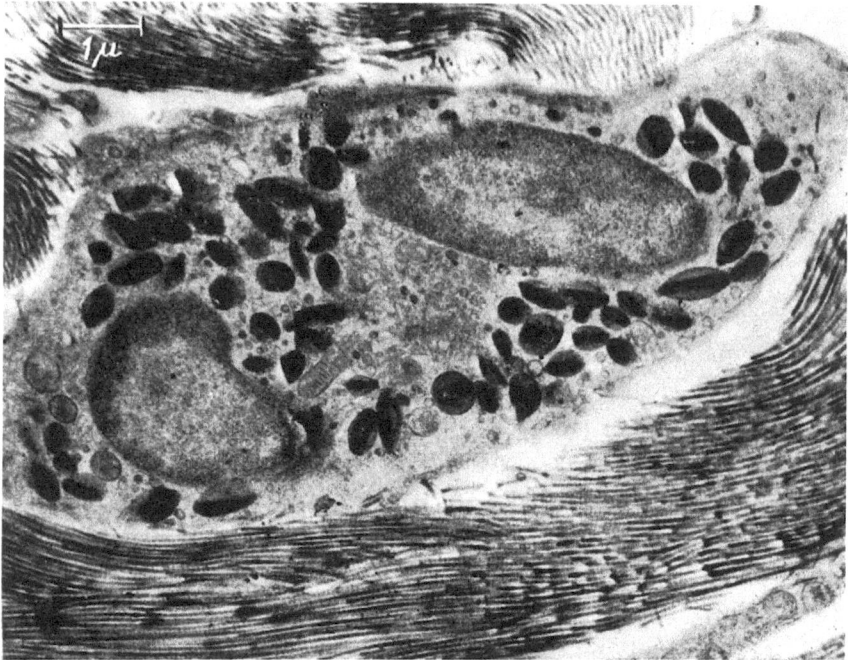
Abb. 13. Eosinophiler Leukozyt aus der Rattenvagina, Östrus.   1 : 12000

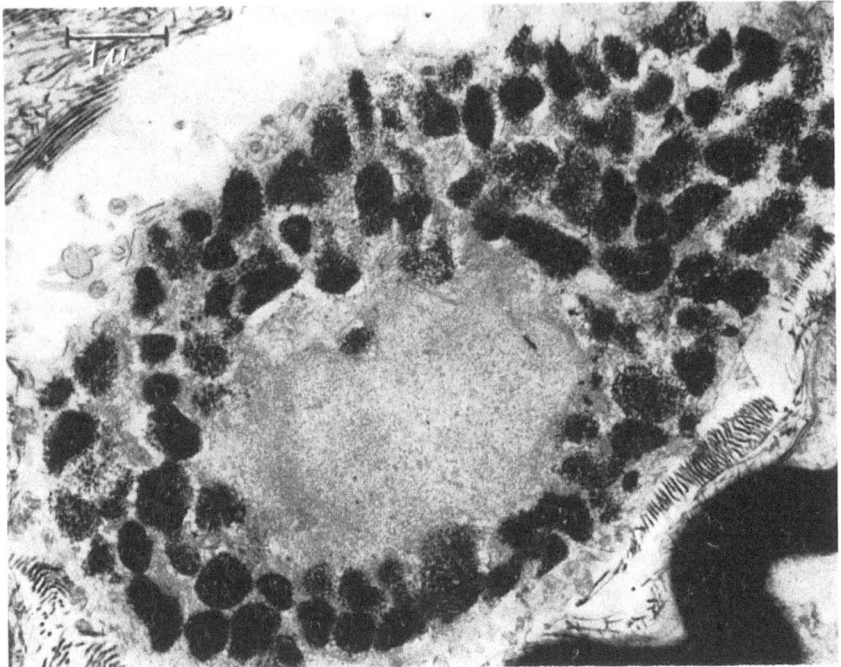

Abb. 14. Basophiler Leukozyt aus dem Perineurium des Nervus ischiadicus der Ratte.   1:13000

einen dichten Kern mit wenig Cytoplasma und wenig Zellorganellen. Die *Plasmazellen* besitzen dagegen ein stark ausgeprägtes endoplasmatisches Reticulum, das mit Ribosomen besetzt ist. Auf Abb. 15 ist eine Plasmazelle zu sehen. Man erkennt den Protoplasmaleib und im Protoplasmaleib einen Schlauch des endoplasmatischen Reticulums neben dem anderen in dichter Packung, wie es für die Plasmazelle typisch ist.

Meine Damen und Herren, das war ein kurzer Überblick über das Bindegewebe in seinen verschiedenen Formen und mit seinen fixen und mobilen Zellen.

Herr SCHALLOCK (Mannheim):

Ich danke Herrn SCHWARZ für seine Ausführungen und würde vorschlagen, daß Herr STAUBESAND jetzt zu den Kapillaren, die das Bindegewebe letzten Endes durchfluten, etwas sagt, daß dann Herr HARDERS als Nächster dazu spricht, dann Herr GUSEK und Herr LINDNER zu den Zellen und anschließend Herr HÖRMANN und Herr DELBRÜCK.

Herr STAUBESAND (Freiburg):

Darf ich vorschlagen, zuvor einige der eben angeschnittenen Probleme zu diskutieren, ehe wir zu dem ganz anderen Gebiet der Kapillaren übergehen. Ich fürchte, es werden sonst einige Fragen in Vergessenheit geraten.

Herr SCHALLOCK (Mannheim):

Einverstanden. Darf ich zunächst noch etwas sagen. Es ist ja immer ein alter Nomenklaturstreit um die sogenannte Kittsubstanz und Grundsubstanz. Herr

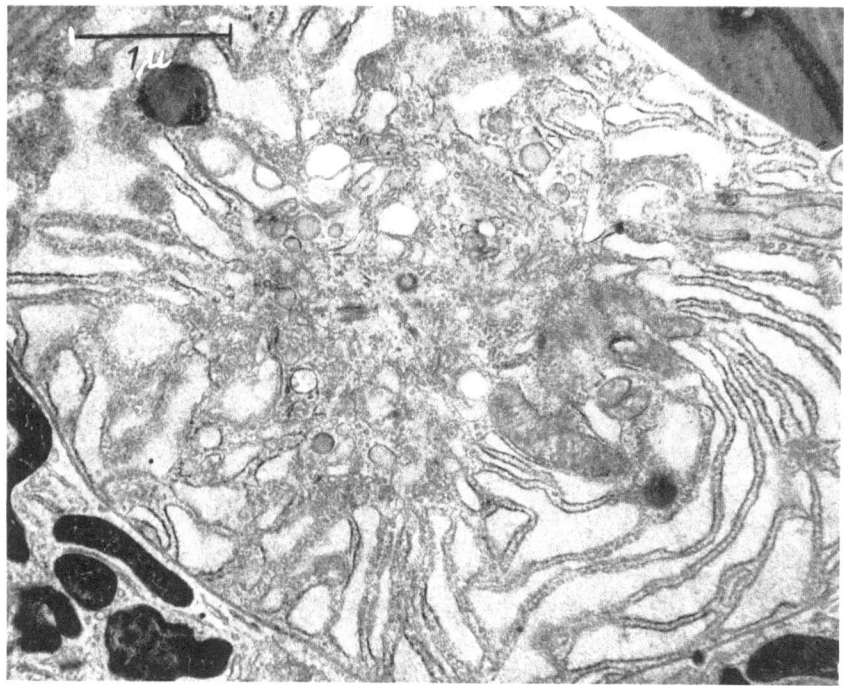

Abb. 15. Schnitt durch eine Plasmazelle aus der Kaninchenmilz. Zentraler Golgiapparat, umgeben von stark ausgeprägtem ER.   1 : 21000

SCHWARZ, wenn ich richtig orientiert bin, dann bezeichnen Sie mit Kittsubstanz, was wir mit *Grundsubstanz* bezeichnen. Würden Sie bitte Ihre *Nomenklatur* erklären.

Herr SCHWARZ (Berlin):

Ich möchte zu den zwischenzelligen Grundsubstanzen folgendes sagen: Ursprünglich haben die Anatomen in Deutschland unter Grundsubstanz alles verstanden, was zwischen den Zellen lag, d. h. also Fibrillen plus Kittsubstanz. Dann hat man in Anlehnung an einige amerikanische Autoren unter Grundsubstanz nur die Kittsubstanz verstanden, also die zwischen den Fasern und Fibrillen gelegene Substanz. Diese Tendenz ist dann nach Deutschland übernommen worden, und zwar in den 30er Jahren. Nachdem nun die Anatomen auch in Amerika sich mit der älteren Literatur genauer beschäftigt haben und WASSERMANN seit Jahrzehnten den eigenen Standpunkt in Amerika vertreten hat, verstehen jetzt die Amerikaner unter ground substance meist wieder das, was wir früher darunter verstanden haben, nämlich alles, was zwischen den Zellen liegt. Sie sprechen dann von der Kittsubstanz und den Fibrillen gesondert und bezeichnen die Kittsubstanz als cementing substance (ground substance = fibrils + cementing substance).

Herr STAUBESAND (Freiburg):

Ich glaube, man muß das doch etwas ergänzen. Einige Autoren moderner Lehrbücher der Histologie verstehen unter der *Interzellularsubstanz* des Bindegewebes die Fasern (= geformte Anteile) und eine lichtmikroskopisch homogene *Grundsubstanz*. So wenigstens werden diese Begriffe in den Lehrbüchern von HAM und LEESON (1961), BARGMANN (1964) und BUCHER (1965) definiert.

Herr SCHWARZ (Berlin):
Das könnte in manchen Punkten irreführend sein. Insofern irreführend, als wir unter Fasern ein zusammengesetztes Gebilde, nämlich aus Kittsubstanz plus Fibrillen, verstehen. Die geformte Einheit ist also nicht die Faser, sondern die Fibrille mit Querstreifung. Faser ist also ein lichtmikroskopischer Begriff und wird leider in manchen Veröffentlichungen mit Fibrille gleichgesetzt oder verwechselt. Zwischen Fibrille als Element und Faser als zusammengesetztem Gebilde muß deutlich unterschieden werden.

Herr STAUBESAND (Freiburg):
Herr SCHWARZ, ich glaube, Sie haben mich mißverstanden. Ich sprach jetzt nicht von Kittsubstanz, sondern ich versuchte — nicht als subjektiven Standpunkt, sondern als Lehrbuchmeinung — Interzellularsubstanz und Grundsubstanz auseinanderzuhalten. Die Kittsubstanz, von der Sie eben sprachen, ist unbestritten das Material, das die einzelnen Fibrillen zur Faser verkittet. Es ging aber — glaube ich — die Frage von Herrn SCHALLOCK zunächst darum, wie unterscheiden sich die Begriffe *Interzellularsubstanz* und *Grundsubstanz*.

Herr SCHALLOCK (Mannheim):
Dann wäre es nach meinem Dafürhalten praktisch, wenn wir den Begriff der Kittsubstanz beschränken würden auf eine die Fibrillen verkittende Substanz und das andere Grundsubstanz nennen. Sind Sie damit einverstanden?

Herr LINDNER (Hamburg:)
Ich würde gerne zur *Nomenklatur* noch etwas sagen. Ich glaube, daß wir gewissermaßen „offene Türen einlaufen" und etwas Falsches machen, wenn wir jetzt versuchen, Begriffe, die früher bestanden und nur von wenigen, aber keineswegs von allen amerikanischen Bindegewebsforschern benutzt werden, wieder festzulegen versuchen. Die meisten anglo-amerikanischen Kollegen, die ich persönlich kenne, benutzen in ihren Arbeiten den Begriff *Grundsubstanz* genauso, wie er im übrigen europäischen und im deutschsprachlichen Schrifttum im allgemeinen verwendet wird, nämlich als die Bezeichnung des dritten, bisher elektronenmikroskopisch noch nicht als strukturiert nachgewiesenen Bestandteiles jedes Bindegewebes zwischen den Zellen und Fasern. In dieser faserfreien Grundsubstanz sind in erster Linie die *Mucopolysaccharid-Proteinkomplexe* neben weiteren, nur zum Teil bekannten Glycoproteiden und Eiweißen, Serumbestandteilen, löslichen Kollagenauf- und -abbauformen, Wasser, Elektrolyten etc. enthalten.

Auch die sogenannte *interfibrilläre Kittsubstanz* gehört zu dieser Grundsubstanz, kann sich aber von der außerhalb bzw. zwischen den lichtmikroskopisch sichtbaren Fasereinheiten gelegenen Grundsubstanz in der Zusammensetzung quantitativ, aber wahrscheinlich nicht prinzipiell qualitativ unterscheiden. Man sollte deswegen meines Erachtens durchaus diese zwischen den Fasereinheiten gelegene *Kittsubstanz* mit dem Adjektiv „interfibrillär" versehen und dann den vollen Begriff der interfibrillären Kittsubstanz für die *Matrix* anwenden, welche von den kleinsten

Kollagenfilamenten über die sogenannte Hierarchie der Strukturen bis zu den größten lichtmikroskopisch und auch makroskopisch sichtbaren Fasereinheiten jeweils als scheidenförmige Hülle dazwischen liegt und somit deren Struktur und Funktion unter physiologischen und pathologischen Bedingungen stabilisiert und garantiert (siehe Literatur).

Schließlich ist zu beachten, daß nicht nur zwischen den Spezies, sondern auch bei einem Individuum lokalisationsabhängige Unterschiede in der Struktur sowie in der chemischen Zusammensetzung der die Grundsubstanz und Fasern umfassenden sogenannten *Interzellularsubstanz* des Bindegewebes ebenso vorliegen, wie in der Zusammensetzung und Verteilung der Bindegewebszellen in den einzelnen Bindegeweben des Organismus, nicht nur in Abhängigkeit von straffem und lockerem Bindegewebe, Knorpel, Knochen und etwa auch Fettgewebe, sondern auch in den einzelnen Lokalisationen dieser Bindegewebsarten selbst.

Grundsubstanz ist also demnach das faserfreie Material. Zur Bezeichnung Kittsubstanz sollte das Adjektiv „interfibrillär" oder „interfilamentär" hinzukommen. Der Faserbegriff ist klar, wobei man betonen muß, daß es von der Methode abhängt, mit der man eine Faser anschaut; denn auch im Lichtmikroskop sieht man ja nicht nur etwa die aus einigen *Primärfibrillen* zusammengesetzte, mit Kittsubstanz verbundene Faser, sondern große Bündel von Fasereinheiten, die sich wieder weiter miteinander verflechten. Und es hängt schließlich von der Lokalisation ab, wie groß die einzelnen zusammengesetzten Bündel sind, die in den Bindegewebsorten alterieren.

Zusammenfassend möchte ich sagen, daß keinem, am wenigsten dem Kliniker, damit gedient ist, wenn die Forderung von Herrn SCHWARZ akzeptiert wird. Man würde uns nicht verstehen, weil dem Nichtfachmann diese historischen Gegebenheiten fremder sind und er uns eine unnötige und künstliche nomenklatorische Rückentwicklung vorhalten könnte, die nicht der in unserer ohnehin schon komplizierten Bindegewebsforschung notwendigen Klärung, sondern nur einer Verwirrung dienen würde.

Literatur

LINDNER, J., Verh. Dtsch. Ges. Path. **43**, 61—69 (1959). — LINDNER, J., H. A. v. SCHWEINITZ und G. FREYTAG, Acta histochem. **9**, 231—246 (1960). — LINDNER, J., Ann. Histochim. Suppl. **2**, 143—206 (1962). — BRACK, W. J., LINDNER, J. und A. JASPER, Acta Histochem. **13**, 195—219 (1962). — BRACK, W. J., LINDNER, J. und A. JASPER, Acta Histochem. **14**, 1—8 (1962).

Herr STAUBESAND (Freiburg):

Herr SCHALLOCK, ich glaube, wir können in der Diskussion in Zukunft von Interzellularsubstanz sprechen, wenn wir Grundsubstanz plus Fasern meinen und von Grundsubstanz, wenn wir das amorphe Material, was Herr LINDNER eben genauer charakterisiert hat, verstehen. Unter Kittsubstanz verstehe ich das, was die einzelnen Fibrillen zu einer Faser zusammenpackt.

Herr SCHALLOCK (Mannheim):

Ich würde vorschlagen, daß wir uns dem von Herrn LINDNER gebrachten und von Herrn STAUBESAND ebenfalls gebilligten Nomenklaturschema unterwerfen und in der folgenden Diskussion darauf achten.

Herr STAUBESAND (Freiburg):

Dann darf ich eine Frage stellen, die sich nach Festlegung der Nomenklatur anschließt (Abb. 16). Ich möchte Herrn SCHWARZ nach den Beziehungen zwischen den

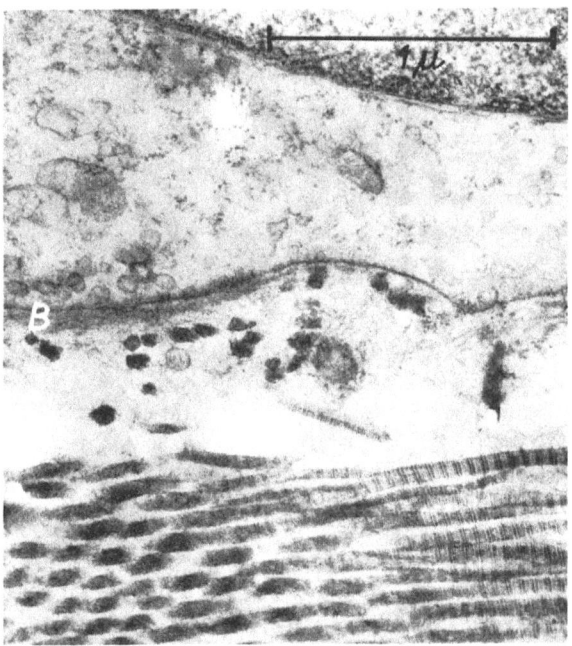

Abb. 16. Basalmembran (B) einer Kapillare aus der Subkutis des Kaninchens. Unten im Bild Bündel kollagener Fibrillen, von denen einzelne in den feinen Faserfilz der Basalmembran einstrahlen. Fixierung: OsO$_4$ (1%) nach PALADE gepuffert; Einbettung: Vestopal W; Schnittkontrastierung mit Uranylacetat; Gesamtvergrößerung 40 000 fach.

kollagenen Filamenten und der Basalmembran fragen. Man sieht auf dem Bild eine Basalmembran, in die Fibrillen und Filamente des daruntergelegenen Bindegewebes eintauchen. Sind hier Ihrer Meinung nach, Herr SCHWARZ, Verflechtungen vorhanden, oder handelt es sich um völlig isolierte Schichten?

Herr SCHWARZ (Berlin):

Wir haben — vor allem in der Lunge — gefunden, daß zwischen den Kollagenfibrillen oder auch elastischen Fasern und der Basalmembran Filamente liegen, die nicht quergestreift sind. Sie stellen wahrscheinlich die Verbindung zwischen der Basalmembran und den übrigen Teilen dar und bilden eine Art Filz.

Herr STAUBESAND (Freiburg):

Aber diesen Filz sehen Sie ja auch dort in der Basalmembran der gezeigten Abbildung. Ich frage Sie, was bedeuten hier die dicken Kollagenfibrillen, tauchen sie in die Basalmembran ein?

HERR SCHWARZ (Berlin):

Nein, wir haben einen Übergang der Fibrillen in die Basalmembran nicht beobachtet. Wir kennen zwar Verbindungen zwischen dem Epithel und der Basalmembran, die ähnlich den Desmosomen sind und auf dem einen Bild auch als einige dunkle Striche im Bereich der Basalmembran noch zu erkennen waren. In Richtung Bindegewebe sehen wir entweder gar nichts oder einzelne Filamente, die zwischen den Kollagenfibrillen auslaufen.

HERR STAUBESAND (Freiburg):
Herr SCHWARZ, entschuldigen Sie, darf ich noch einmal präzise fragen: Gehen die Fasern, die man auf meiner Abbildung sah, in die Basalmembran über, oder liegen sie Ihrer Auffassung nach außerhalb?

HERR SCHWARZ (Berlin):
Sie gehen nie in die Basalmembran über.

HERR STAUBESAND (Freiburg):
Sie tauchen also nur in das Filzfeld der Basalmembran ein. Mit anderen Worten würden diese Fasern die Verbindung zwischen dem feinen Filz der Basalmembran und dem umgebenden interstitiellen Bindegewebe herstellen.

Herr SCHWARZ (Berlin):
Zwischen den elastischen Fasern in der Lunge liegt ein Filz, der von den dicken, elastischen Fasern abgeht, vielleicht auch aus ihnen herauskommt. Dieser Filz reicht bis an die Basalmembran der Kapillaren heran, so daß man den Eindruck hat, daß zwischen elastischer Faser und Kapillaren in der Lunge eine Kommunikation ist, was für die Funktion wohl von Bedeutung wäre (Abb. 17).

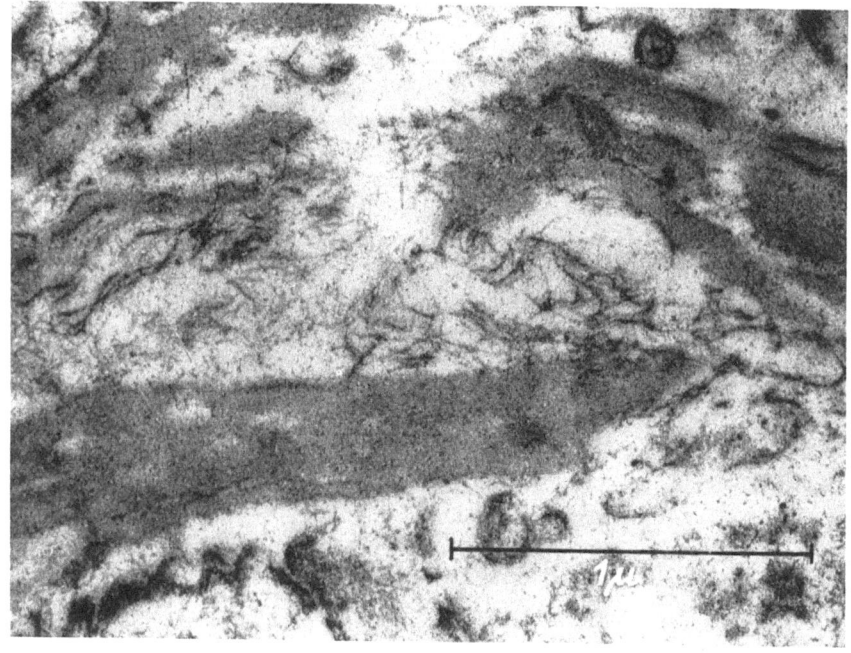

Abb. 17. Elastische Fasern umgeben von Filamenten. Schnitt durch eine Kaninchenlunge. 1:48000

Herr STAUBESAND (Freiburg):
Das würde also dem entsprechen, was man hier auf der Abbildung sieht.

Herr SCHWARZ (Berlin):
Ja, aber es werden keine Kollagenfibrillen bzw. Reticulinfibrillen eingeschlossen.

Herr STAUBESAND (Freiburg):
Sie sagen kollagene bzw. Reticulinfasern. Meiner Auffassung nach sind die Reticulinfasern doch etwas anderes als die kollagenen Fasern.

Herr SCHWARZ (Berlin):
Sie verwechseln dauernd Fasern und Fibrillen. Die Fibrillen dürften in Kollagen- und Reticulinfasern aus dem gleichen Material bestehen. Der Unterschied liegt in der verschiedenen Zusammensetzung der interfibrillären Kittsubstanz innerhalb der Faser.

Herr STAUBESAND (Freiburg):
Obwohl es ja auch mancherlei Differenzen zwischen Gitterfasern oder Reticulinfasern gibt ?

Herr SCHWARZ (Berlin):
Die Kittsubstanz ist von Organ zu Organ und auch in den verschiedenen Entwicklungsstufen des Organs in ihrer Zusammensetzung und Quantität verschieden. Da die Kittsubstanz den Farbcharakter der Fasern bestimmt, gibt es lichtmikroskopische Unterschiede.

Herr LINDNER (Hamburg):
Wir müssen uns klarmachen, daß der Elektronenmikroskopiker etwas ganz anderes unter der Bezeichnung *Basalmembran* versteht als das, was wir lichtmikroskopisch damit bezeichnen und alle in unserem Studium gelernt haben. Danach war die Basalmembran der ganze Raum, der zwischen der *Endothel-* und der *Perithelzelle* liegt bzw. beide als schmale Membran lichtmikroskopisch umgibt und einschließt. Wie man an den von Herrn SCHWARZ und von Herrn STAUBESAND gezeigten elektronenoptischen Bildern sieht. wird damit nur eine engumgrenzte, dreigeschichtete Partie verstanden. Wie man aus dem Diskussionsablauf ersehen konnte, mußte dabei unklar bleiben, inwieweit diese elektronenmikroskopische Basalmembran zu unmittelbar anliegenden kollagenen Faserbündeln in Beziehung steht und wieweit diese Fasern in die Basalmembran einstrahlen und ihr mehr oder weniger angehören.

Wir wissen, daß bei Veränderungen der Basalmembran auch diese Grenzen zwischen der homogenen, elektronoptisch faßbaren Basalmembran und dem angrenzenden Kollagenfasergerüst sich ändern und dabei unschärfer werden können. Die Unklarheit, ob Kollagen- oder Reticulinfasern in die Basalmembran einstrahlen können oder nicht, bleibt dabei ebenfalls bestehen.

Deswegen möchte ich Herrn SCHWARZ fragen, welche Struktur und welche Zusammensetzung er für die heutige elektronenmikroskopische Definition der Basalmembran angeben möchte.

Literatur

LINDNER, J., Histochemie der Atherosklerose in: SCHETTLER, G., Arteriosklerose (Stuttgart 1961), 51—87. — LINDNER, J., BECKER, K. und M. SCHMIDT, Bibl. Anat. **7**, 167—171 (1965). — FREYTAG, G., LINDNER, J. und K. EBERT, Bibl. Anat. **7**, 172—178 (1965). — LINDNER, J., Pathologische histochemische Befunde der Kreislaufperipherie. 5. Tgg. AG. Morphologie, Magdeburg 1965 (im Druck).

Herr SCHWARZ (Berlin):
Nicht den hellen Streifen, den wir in der vorhergehenden Abbildung gesehen haben, sondern den nächstfolgenden dunklen Streifen bezeichnen wir als Basalmembran.

Herr STAUBESAND (Freiburg):
Das ist Auffassungssache! Viele Elektronenmikroskopiker unterscheiden an der Basalmembran drei Schichten: eine Lamina rara interna, eine dunkle Zone, die Lamina densa, und als Lamina rara externa jene Schicht, die wieder nach außen zu folgt. Oder habe ich Sie mißverstanden?

Herr SCHWARZ (Berlin):
Die drei Schichten, die Sie nennen, Herr STAUBESAND, sind zwischen Epithel und Bindegewebe nicht nachzuweisen. Hier läßt sich nur die Lamina rara interna und die Lamina densa nachweisen.

Herr LINDNER (Hamburg):
Enthält dieser ganze Bereich der Basalmembran, wie wir früher unterstellt haben, auch Fasermaterial, MPS-Proteinkomplexe, Glycoproteide, Glycolipide etc., oder welche Vorstellung haben Sie von der Zusammensetzung der jetzt eben so definierten eingeengten Basalmembran?

Herr SCHWARZ (Berlin):
Das ist sehr schwer zu beantworten. Wir haben es wahrscheinlich mit einer kollagenen Komponente zu tun und Mucopolysacchariden, aber auch mit Fermenten und anderen Substanzen. Das ist ein sehr schwieriges Kapitel, auf das ich persönlich nicht weiter eingehen kann, aber mein Mitarbeiter, Herr MERKER, ist in der Lage, dazu Stellung zu nehmen (siehe BRUCHHAUSEN, F. v. und H. J. MERKER, Naunyn-Schmiedebergs Arch. **251**, 1, 1965).

Herr STAUBESAND (Freiburg):
Zu dieser Frage darf ich noch drei Bilder zum Verhalten der Basalmembran bei der vaskulären Purpura zeigen. Abb. 18: Hier sieht man die Dreischichtung, von der wir eben gesprochen haben, relativ deutlich. Abb. 19 stammt von der Bauchhaut eines Kaninchens, das experimentell durch eine Antigen-Antikörper-Reaktion eine vaskuläre Purpura (positiver Saugglockentest) bekommen hatte. Wir hatten erwartet, daß im elektronenmikroskopischen Bild die *Endothelzellen* Veränderungen aufweisen würden. Das war aber nicht der Fall, sondern nur die *Basalmembran* war stellenweise deutlich destruiert: Sie ist grob und verhältnismäßig dick geworden und besaß verwaschene Verklumpungsherde. Ihre typische Dreischichtung ist verlorengegangen. Wir haben einen Teil der Tiere nach der Sensibilisierung mit Östriol-

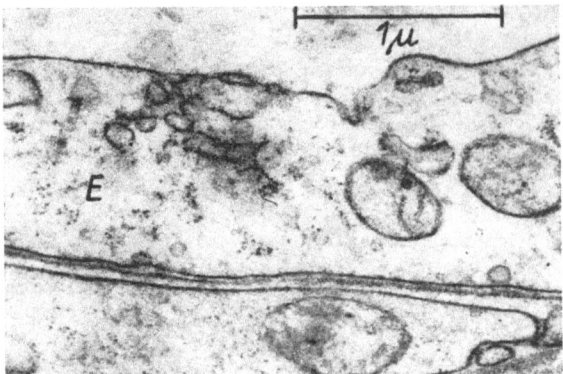

Abb. 18. Ausschnitt aus der Wand einer Kapillare (unbehandeltes Kaninchen, Subkutis). Unterhalb der Endothelzelle (E) erkennt man die dreischichtige Basalmembran mit Lamina rara interna, Lamina densa (= dunkle Linie) und Lamina rara externa. Technik wie bei Abb. 16; Gesamtvergrößerung 30000 fach.

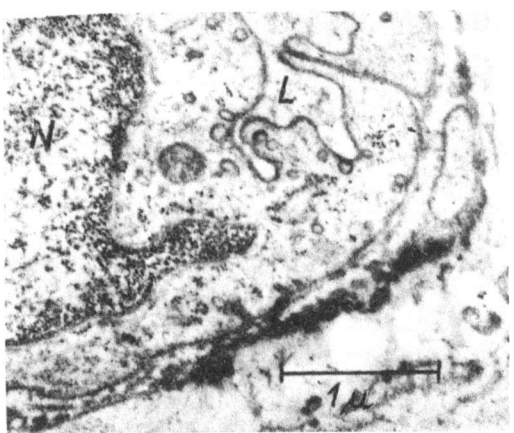

Abb. 19. Ausschnitt aus der Wand einer Kapillare aus der Subkutis eines nach der von NOVER und BERNEAUD-KÖTZ (1958) angegebenen Methode sensibilisierten Kaninchens. N = Kern einer Endothelzelle, L = Kapillarlichtung. Basalmembran weitgehend destruiert mit elektronendichten Verklumpungsherden. Technik wie bei Abb. 16; Gesamtvergrößerung 24500 fach.

succinat behandelt. Klinisch war anschließend der *Saugglockentest* negativ. Die Gefäße scheinen sich also unter der Behandlung wengistens funktionell normalisiert zu haben. Elektronenmikroskopisch zeigten sich weitgehend restituierte Basalmembranen, also kapilläre Grundhäutchen, die denen der Kontrolltiere wieder weitgehend entsprachen (Abb. 20).

Wenn ich zusammenfassen darf, ergab sich aus unseren Versuchen, daß es bei einer vaskulären Purpura des Kaninchens — hervorgerufen durch eine *Antigen-Antikörper-Reaktion* — zu einer Schädigung der Basalmembran kommt, die sich für die Blutungsneigung der veränderten Kapillaren verantwortlich machen läßt. Nach Behandlung mit Östriolsuccinat verschwindet klinisch die Blutungsneigung und morphologisch kommt es zu einer Restitution der Basalmembran[*].

---

[*] J. STAUBESAND, H. SCHMIDT-MATTHIESEN und H. POLIWODA: Elektronenmikroskopische und histochemische Befunde zum Problem des sog. Gefäßfaktors bei hämorrhagischen Diathesen Klin. Wschr., **44**, 547–550 (1966).

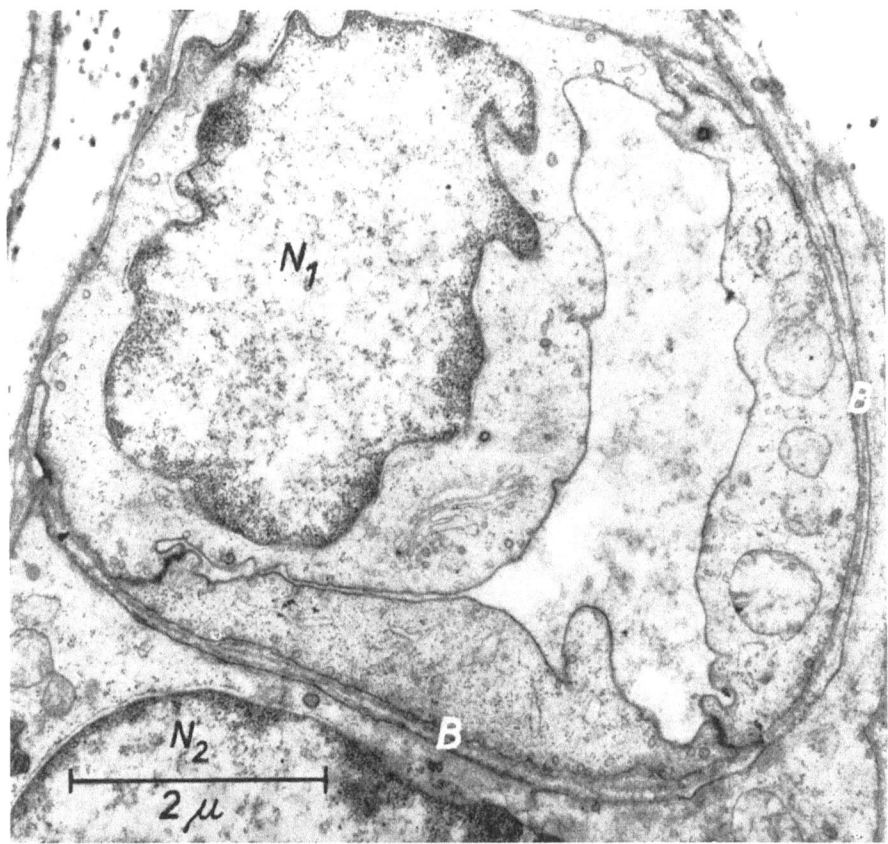

Abb. 20. Querschnitt einer Kapillare (Übersicht) aus der Subkutis eines sensibilisierten und anschließend mit Östriolsuccinat (0,5 mg/kg) behandelten Kaninchens. N_1 = Kern einer Endothelzelle, N_2 = Kern eines Perizyten, B = Basalmembran, die wieder eine weitgehend typische Struktur besitzt und nur noch stellenweise eine leichte Verbreiterung bzw. Aufsplitterung erkennen läßt. Technik wie bei Abb. 19; Gesamtvergrößerung 18 200 fach.
Aus J. STAUBESAND, H. SCHMIDT-MATTHIESEN und H. POLIWODA (1966).

Herr SCHWARZ (Berlin):

Zur Basalmembran möchte ich noch folgendes sagen. Experimentell kann man bei Ratten durch extrem vermehrtes Flüssigkeitsangebot im Sinne einer Hydratation des Gewebes auch die Basalmembran um die Tubuli der Niere verändern. Sie spaltet sich in 4—7 Lamellen auf. Dieser Vorgang ist reversibel. Die Basalmembran ist also experimentell in den verschiedenen Organen verschieden ansprechbar, wie diese Versuche offenbar zeigen.

Herr SCHALLOCK (Mannheim):

Wir wollen uns jetzt von dem Problem der Basalmembran etwas entfernen. Ich möchte eine andere Frage stellen: Fräulein GARBER hat vor längeren Jahren gezeigt, daß die Fibroblasten in einem höher viskösen Milieu die Zahl ihrer Fortsätze verlieren und in eine bipolare Zelle übergehen. Mich würde interessieren, ob Sie, Herr STAUBESAND, in dieser Richtung Untersuchungen angestellt haben. Haben Sie die Viskosität des Milieus geändert ? Mir scheint, daß der Befund von GARBER *) für die ganze Bindegewebsforschung von außerordentlicher Bedeutung ist. Er würde erklären, warum der Fibroblast sich in eine bipolare Zelle umwandeln kann.

Herr STAUBESAND (Freiburg):

Ich kann Ihnen dazu ein paar Abbildungen neutrophiler Granulozyten zeigen, die durch hochprozentige Globulinlösung aktiviert worden sind. Die Untersuchungen sind zusammen mit Herrn WITTEKIND **) durchgeführt worden. Dabei sieht man lichtmikroskopisch, daß die Zellen aktiviert werden. Ihre amöboide Beweglichkeit wird beschleunigt, sie haben eine höhere Tendenz zur *Phagozytose* und zur *Pinozytose*.

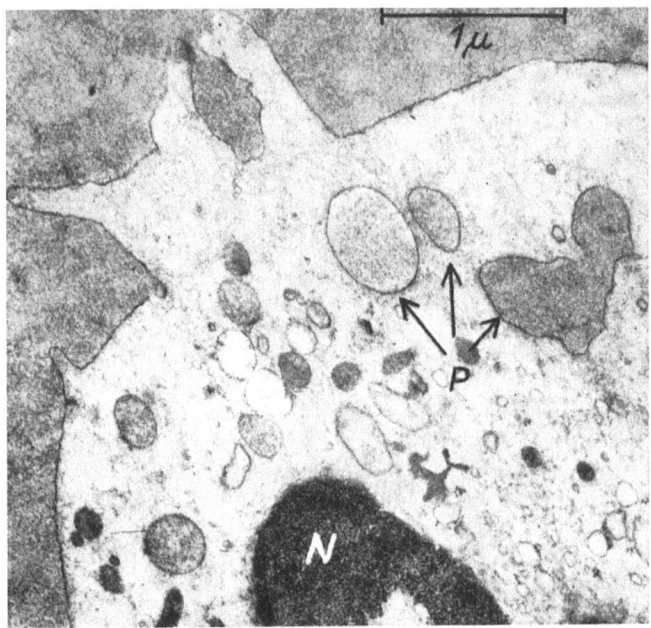

Abb. 21. Neutrophiler Granulozyt (Mensch) aktiviert durch bovines Gammaglobulin 30%. Pseudopodien (links oben) bilden eine Vakuole. P = rundlich bis polygonal begrenzte Pinozytose-Vakuolen. Technik wie bei Abb. 16; Gesamtvergrößerung 26000 fach. Aus J. STAUBESAND und D. WITTEKIND (1964).

Abb. 21 zeigt einen *neutrophilen Granulozyten*. Die Globulinlösung — es handelte sich in diesem Fall um eine 30%ige Gammaglobin-Lösung — gibt einen deutlichen Kontrast. Man erkennt Pseudopodien, die aus dem umgebenden Milieu etwas „abkneifen". Der Vakuoleninhalt entspricht den elektronenmikroskopischen Eigenschaften des umgebenden Milieus noch vollständig (Abb. 22).

Abb. 23 zeigt eine andere Zelle. In ihrem Cytoplasma sieht man mehrere „Generationen" verschieden alter Vakuolen. Der Inhalt einiger Vakuolen hat noch das gleiche Aussehen wie das umgebende Milieu, andere enthalten schon etwas konzen-

---

*) GARBER.

**) J. STAUBESAND und D. WITTEKIND: Experimentelle elektronenmikroskopische Untersuchungen an Leukozyten und Histiozyten
I. Mitteilung: Zur Morphologie der Pinozytose bei neutrophilen Granulozyten aktiviert durch konzentrierte isotonische Lösungen von Gammaglobulin, Dtsch. med. Forsch. **2**, 203—208 (1964).

trierteres Material. Das schließen wir daraus, daß der Inhalt dieser Vakuolen elektronendichter geworden ist. In einer dritten Vakuolengeneration ist offenbar im Zuge der Konzentration, d. h. der Eindickung des Inhaltes, eine Art von „Kern" entstanden. Aus den Versuchen geht u. a. hervor, daß durch hochprozentige Eiweißlösungen die amöboide Beweglichkeit der Zellen und ihre Fähigkeit zur *Pinozytose* gesteigert wird.

Herr SCHALLOCK (Mannheim):
Schönen Dank, Herr STAUBESAND, aber das traf nicht ganz meine Frage. Ich wollte auf etwas anderes hinaus. Wir haben doch an allen Stellen des Bindegewebes — wir sollten ja nicht von dem Bindegewebe sprechen, sondern von den verschiedenen Bindegewebsarten — eine verschiedene Viskosität der Interzellularsubstanzen, und darauf zielte meine Frage hin. Kann man aufgrund der elektronenoptischen Zellstruktur an den einzelnen Bindegewebszellen bestimmte Rückschlüsse darauf ziehen, ob sie aus bradytrophen oder mehr aktivierten Gewebsbezirken stammen oder nicht? Vielleicht kann Herr GUSEK dazu etwas sagen.

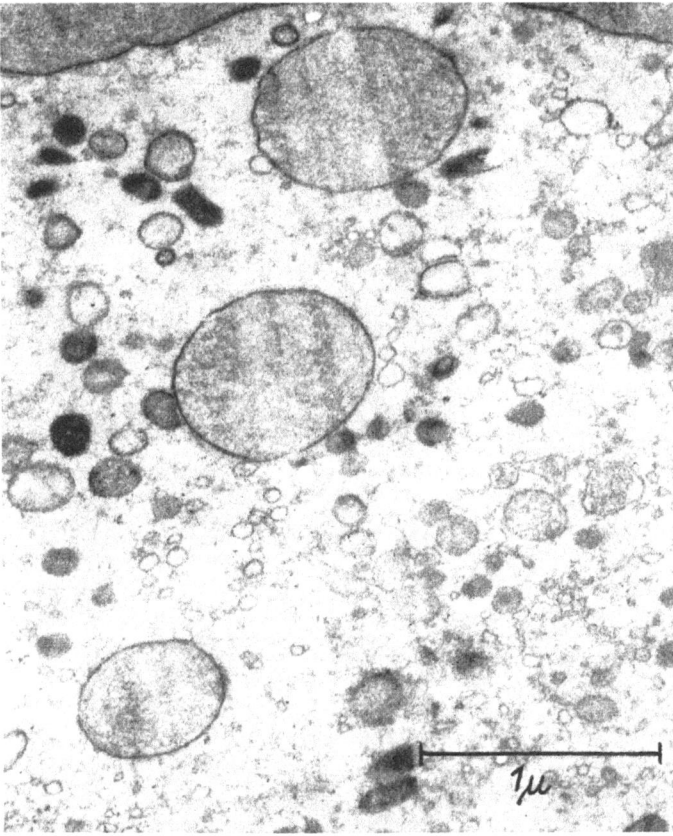

Abb. 22. Neutrophiler Granulozyt (Mensch) aktiviert durch bovines Gammaglobulin 30%. Man erkennt drei schräg untereinander liegende Pinozytose-Vakuolen, deren Inhalt noch völlig den elektronenmikroskopischen Merkmalen der umgebenden hochprozentigen Eiweißlösung (oben im Bild jenseits der Zellmembran zu erkennen) entspricht. Technik wie bei Abb. 16; Gesamtvergrößerung 33000 fach.

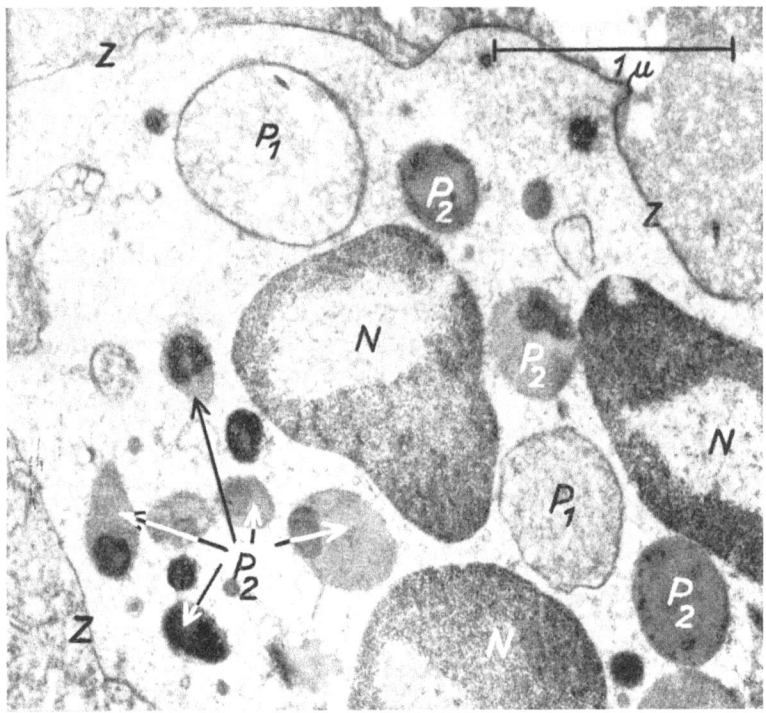

Abb. 23. Neutrophiler Granulozyt (Meerschweinchen) aktiviert durch Human-Gammaglobulin 30%. Z = Zellmembran, N = Kernsegmente, P_1 = Pinozytosevakuolen, deren Inhalt noch der umgebenden Globulinlösung ähnlich ist, P_2 = Vakuolen, in denen die pinozytierte Immersionsflüssigkeit bereits stärker eingedickt ist und die deshalb kontrastreicher sind. In einigen Vakuolen ist es zur Ausbildung scharf begrenzter, elektronendichter Ausfällungen gekommen. Technik wie bei Abb. a; Gesamtvergrößerung 34300 fach. Aus J. STAUBESAND und D. WITTEKIND (1964).

Herr GUSEK (Hamburg):

Nach den Ausführungen von Herrn SCHWARZ und Herrn STAUBESAND bin ich aufgefordert worden, als Pathomorphologe noch einiges zu diesem Problem zu sagen. Ich möchte zunächst mit Herrn SCHALLOCK betonen, daß man nicht vom Bindegewebe sprechen sollte, sondern von den verschiedenen Bindegeweben, in seiner Gesamtheit vielfach auch als Mesenchym bezeichnet.

Herr SCHWARZ hat die grundsätzlichen Bauelemente des Bindegewebes dargestellt. Bei der Untersuchung von Zellen an den verschiedensten Orten entsteht für den Pathologen ein ganz wechselhafter Eindruck, vor allem weil er sich vom Fach her zwangsläufig mit dem gereizten, d. h. mit dem aktivierten Bindegewebe befaßt, wie es im extremen Falle bei der Entzündung vorliegt. Ich möchte versuchen, Ihnen diesen Eindruck zu vermitteln und gleichzeitig zeigen, daß bereits die Stammzellen des Bindegewebes variabler Örtlichkeit hinsichtlich der Zellmorphologie durchaus nicht isomorph sind.

Auf Abb. 24 sehen Sie einen *Lymphozyten* und zum Vergleich monozytoide *Histiozyten* der Rattenhaut. Sie können erkennen, daß die lichtmikroskopisch recht isomorphen Histiozyten feinzytologisch dagegen differente Zellbilder aufweisen. Die nächste Abb. 25 zeigt monozytoide Histiozyten oder lymphoide Histiozyten aus dem tuberkulösen Granulationsgewebe des Menschen. Hinsichtlich der Kernmorphologie kann man dabei zwei Formen unterscheiden, während sich das Cytoplasma relativ einheitlicher gestaltet: Wenige kleine Mitochondrien, ab und an kleine ergastoplasmatische Membranen. Das bedeutet, daß sich lichtmikroskopisch bis auf die

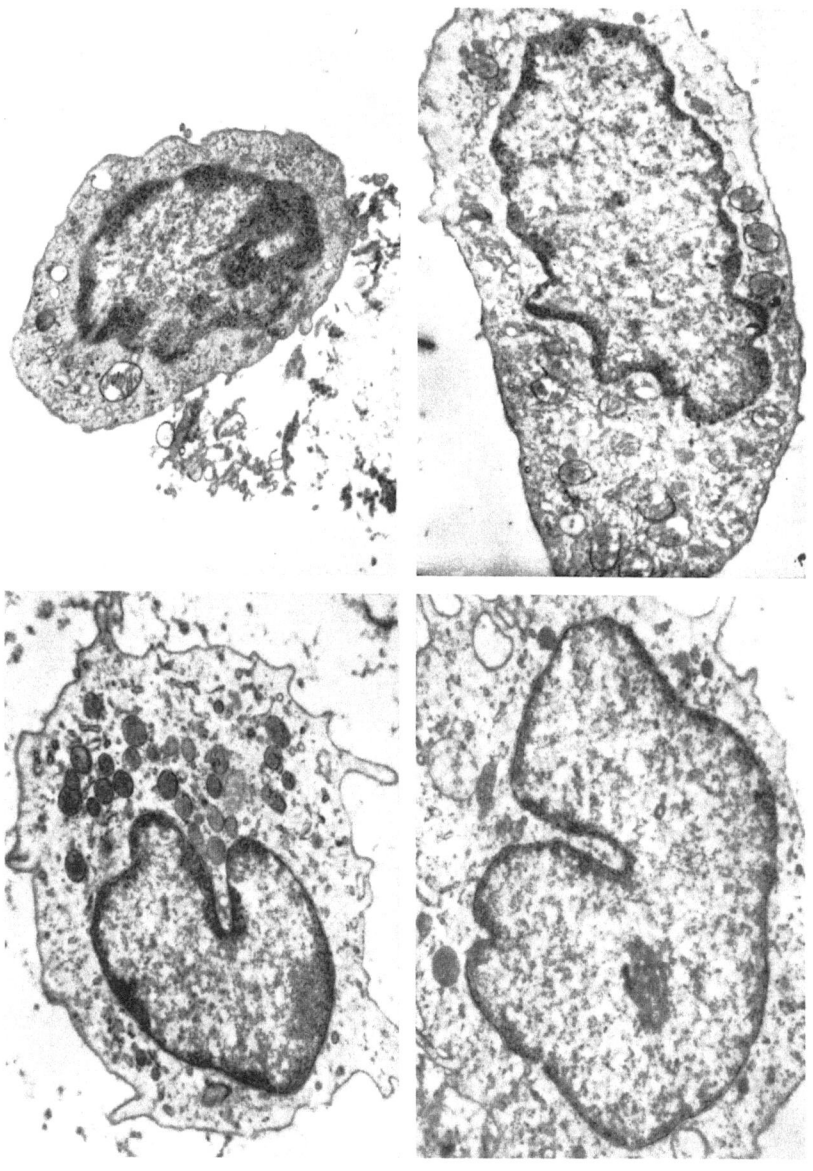

Abb. 24. Links oben Lymphozyt der Rattenhaut: wenig Cytoplasma mit einzelnen Zellorganellen; randliche Verdichtungen des Karyoplasma.
Die anderen Aufnahmen stellen monocytoide Histiozyten der Rattenhaut dar: längliche oder nierenförmig eingekerbte Kerne, fingerförmige Cytoplasmaausläufer, unterschiedlich vorhandene kleine Mitochondrien.

26 Bausteine des Stütz- und Bindegewebes

Kernvariationen einheitliche Zellen elektronenmikroskopisch durchaus variabel darstellen.

Eine weitere Stammzelle im Bindegewebe der Haut bilden größere ovaläre Zellformen, die den lichtmikroskopischen *Reticulumzellen* entsprechen (Abb. 25). Zum Vergleich zeige ich Ihnen daneben ebenfalls aus dem tuberkulösen Granulations-

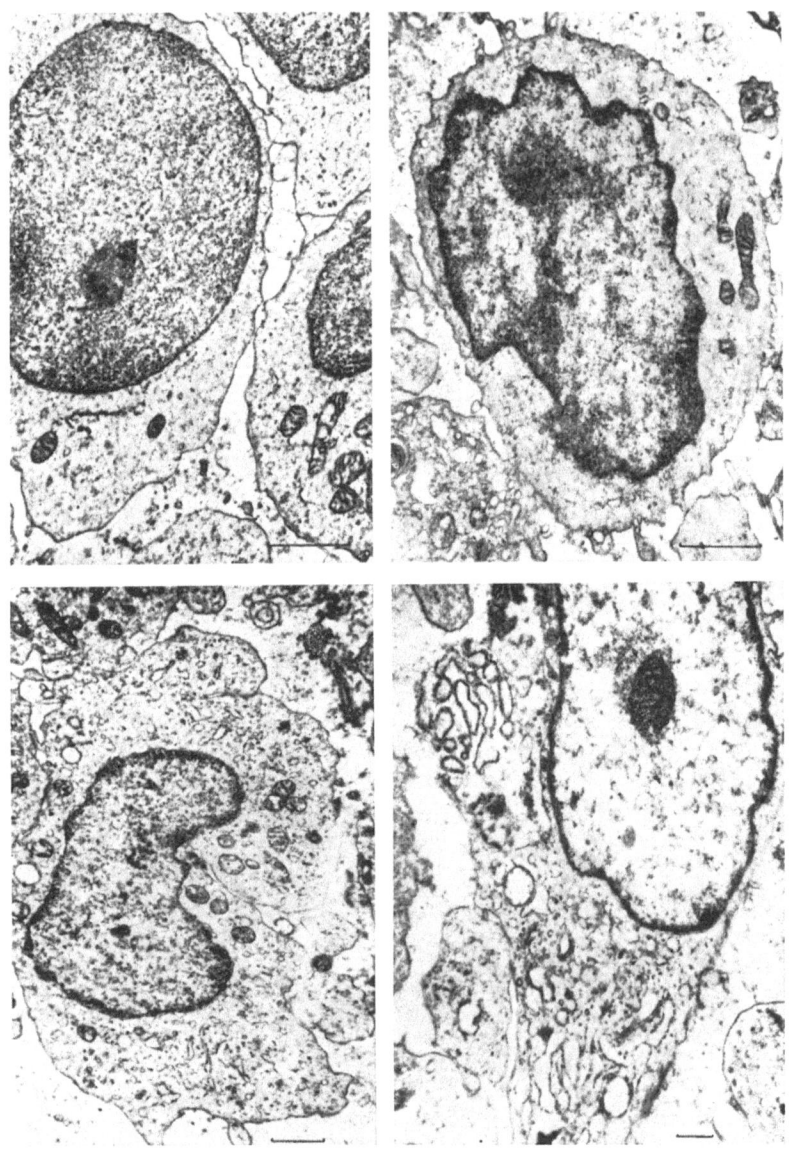

Abb. 25. In der oberen Reihe lymphoide Histiozyten aus Granulationsgewerbe der Haut des Menschen; links hellkaryoplasmatischer, rechts dunkelkerniger Typ. Das Cytoplasma ist relativ einheitlich.
Links unten Retikulumzelle, rechts unten Fibroblast mit schlauchförmigen Ergastoplasmastrukturen und dichtem Kernkörperchen.

gewebe bei Lupus vulgaris einen *Fibroblasten*. Auch Fibroblasten sind nicht isomorph, ihr Gehalt an Ergastoplasma, die Dichte des Zellkernes, die Größe des Nucleolus z. B. wechseln. Die Betrachtung der gleichen Zellformen läßt also gut faßbare Variationen erkennen. Eine Zwischenstellung zwischen großen Fibroblasten und großen Histiozyten nehmen Zellen ein, die wir seinerzeit als große *Mesenchymzelle* bezeichnet haben.

Alle bis jetzt angeführten Stammzellformen erfahren funktionsabhängig Strukturumwandlungen im Augenblick ihres Reizzustandes durch phagozytotische oder pinozytotische Aktivierung. Gut ausgerüstet sind in der Regel die Makrophagen und Epitheloidzellen. Das Gleiche gilt für die verschiedenen Formen von Riesenzellen.

Eine strittige Frage ist weiterhin die, ob Fibroblasten im Entzündungsfeld zur Aufnahme von Stoffen und zur Formwandlung fähig sind oder nicht. Vielfach besteht die Meinung, Fibroblasten dienten ausschließlich der Faserproduktion und lägen im übrigen neutral im entzündeten Bindegewebe. Dieser Ansicht kann ich

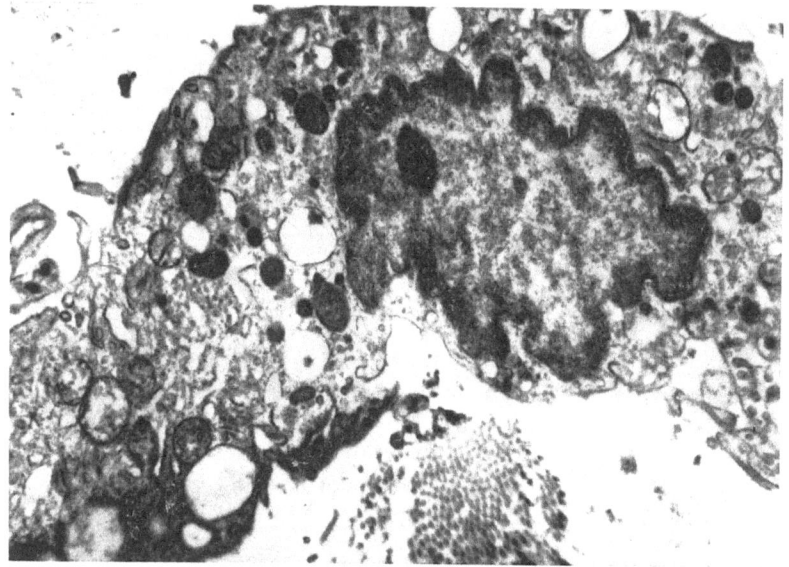

Abb. 26. Großer Fibroblast aus Granulationsgewebe der Rattenhaut. Der Zellkern ist dicht, ebenso das deutliche Kernkörperchen. Im Cycloplasma Pinozytosevakuolen und dichte Körperchen (= Lysosomen bzw. Cytosomen). Unregelmäßige Fortsätze der Zelloberfläche. In Bildmitte unten Kollagenfibrillen.

nicht beipflichten. Nach unseren Befunden nimmt auch der Fibroblast ihm angebotene Stoffe auf; woher soll im übrigen der Fibroblast die notwendigen Grundstoffe zum Aufbau der Faservorstufen nehmen? Zu dieser Frage und zu der Fibroblastenmorphologie im allgemeinen zeige ich Ihnen noch einen anderen Fibroblasten, (Abb. 26), der gleichzeitig dichte Zelleinschlüsse aufweist, die als Cytosomen oder Lysosomen bezeichnet werden und meist ein Produkt der cytoplasmatischen Verarbeitung aufgenommener Stoffe darstellen.

Was ich Ihnen jetzt zeigen möchte, sind einige Hinweise auf die Abstammung der verschiedenen Zellelemente. Kommen sie alle aus der Blutbahn, oder ist das ortsständige Bindegewebe ausschließlich, vorwiegend oder zum Teil in der Lage, die

Entzündungszellen zu liefern? Ich glaube, es ist unbestritten, daß das Histion als kapillarführende Grundeinheit des Bindegewebes einen Großteil, wenn nicht gar bei verschiedenen Entzündungen ausschließlich die Entzündungszellen liefern kann. Abb. 27 zeigt, wie eine *Adventitiazelle*, die schon größer geworden ist als die

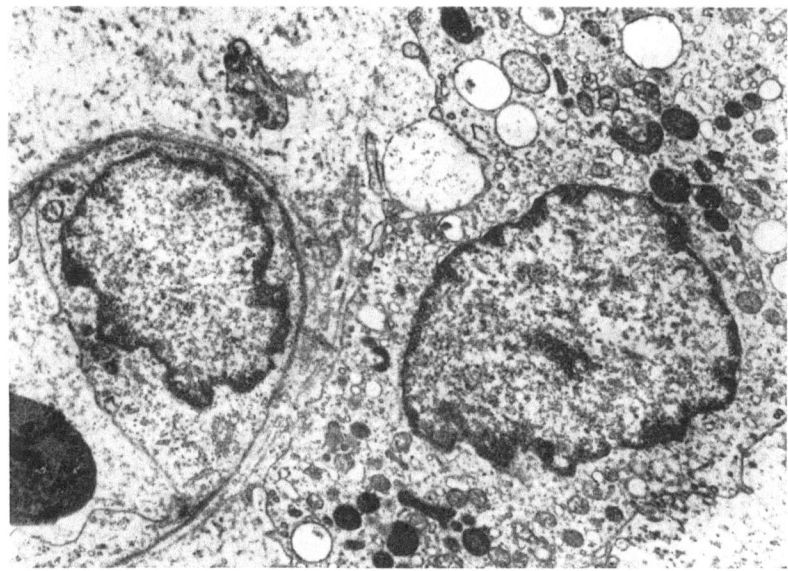

Abb. 27. Links im Bild quergeschnittene Kapillare; der dichte Körper am Bildrand stellt Teil eines Erythrozyten dar. Die rechte Bildhälfte wird von einem Makrophagen eingenommen, der noch mit der Kapillare zusammenhängt.

Endothelzelle der Kapillare, sich gerade als aktivierter Histiozyt oder Makrophage in das Bindegewebe hinein absetzt. Dieses Bild ist deshalb wichtig, weil hier der aktivierte Histiozyt als Adventitiazelle noch in Verbindung mit der Kapillare steht. Das ist ja der Beweis, daß diese Zelle auch daher stammt. Später könnte man an vielen Übergangsstadien sehen, wie sich solche Zellen lösen und frei in das Bindegewebe hineinwandern.

Weiter kann man zeigen, wie sich aus dem Perizyten oder aus der *Adventitiazelle* eine Plasmazelle entwickelt und dann, ähnlich wie vorhin der Makrophage, in den freien Raum abtritt. Nicht nur Makrophagen und Plasmazellen, auch Mastzellen können sich aus der Gefäßwand entwickeln. Herr SCHWARZ zeigte einen *basophilen Leukozyten* aus dem Bindegewebe, aber ich glaube, über die Frage basophile Leukozyten und Mastzellen könnte man noch diskutieren. Wesentliches dazu wird sicher Herr LINDNER auch noch von der histochemischen Seite her sagen können.

Schematisch habe ich einmal zusammengefaßt, wie sich verschiedene Zellformen ineinander umwandeln können. Mit diesem Schema möchte ich zu der Fragestellung nehmen, ob die jeweiligen Stammzellen des Bindegewebes ständig nur mit einer Funktion behaftet bleiben. D. h. zum Beispiel: Bleibt der Histiozyt stets ein Histiozyt oder ist es so, daß aus einem Histiozyten bzw. Makrophagen schließlich dort, wo sich eine Narbe bildet, ein Fibroblast wird, welcher dort nach Erfüllung seiner phagozytotischen Aufgabe schließlich auch Fasern bildet. Ich möchte letzteres bejahen, wie das Schema zeigt, ohne auf die Formalgenese einzugehen (Abb. 28).

Ich wollte mit diesen Abbildungen demonstrieren, daß man sich von der Pathomorphologie her das Bindegewebe nicht als eine Einheit von Zellen vorzustellen hat, die alle nebeneinanderherleben und getrennte Aufgaben haben — was sie in bestimmten Augenblicken schon haben — sondern daß ein Übergang der einzelnen Zellformen in andere Zellformen möglich ist.

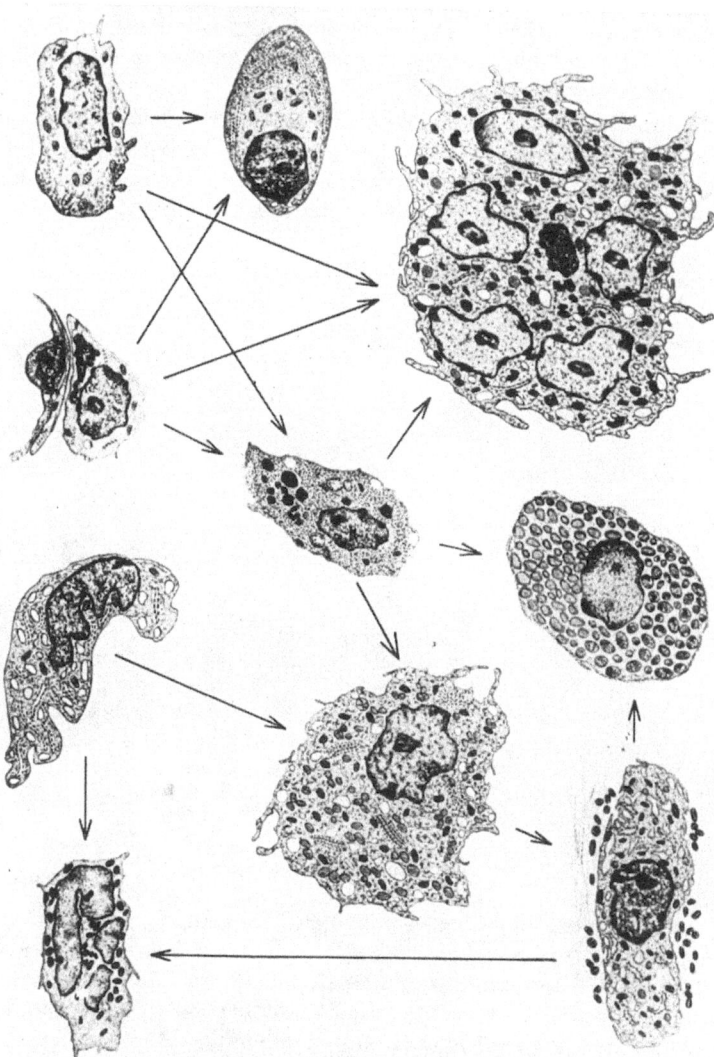

Abb. 28. Schematische Darstellung von Umwandlungsmöglichkeiten der einzelnen Zellen des Binde- bzw. Granulationsgewebes nach Befunden an der Rattenhaut.
Linke Reihe von oben nach unten: Histiozyt, Gefäßwandzellen, großer Histiozyt oder Reticulumzelle, eosinophiler Leukoyt.
Mittlere Reihe von oben nach unten: Plasmazelle, aktivierter Histiozyt, Makrophage.
Rechte Reihe von oben nach unten: vielkernige Riesenzelle, Gewebsmastzelle, Fibroblast.
Das Schema zeigt, daß eine Umwandlung nicht unbegrenzt möglich ist.

Herr SCHALLOCK (Mannheim):
Danke vielmals, Herr GUSEK. Darf ich nun Herrn LINDNER bitten.

Herr LINDNER (Hamburg):
Die Diskussion über die Formveränderung der *Bindegewebszellen* möchte ich fortsetzen.

Es ist klar, daß auch *Fibroblasten* in ihrer Gesamtform und in ihren äußeren Formdetails von den unter physiologischen und pathologischen Bedingungen sich ändernden Milieuzuständen abhängen.

Bei der experimentellen *Phagozytose* sowie bei der *Entzündung* durch Auflösung von Bindegewebe, in gleicher Weise auch bei der Wundheilung, nehmen die betreffenden Bindegewebszellen Substanzen auf, wodurch Veränderungen der Außenfläche und des Innenraumes dieser Zellen entstehen (Abb. 29). Zur Frage der *Trans-*

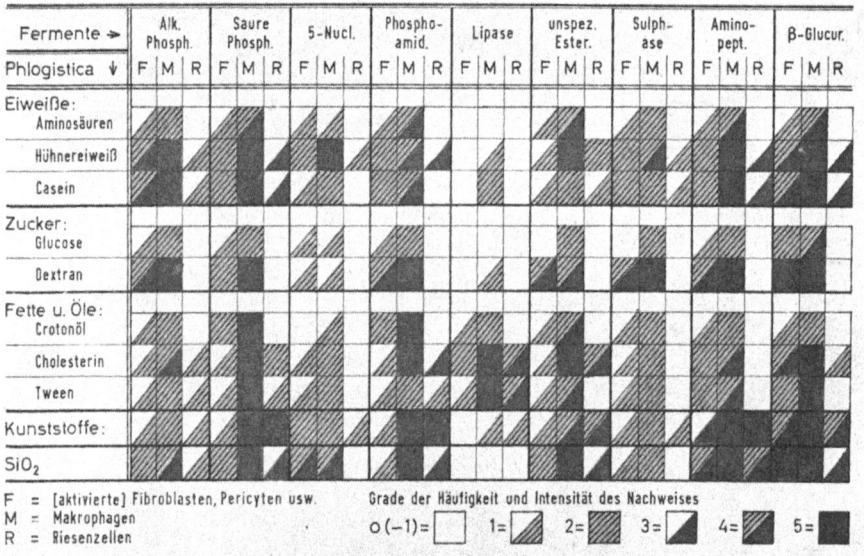

Abb. 29. Erklärung siehe nachstehenden Text.

formations- und *Modulationsformen* möchte ich eine Abbildung zeigen, in der zur experimentellen *Phagozytose* und *Pinozytose* nach Gabe von Substanzen verschiedener chemischer Zusammensetzung (Eiweiße, Fette und Kohlenhydrate) die drei wichtigsten Zelltypen: nämlich *Fibroblasten, Makrophagen* und *Riesenzellen* und ihre Enzymmuster dargestellt sind (LINDNER und Mitarb. 1953—1965). Es handelt sich bei diesem Material zum Teil um Gewebe, das von Herrn GUSEK elektronenmikroskopisch untersucht und hier an Beispielen zuvor gezeigt wurde.

Dabei möchte ich auf gewisse Identitäten der *Enzymmuster* bei den einzelnen Bindegewebszellen in Abhängigkeit von der chemischen Zusammensetzung der aufgenommenen Substanzen verweisen sowie auf die von Herrn STAUBESAND zuvor gezeigten Bilder der Phagozytose und Pinozytose. Man muß betonen, daß in den

Fibroblasten, die im lockeren Bindegewebe Grundsubstanz und Fasern bilden, gleichzeitig während dieser Bildungsprozesse auch banale Phagozytosen stattfinden können, wobei wir darunter nicht die Aufnahme von Bausteinen für die speziellen Bildungsprozesse verstehen, also von Glukose bzw. von Monosacchariden und Aminosäuren. Das sind Diffusionen und Permeationen, die elektronenmikroskopisch nicht als Pino- und Phagozytosevakuolen erfaßbar sind oder damit verwechselt werden dürfen. Denn derartige Gebilde sind stets Ausdruck der Aufnahme höhermolekularer Substanzen, also nicht Bausteine für die speziellen Syntheseprodukte der Fibroblasten. Die Tatsache aber, daß Fibroblasten, in denen zumindest elektronenmikroskopisch die Faserbildungsprozesse nachweisbar sind, zugleich auch Phagozytose- und Pinozytose-Vakuolen enthalten können, beweist, daß neben der speziellen Bildung auch gleichzeitig banale Phagozytose-Prozesse in Fibroblasten stattfinden können. Ohne auf Einzelheiten einzugehen, möchte ich im Anschluß an das, was Herr STAUBESAND zeigte, nur sagen, daß in den einzelnen phagozytierenden Bindegewebzellen fermenthistochemische Unterschiede in Abhängigkeit erstens vom Zelltyp und zweitens von der Art und chemischen Zusammensetzung des phagozytierten Materials feststellbar sind. Durch die Phagozytose werden induktive oder adaptive Fermentaktivierungen und -synthesen ausgelöst. Die Unterschiede dieser Enzymmuster sind aber bei den heute noch vorhandenen Schwierigkeiten der verwendeten Methodik nicht so stark, daß wir etwa bei jeder benutzten Substanz ver-

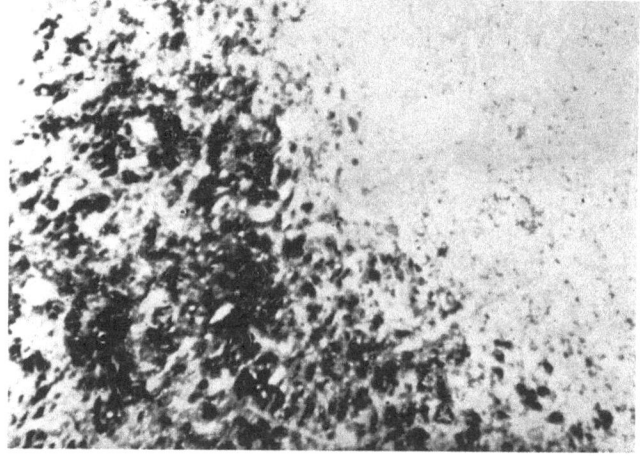

Abb. 30. Erklärung siehe nachstehenden Text.

schiedene Ergebnisse hätten. Wir sind also heute noch nicht sicher in der Lage, etwa bei jedem Phagozytoseprozeß aus dem qualitativen und quantitativen Enzymmuster rückzuschließen, was die Zelle phagozytiert hat. Hinzu kommt, daß natürlich nicht nur die zur Phagozytose-Prüfung in das lokale Bindegewebe injizierte Substanz allein aufgenommen wird, sondern immer Serum- und Grundsubstanzbestandteile dazu mitphagozytiert werden.

Abb. 30 zeigt ein Granulom, das nach Injektion von Lipiden hervorgerufen wurde. Hier ist ein *Esterase-Nachweis* durchgeführt worden. Dabei sind nur die Zellen braun bzw. schwarz durch den Fermentnachweis angefärbt zu sehen, welche Lipid-Substanzen aufgenommen haben, während unter den hier verwendeten Inkubationsbedingungen Zellen, die solche Substanzen nicht aufgenommen haben, praktisch leer erscheinen, wie man rechts auf der Abbildung erkennen kann. Bei verlängerter Inkubation und geeigneten Substratkonzentrationenen würden auch diese Zellen z. T. allerdings geringgradige Fermentaktivitäten zeigen.

Abb. 31 zeigt eine stärkere Vergrößerung von Abb. 30 mit dem gleichen Esterase-Nachweis an phagozytierenden Bindegewebszellen dieses Granuloms.

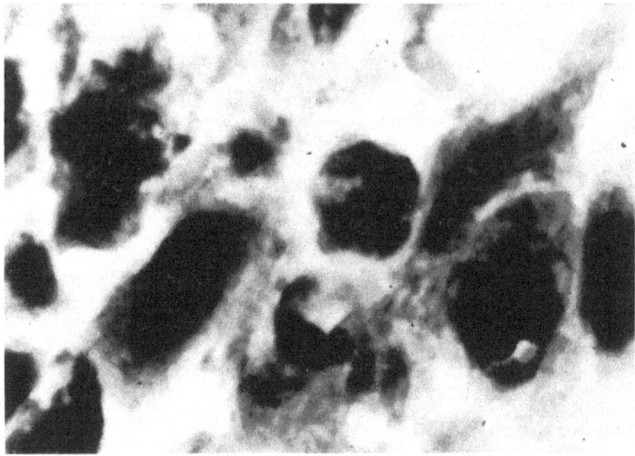

Abb. 31. Erklärung siehe Text.

Abb. 32 zeigt den Nachweis von Aminopeptidase, eines Fermentes aus dem Bereich eines Fermentzyklus, der deswegen besonderes Interesse verdient, weil er auch für die entzündlichen Bindegewebs-Abbauvorgänge, welche gleichzeitig mit

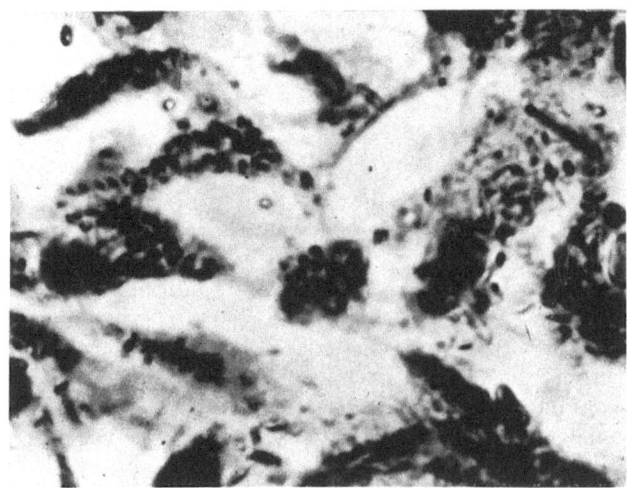

Abb. 32. Erklärung siehe Text.

dem Aufbau von Bindegewebe bei der Entzündung stattfinden, eine besondere Rolle spielt.

In Abb. 33 ist der Nachweis der sog. β-*Glucuronidase* zu sehen. Dieses Ferment hat im Zusammenhang mit den hier sicher noch zu besprechenden Fragen des Bindegewebsstoffwechsels eine wichtige Bedeutung und ist wie das Enzym Aminopeptidase am Abbau der freigesetzten MPS-Proteinkomplex-Bausteine beteiligt. Diese En-

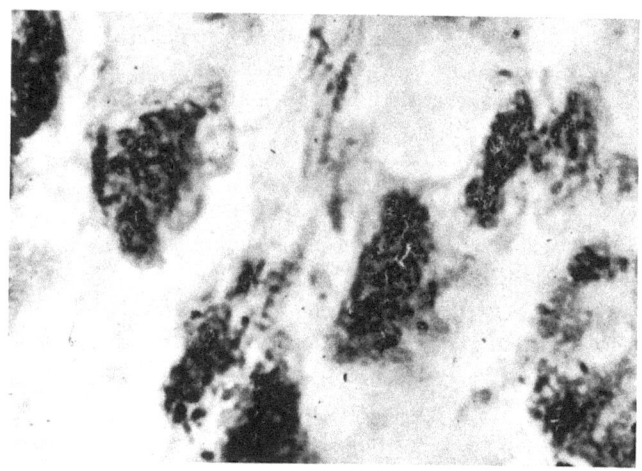

Abb. 33. Erklärung siehe Text.

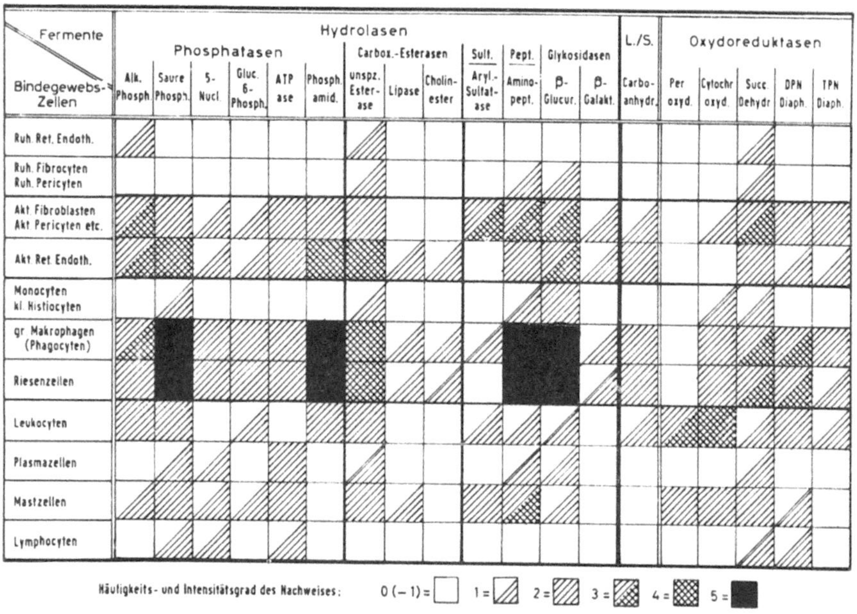

Fermente / Bindegewebs-Zellen	Hydrolasen													L./S.	Oxydoreduktasen				
	Phosphatasen						Carbox.-Esterasen			Sulf.	Pept.	Glykosidasen							
	Alk. Phosph.	Saure Phosph.	5- Nucl.	Gluc. 6- Phosph.	ATP ase	Phosph. amid.	unspz. Ester- ase	Lipase	Cholin- ester	Aryl.- Sulfat- ase	Amino- pept.	β- Glucur.	β- Galakt.	Carbo- anhydr.	Per. oxyd.	Cytochr. oxyd.	Succ. Dehydr.	DPN Diaph.	TPN Diaph.
Ruh. Ret. Endoth.																			
Ruh. Fibrocyten Ruh. Pericyten																			
Akt. Fibroblasten Akt. Pericyten etc.																			
Akt. Ret. Endoth.																			
Monocyten kl. Histiocyten																			
gr. Makrophagen (Phagocyten)																			
Riesenzellen																			
Leukocyten																			
Plasmazellen																			
Mastzellen																			
Lymphocyten																			

Häufigkeits- und Intensitätsgrad des Nachweises: 0 (−1) = □ 1 = ▨ 2 = ▨ 3 = ▨ 4 = ▨ 5 = ■

Abb. 34. Erklärung siehe Text.

zyme sind nur in aktivierten Bindegewebszellen derartig stark nachzuweisen, in ruhenden Zellen nicht.

Abb. 34 soll die gezeigten Befunde und noch einige weitere Fermentreaktionen anschaulich zusammenfassen. Dabei ist klar zu erkennen, daß bei den verwendeten methodischen Voraussetzungen dieser enzym-histochemischen Verfahren in ruhenden Bindegewebszellen keine oder nur sehr geringe Fermentaktivitäten nachweisbar sind. Das bedeutet aber nicht, daß ruhende Zellen derartige Fermentaktivitäten überhaupt nicht besäßen. Es ist interessant festzustellen, daß in ruhenden Zellen eine große Zahl der später nachweisbaren Fermente offenbar in inaktiver Form bereits vorliegen. Bei Bedarf werden diese Fermente dann aktiviert und/oder induktiv bzw. adaptiv synthetisiert, wie auch Untersuchungen anderer Autoren, im deutschsprachigen Schrifttum besonders von GEDIGK und Mitarb. sowie GÖSSNER, gezeigt haben.

Abschließend möchte ich zusammenfassend folgendes sagen:
1. Bindegewebszellen haben den Epithelzellen vergleichbare Enzymmuster und und besitzen entsprechende Stoffwechselgrößen.
2. Fermenthistochemische Untersuchungen ergeben, daß Funktion und Leistung der Bindegewebszellen weiter differenziert sind als ihre Gestalt.
3. Die Enzymhistochemie ermöglicht den Nachweis zelltypischer Enzymmuster und ihrer Abhängigkeiten in den verschiedenen Bindegewebs-Zellformen.
4. Aufgrund der vorliegenden Ergebnisse ist eine induktive bzw. adaptive Enzymsynthese in Bindegewebszellen anzunehmen.

Literatur

GEDIGK, P. und E. BONTKE, Z. Zellforsch. 44, 495—518 (1956). — GEDIGK, P. und E. BONTKE, Virchows Arch. path. Anat. 330 538—568 (1957). — GEDIGK, P. und R. FISCHER, Klin. Wschr. 38, 806—809 (1960). — GÖSSNER, W., Verh. Dtsch. Ges. Path. 39, 152—155 (1955). — GÖSSNER, W., Histochemie 1, 48—96 (1958). — GUSEK, W., Submikroskopische Untersuchungen zur Feinstruktur aktiver Bindegewebszellen. (Stuttgart, 1962).— GUSEK, W., Dtsch.-Ital. Symp. f. Pathol. 6.—7. Okt. 1959 in Mailand, Idos Milano 35—63. LINDNER, J. und H. A. v. SCHWEINITZ, Verh. Dtsch. Ges. Path. 42, 439—448 (1958). — LINDNER, J., I. Congr. Nat. della Soc. Ital. del Istochem. Messina, 1958, Riv. Istochim. 4, Fasc. V. — SCHWEINITZ, H. A. v. und J. LINDNER, Tgg. Nord-Westdtsch. Pathol. 1958; ref. Zbl. Path. 99, 201—202 (1959). — GUSEK, W. und J. LINDNER, Frankf. Z. Path. 69, 633—643 (1959). — LINDNER, J., H. A. v. SCHWEINITZ und H. FREYTAG, Acta histochem. 8, 478—489 (1959). — ECKSTEIN, M. und J. LINDNER, Verh. 8. Kongr. Europ. Ges. Haem. Kongr. Wien 1961/62, Nr. 52. — LINDNER, J., III. Congr. della Soc. Ital. di Istochimica Turino 1961, Riv. Istochim. 7, Fasc. VI. — LINDNER, J., VIII. Symp. Ges. Histochemie, Wien 1962, Suppl. IV, Acta Histochem. 102—163 (1964).

Herr STAUBESAND (Freiburg):

Ich möchte im Anschluß an die Ausführungen von Herrn GUSEK und Herrn LINDNER noch einmal auf die *Transformation der Bindegewebszellen* eingehen. Ich glaube, Herr GUSEK hat sicher recht, wenn er annimmt, daß man früher die Dinge zu starr gesehen hat, meine allerdings, daß, wenn eine Bindegewebszelle — gleichgültig ob Fibrozyt oder Histiozyt — erst einmal einen *gewissen Grad* der Differenzierung erreicht hat, dann eine Transformation normalerweise nicht mehr möglich ist. Ich möchte also das letzte Schema, das Herr GUSEK gezeigt hat, nur mit der Einschränkung akzeptieren, daß bei voll ausdifferenzierten Zellen, gleichgültig welcher Art, im Bindegewebe eine Transformation nicht mehr erfolgt.

Herr SCHWARZ (Berlin):

Mein Referat lautete „Bausteine des Bindegewebes" und nicht „Reaktionsformen des Bindegewebes". Ich habe Ihnen verschiedene, ganz differente Bindegewebsformen, Cornea, Nabelschnur, Kulturzellen u. a. gezeigt, die Ihnen die Unterschiede dieser einzelnen Bindegewebsformationen verdeutlichen sollten. Daß es verschiedene Reaktionsformen von Bindegewebszellen gibt, ist klar. Ich möchte hier nicht als Statiker des Bindegewebes gewertet werden, nur weil ich mich an mein Thema gehalten habe. Zu einem Punkt möchte ich noch etwas sagen, und zwar zu den *eosinophilen Granulocyten*. Wenn eine Zelle sich soweit differenziert — genetisch muß ja eine gewisse Umstellung an bestimmten Chromosomenorten vor sich gehen, damit überhaupt eosinophile Granula produziert werden können — dann müßten wir von einer echten Differenzierung sprechen, und dann ist meines Erachtens der Unterschied zwischen dem Ausgangsmaterial und dem Endprodukt so groß, daß man von einer bestimmten Zellform sprechen muß. Ich bezeichne solche Zellen als eosinophile Zellen bzw. eosinophile Leukozyten, weil ich der Ansicht bin, daß dieser Sprung — genetisch gesehen — dann endgültig ist. Welche Zellen nun als Ursprungszellen dafür angesehen werden müssen, ist eine zweite Frage.

Herr STAUBESAND (Freiburg):

Ich finde es schade, daß nicht noch einige der anwesenden Herren Pathologen zur Frage der Umwandlung der Bindegewebszellen Stellung genommen haben.

Wenn ich jetzt aufgefordert worden bin, zur *Kapillare* als Anteil des Bindegewebes aus der Sicht des Morphologen etwas zu berichten, dann kann ich das in der kurzen Zeit natürlich nur sehr fragmentarisch tun und will mich auch vor allem auf die Probleme beschränken, zu denen ich aus eigener Anschauung etwas beizutragen vermag.

Abb. 35 entspricht im oberen Teil der konventionellen Vorstellung vom Bau einer Kapillare mit den Bestandteilen: *Endothelzellen, Interzellularspalt* – hier mit einer Art Zementsubstanz ausgefüllt – und „pericapillären Reticulum". Eine bekanntlich auch heute noch vertretene Vorstellung besagt, daß der transkapilläre Stofftransport ausschließlich durch die Spalten zwischen den Endothelzellen erfolgt. Im unteren Teil des Schemas sind neuere elektronenmikroskopische Befunde berücksichtigt. Sie erkennen am Plasmalemm der *Endothelzellen* einige taschenförmige Einsenkungen, auf die mit Fragezeichen versehene Pfeile hinweisen. Das soll darauf hindeuten, daß diese „inpocketings" und aus ihnen entstandene intrazelluläre Bläschen oder Vesikel mit Transportvorgängen durch das Endothel in Zusammenhang stehen könnten. Abb. 36 zeigt nochmals eine Kapillare im Schema, und zwar so, wie wir sie uns nach den elektronenmikroskopischen Untersuchungen der letzten Jahre vorstellen. In der Mitte ein Erythrozyt, dann die von der Basalmembran umgebende Endothelschicht. Bei den Zellanschnitten außerhalb der Basalmembran muß es sich durchaus nicht immer um Perizyten handeln, es können auch sogenannte Endothelfüße sein. Beide lassen sich nur ausnahmsweise mit Sicherheit unterscheiden.

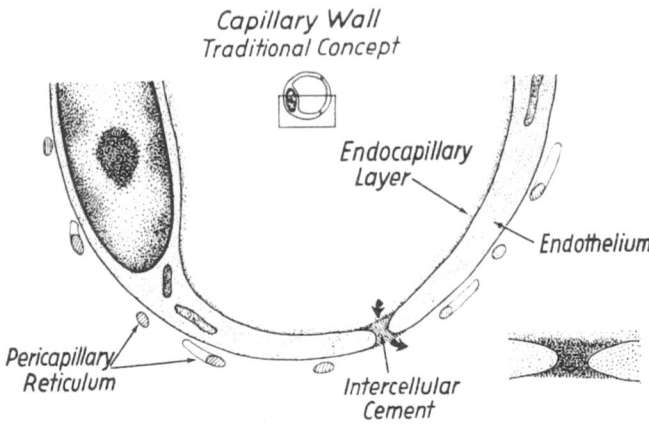

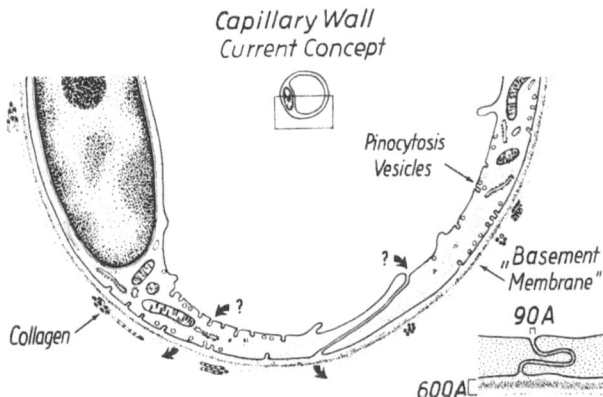

Abb. 35. Kapillarschemata (siehe Text). Aus DON W. FAWCETT in: S. R. M. REYNOLDS and B. W. ZWEIFACH, The Microcirculation, Symposion on Factors Influencing Exchange of Substances Across Capillary Wall. (Urbana 1959).

Abb. 37 zeigt eine unizelluläre Kapillare. Sie besteht nur aus einer einzigen *Endothelzelle*. Als auffälligsten Bestandteil finden Sie im Cytoplasma der Endothelzelle zahlreiche Bläschen, die in diesem Schnitt an der inneren und an der äußeren Oberfläche des Plasmalemms angereichert sind.

Eine ganze Reihe von Versuchen, die zum Teil in Zusammenarbeit mit meinem Mitarbeiter, Herrn HAMMERSEN, durchgeführt wurden, dienten dem Ziel, die Bedeutung dieser intracytoplasmatischen Vesikel für den Stofftransport zu prüfen. Dazu wurde *Goldsol* als Markierungssubstanz verwandt.

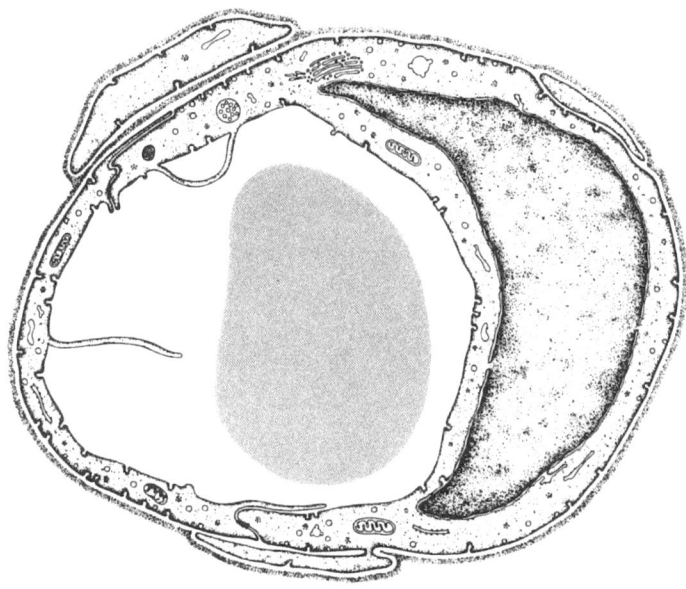

Abb. 36. Schema vom Wandbau einer Muskelkapillare (elektronenmikroskopische Dimension). Gezeichnet bei etwa 30000facher Vergrößerung, verkleinert auf 1/3. Aus F. HAMMERSEN (1965).

Das folgende Schema (Abb. 38) soll demonstrieren, was sich aus einer ganzen Reihe von Experimenten ergeben hat, nämlich daß eine Substanz kolloider Größenordnung mit Hilfe dieser Bläschen durch die Zelle hindurchgeschleust wird, auf der anderen Seite wieder herausgelangt, dann vielleicht mit der Konvektion der Gewebsflüssigkeit durch das bindegewebige Interstitium transportiert wird, von der Kapillare wieder aufgenommen und auf die gleiche Weise schließlich in die Kapillarlichtung abgegeben wird. Dieser Prozeß des Durchganges von Teilchen mit Hilfe von Bläschen elektronenmikroskopischer Größenordnung ist von MOORE und RUSKA*) als *Cytopempsis* bezeichnet worden. Bewiesen worden ist dieses Phänomen allerdings erst in den letzten Jahren. Was uns speziell interessierte, war, ob dieser Vorgang nur in einer Richtung abläuft, oder ob die Kapillarwand in beiden Richtungen durch *Cytopempsis* durchgängig ist. Das geht aus dem Schema ebenfalls hervor, unten rechts sieht man, durch schwarze Vierecke markiert, eine Substanz, die wir in die Blutbahn gebracht haben und in Bläschen des Endothelcytoplasmas fanden, im Interstitium und schließlich auch in Bläschen der Peritonaealdeckzellen und in der Lichtung der Bauchhöhle wiedersahen. Damit war bewiesen, daß durch Cytopempsis Substanzen kolloider Größenordnung — dazu gehören wahrscheinlich auch Plasmaproteine — in *beiden Richtungen durch die Endothelzelle* hindurchgeschleust werden können. Natürlich werden Blutgase, Wasser, hydratisierte Ionen und kleine Moleküle durch die Membranen ohne diesen Transportmechanismus hindurchgehen.

Wenn man die Extremität einer Ratte eine Stunde und mehr durch feste Unterbindung staut, kommt es bekanntlich zur Entwicklung eines Oedems. Herr HAM-

---

*) MOORE und RUSKA (1957).

MERSEN hat nun gefunden, daß es nach anschließender Auffüllung der Strombahn mit Flüssigkeit hier und da zu blasenförmigen Abhebungen des Endothelplasmalemms kommt, wie Abb. 39 (s. S. 40) demonstriert. Diese Blasen — das dürfte von einem gewissen praktisch-klinischen Interesse sein — können platzen, so daß

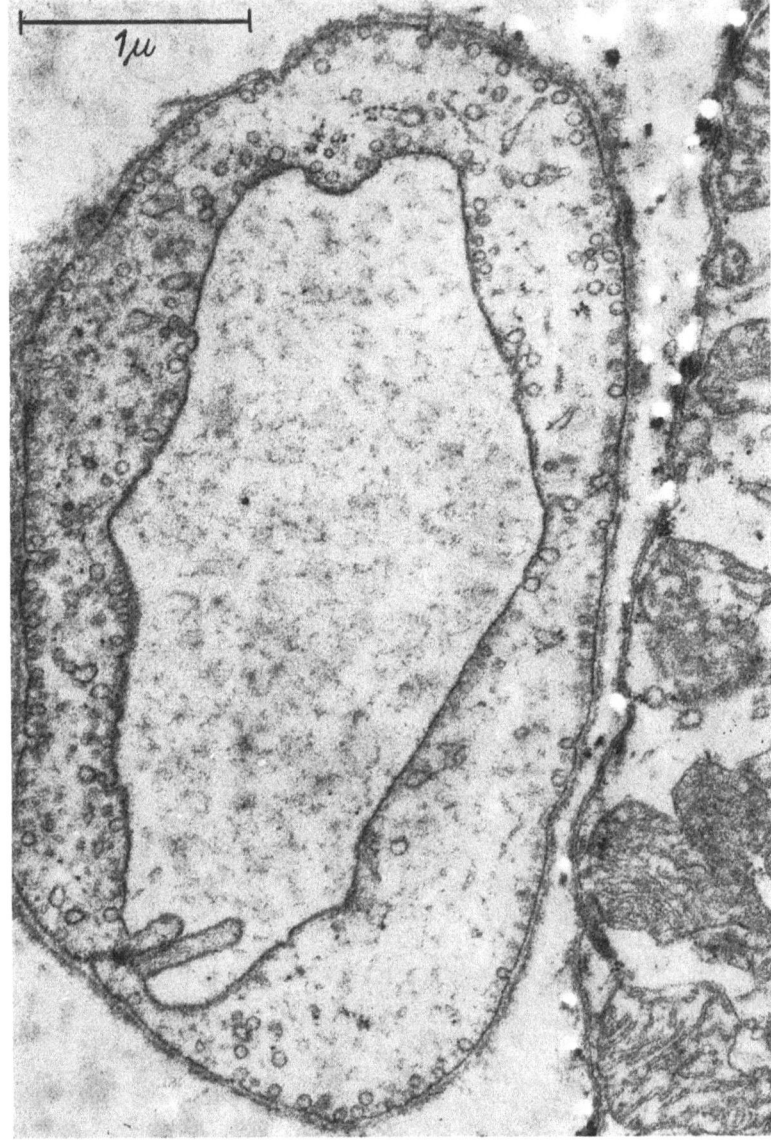

Abb. 37. Querschnitt einer unizellulären Muskelkapillare der Ratte. Beachte die vor allem entlang der inneren und äußeren Plasmamembranen angereicherten mikropinocytotischen Vesikel. Rechts Anschnitt einer quergestreiften Muskelfaser mit zahlreichen Mitochondrien. Technik wie bei Abb. 16; Gesamtvergrößerung 33 600 fach. Aus: F. HAMMERSEN (1965).

das Plasma der Endothelzellen hier sozusagen nackt am Blutstrom liegt (Abb. 40, s. S. 41). Solche Stellen könnten Anlaß für die Entstehung von Mikrothromben geben.

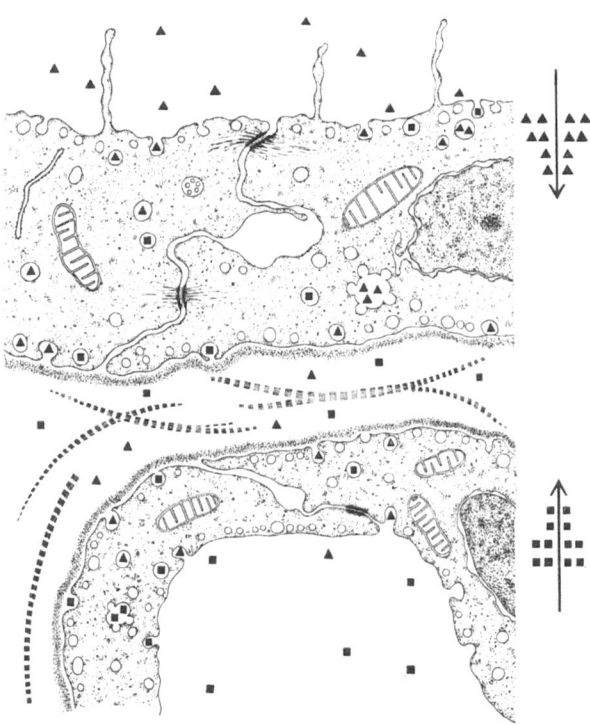

Abb. 38. Schema der gegensinnigen Passage kolloidaler Partikel durch Cytopempsis zwischen einer serösen Höhle (oben) und einer Blutkapillare (unten). Die Pfeile rechts, von Symbolen für die verwendeten Markierungssubstanzen umgeben, weisen auf die entgegengesetzten Richtungen cytopemptischer Stofftransporte hin. Jede Position der Markierungssubstanz konnte in den Originalbildern nachgewiesen werden. Aus J. STAUBESAND (1963).

Herr SCHALLOCK (Mannheim):

Vielen Dank, Herr STAUBESAND; darf ich jetzt Herrn HARDERS bitten.

Herr HARDERS (Hamburg):

Mit der Frage der vitalmikroskopischen Zugänglichkeit bindegewebiger Strukturen wenden wir uns einem Größenordnungsbereich zu, in dem eindrucksvolle strukturelle und funktionelle Umwandlungen verfolgt werden können. Gerade die Lebendbeobachtung hat zum Verständnis von normalen und pathophysiologischen Vorgängen im Bindegewebe wesentlich beigetragen (2, 4, 5, 6, 7, 17, 18, 19, 20).

Diejenigen Strukturen, die bisher Objekte vitalmikroskopischer Untersuchungen waren, wie das Mesenterium, die Augenbindehaut, das Bindegewebe von Conjunktiva und Skleren, haben über das Bindegewebe allgemein relativ geringe Aufschlüsse gestattet (1, 5, 13). Dies schon deswegen, weil es sich um relativ wenig differenzierte Gewebe handelte, die zur Bearbeitung von allgemeinen Fragen der Bildung, Regeneration, von Umbauvorgängen, anatomischen und pathophysiologischen Prozessen prinzipiell ungeeignet sind. Darüberhinaus waren die bisher

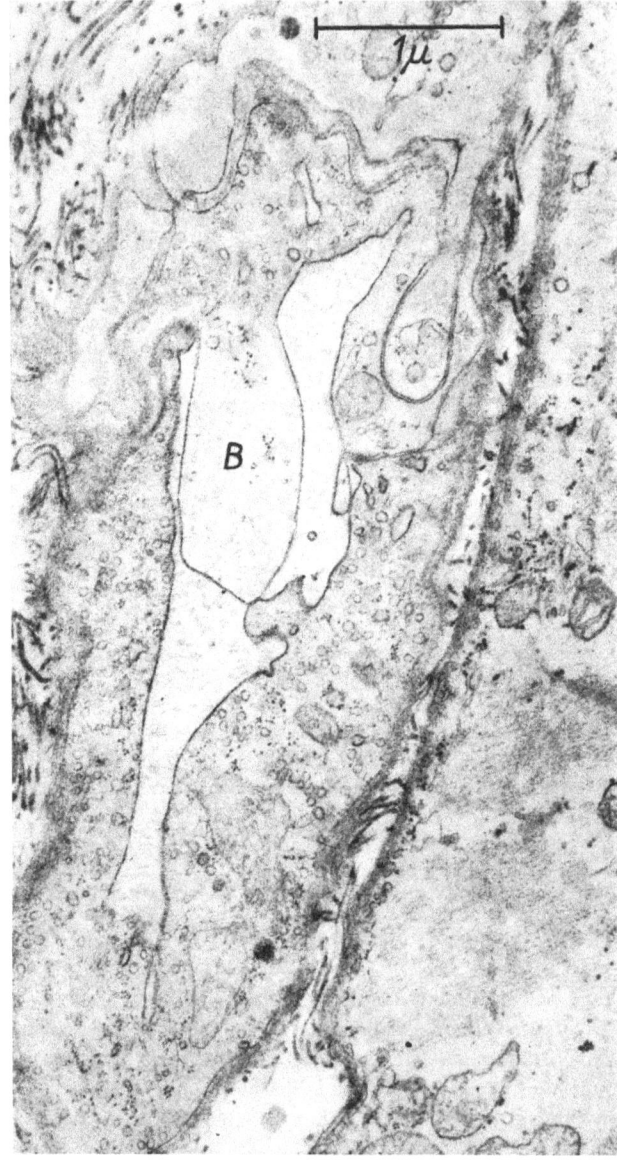

Abb. 39. Plumpe, strukturlose Endothel„blase" (B) in einer Muskelkapillare der Ratte nach 1stündiger Extremitätenunterbindung und anschließender Flüssigkeitsbelastung durch Injektion einer physiologischen Lösung in das Gefäßsystem der zuvor gedrosselten Gliedmaße. Technik wie bei Abb. 16; Gesamtvergrößerung 25200 fach. Aus F. HAMMERSEN (1965).

verwendeten optischen Verfahren wegen der geringen Auflösung nicht in der Lage feinere morphologische Details zu liefern. Wesentliche Bereiche des Binde- und Stützgewebes, wie Knochen, Knochenmark, Knorpel, Gelenkkapsel, Zahnsubstanz

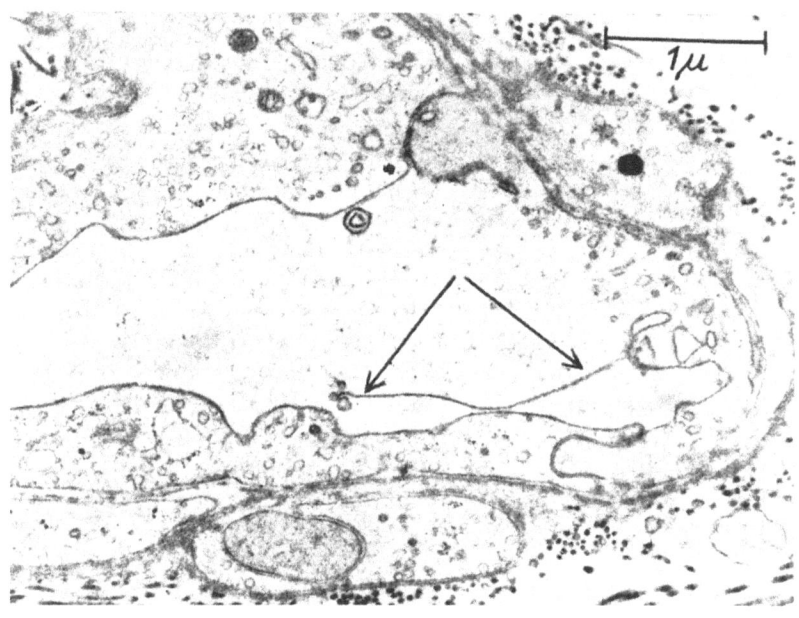

Abb. 40. Muskelkapillare der Ratte nach 1stündiger Extremitätenunterbindung und anschließender Flüssigkeitsbelastung durch Injektion einer physiologischen Lösung in das Gefäßsystem der zuvor gedrosselten Gliedmaße. Abriß der inneren Zellmembran mit ausgedehntem Oberflächendefekt einer Endothelzelle. Das abgelöste Plasmalemm liegt fadenförmig (Pfeil!) in der Gefäßlichtung. Technik wie bei Abb. 16; Gesamtvergrößerung 23000fach.
Aus F. HAMMERSEN (1965).

u. dgl., konnten vitalmikroskopisch bisher überhaupt nicht erreicht werden. Auf diesem Gebiet ist in der letzten Zeit durch Einführung neuer Methoden entscheidender Wandel geschaffen worden (1, 2, 3, 4, 5, 6, 19, 20).

Die Hautkapillarmikroskopie hat über das Verhalten des Bindegewebes selbst dann nur ganz ungenügende Aufschlüsse geliefert, wenn die Epidermis durch Klebeband oder Cantharidinblasen abgehoben wird (11). Man kann so zwar in etwas tiefere Gewebsschichten, z. B. die Papillen des Corium, hineinsehen, erhält aber wegen des verwendeten Auflichtverfahrens von feineren und tiefer gelegenen Strukturen nur mit Spezialtechniken verwertbare Abbildungen.

Fensterungsverfahren haben nicht nur unter tierexperimentellen, sondern auch unter klinischen Bedingungen die Gewebe der Gelenke, der Unterhaut und des Knochenmarks zugänglich gemacht (2, 5, 7, 20).

Die Kammermethode, mit der beim Menschen die Regeneration und Zirkulation des Bindegewebes bei Vergrößerungen bis zu 2000 × verfolgt werden kann, ist zwar an eine etwas langdauernde chirurgische Vorbereitung gebunden, liefert aber im Durchlichtverfahren mit Kondensorbeleuchtung und Immersion feinste

Details im Gewebe und strömenden Blut (5). Exsudation, Zellregeneration, Faserneubildung und alle Stadien der Wiederherstellung der terminalen Strombahn über die Stadien einer offenen Blutzirkulation im Gewebe, Endothelisierung und Kapillarsprossung sind hier erstmals beim Menschen unter physiologischen Bedingungen fortlaufend zu beobachten und zu messen.

Intraoperative Mikroskopie, die an eröffneten Körperhöhlen, am Gelenk und am Bindegewebe erfolgt, ist durch die Entwicklung eines besonderen Instrumentes, welches sich durch Sterilisierbarkeit, langen Arbeitsabstand und relativ gute optische Qualität auszeichnet, ermöglicht worden (9).

Subkutane Gewebsmikroskopie ist unter klinischen Bedingungen durch ein neues, sog. Hypodermic Microscope von LONG möglich geworden. Dieses Gerät besteht aus einem in eine Punktionskanüle eingeschlossenen Glasfaserbündel, durch welches nach der Durchstechung der Epidermis ein faseroptisches Bild der unmittelbar vor der abgeschrägten Kanülenspitze liegenden Gewebsstrukturen mikroskopisch sichtbar wird. Durch die begrenzte Zahl der Glasfasern in einer Punktionskanüle von einem ebenfalls begrenzten Durchmesser wird ein facettiertes Bild gewonnen, das optische Auflösung nur bis zu einer Größenordnung von etwa 10 μ liefert (1). Zusammenfassend läßt sich sagen, daß vitalmikroskopische Untersuchung des Bindegewebes durch neue Methoden das fortlaufende Studium von Regenerations-, Granulations- und Wundheilungsvorgängen ermöglicht und darüber hinaus unter klinischen und tierexperimentellen Bedingungen die Lebendbeobachtung von Knochengewebe, Knochenmark, Zahnpulpa, Knorpel, Gelenkkapsel und Gewebekultur.

Veränderungen der terminalen Strombahn bei rheumatischen Erkrankungen, die lebendmikroskopisch festgestellt werden können, müssen in diesem Zusammenhang kurz erwähnt werden. So haben DAVIS und LANDAU beim Rheumafieber morphologische Umstrukturierungen der terminalen Strombahn an der Augenbindehaut und den Nagelfalzkapillaren beschrieben. Besonders hingewiesen wird auf das sog. Arborisationsphänomen und kandelaber-ähnliche Umgestaltungen von Kapillarschlingen (8). Nachuntersuchungen von HEISIG und SHIOKAWA haben ergeben, daß das Arborisationsphänomen auch bei chronischen rheumatischen Erkrankungen wie der primärchronischen Polyarthritis und dem M. Bechterew zu setzen ist (13) und daß außer den von DAVIS und LANDAU beschriebenen Zeichen auch eine Vielzahl andersartiger Veränderungen an Arteriolen, Kapillaren und Venolen vorkommen (21). Hierzu gehören Mikroaneurysmen, Wandveränderungen, Kapillarsprossung und intravasculäre Veränderungen wie Venolen-Thrombosen und Aggregation der roten Blutkörperchen.

Die zuletzt erwähnte Erscheinung, die Zusammenballung von Erythrozyten im strömenden Blut, läßt sich in der Tat nicht nur in aktiven Phasen akuter und chronischer rheumatischer Erkrankungen nachweisen (10, 16), sondern auch bei einer Vielzahl andersartiger Erkrankungen, deren Gemeinsamkeit in einer starken Beschleunigung der Blutkörperchensenkungsgeschwindigkeit besteht. Dieses Aggregationsphänomen besitzt demnach keinerlei Spezifität für eine bestimmte rheumatische oder pararheumatische Erkrankung. Ob die beschriebenen Gefäßwandveränderungen wie auch die von ILLIG und HARDERS beschriebenen Riesenkapillaren bei Dermatomyositis (1) den vitalmikroskopischen Ausdruck entzündlicher Gefäßprozesse darstellen, muß noch offengelassen werden.

KULKA hat Vorstellungen darüber entwickelt, wie im Verlaufe rheumatischer Erkrankungen Störungen der terminalen Durchblutung mit dem entzündlichen Gewebsschaden verknüpft sein können (14, 15). Entscheidenden Wert wird die Vitalmikroskopie des Bindegewebes dann erhalten, wenn es gelingt, von einer lediglich subjektiven Beobachtungs- und Forschungsmethode zu objektiven und fortlaufenden Meß- und Registrier-Resultaten unter bekannten und dosierten Einflüssen zu gelangen. Einen wesentlichen Fortschritt in Bezug auf die Zirkulation im Bindegewebe stellt hierbei die von BRÅNEMARK und JONSSON entwickelte elektronische Methode zur fortlaufenden Messung der Korpuskularströmungsgeschwindigkeiten dar (1, 2).

Mit vitalmikroskopischen Methoden können heute Bindegewebsbestandteile erreicht werden, die bisher unzugänglich waren. So kann über Struktur, Gefäßarchitektur, Topographie, Rheologie und Meßwerte der Blutströmung vieles ausgesagt werden, was bisher nur mittelbar aus Untersuchungen am toten Substrat geschlossen werden konnte. In Bezug auf den anatomisch-morphologischen Aussagewert sind den vitalmikroskopischen Methoden heute sicher die histologischen und elektronenmikroskopischen Verfahren voraus. Die Domäne der modernen Vitalmikroskopie liegt vielmehr in der messenden Erfassung von funktionellen und pathophysiologischen Vorgängen am lebenden Bindegewebe.

Literatur

1. BARTELHEIMER, H., H. HARDERS und H. KÜCHMEISTER, Funktionsdiagnostik der terminalen Strombahn in: Klinische Funktionsdiagnostik. Hrsg. von H. BARTELHEIMER und A. JORES, 3. Aufl., (Stuttgart, 1966). — 2. BRÅNEMARK, P. I., A method for vital microscopy of mammalian bone marrow in situ. Avd. 2, Bd. 52, Nr. 2 (Lund, 1958). — 3. BRÅNEMARK, P. I.. Acta Rheum. Scand. **9**, 3—9 (1963). — 4. BRÅNEMARK P. I., Capillary form and function. The Microcirculation of granulation tissue. 3. Europ. Konf. Mikrozirk. Bibl. Anat. Fasc. 7, 9—28 (Basel/New York, 1965). — 5. BRÅNEMARK, P. I. and H. HARDERS, Lancet **1963**/II, 1197—1199. — 6. BRÅNEMARK, P. I. and J. LINDSTRÖM, J. Anat. **97**, 323—332 (1963). — 7. BRÅNEMARK, P. I., J. LINDSTRÖM, I. JONSSON, V. LAINE and K. VAINIO, Acta Rheum. Scand. **9**, 284—292 (1963). — 8. DAVIS, E. and J. LANDAU, Arch. Internat. Med. **97**, 51—56 (1956). — 9. GREHN, J., Optische Hilfsmittel zur Horizontalbeobachtung von Settling-Erscheinungen. 1. Europ. Konf. Mikrozirk. Bibl. Anat. Fasc. **1**, 260—264 (Basel/New York, 1961). — 10. HARDERS, H., Schweiz. med. Wschr. **87**, 11—13 (1957). — 11. HARDERS, H., Vitalmikroskopische Untersuchungen an den sog. arteriellen Spinnen der Haut mit der Canthiridinblasenmethode. Vhdl. Dtsch. Ges. inn. Med. **69**, 210—214 (1963). — 12. HARDERS, H., Rheumatischer Formenkreis in: Klinische Funktionsdiagnostik. Hrsg. von H. BARTELHEIMER und A. JORES, 3. Aufl. (Stuttgart, 1966). — 13. HEISIG, N., Zur Struktur der terminalen Strombahn des Menschen. Untersuchungen bei Arteriosklerose, Diabetes mellitus und rheumatischen Erkrankungen. 2. Europ. Konf. Mikrozirk. Bibl. Anat. Fasc. **4**, 547—554 (Basel/New York, 1964). — 14. KULKA, J. P., Angiology **12**, 491—506 (1961).— 15. KULKA J. P. Ann. N. Y. Acad. Sci. **116**, 1018—1044 (1964). — 16. LAINE, V. and H. ZILLIACUS, Acta Med. Scand. **137**, 87—96 (1950). — 17. LINDSTRÖM, J., Acta Rheum. Scand. Suppl. **7** (1963). — 18. Ders., Acta Rheum. Scand. **9**, 10—13 (1963). — 19. LINDSTRÖM, J. and P. I. BRÅNEMARK, Arthr. Rheum. **5**, 226—236 (1962). — 20. POHTO, M. and A. SCHEININ, Acta Odont. Scand. **16**, 303—314, 315—327 (1958). — 21. SHIOKAWA, Y., Microcirculation in rheumatic fever. 3. Europ. Konf. Mikrozirk. Bibl. Anat. Fasc. **7**, 547—551 (Basel/New York, 1965).

Herr SCHWARZ (Berlin):

Ich wollte zu Herrn STAUBESAND noch etwas sagen. Er hat eine Lochkapillare gezeigt. Das gibt mir Anlaß, auf die Morphologie des Vesikulationsmechanismus hinzuweisen. Auch an Bindegewebszellen kennen wir diese Bläschenkorporationen, die dann zum Teil zusammenfließen und dann einen Fortsatz von der Zelle abheben können. Auf diese Art und Weise kommt auch eine gewisse Beweglichkeit an Ort und Stelle in die Fibrozyten hinein, die ja mit ganz langen Fortsätzen zum Teil im retikulären Bindegewebe, etwa der Harnblase, ein ganz großes Areal umfassen oder bei der Knochenbildung in einem Knochenbildungsareal liegen und dort ganze Kammern abgrenzen. Auf diesen Mechanismus wollte ich noch hinweisen.

Herr STAUBESAND (Freiburg):

Herr SCHWARZ, haben Sie eben auf die sogenannten *Porenkapillaren* angespielt?

Herr SCHWARZ (Berlin):

Nein, auf die Lochkapillaren. Bei ihnen wird das Kapillarlumen von einer Zelle umgrenzt, die sich nicht überlappt. Hier durchbohrt das Lumen quasi die eine Zelle (siehe WOLFF, J., Z. Zellforsch. 64, 290, 1964).

Herr STAUBESAND (Freiburg):

Zum Thema Porenkapillaren ein Schema. Klassisches Beispiel für die Porenkapillaren sind die Kapillaren des Glomerulum. Mein Mitarbeiter, Herr HAMMERSEN, hat sich mit diesem Problem auseinandergesetzt (Abb. 41). Wenn man im Tierexperiment derartige Endothelporen z. B. durch Injektion von physiologischer Flüssigkeit mit Markierungssubstanzen artefiziell erweitert, kann man feststellen,

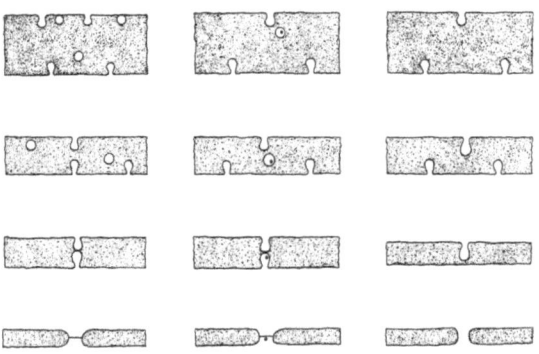

Abb. 41. Schema zur möglichen Entstehung endothelialer Poren und Fenestrationen.
Linke Reihe: Durch Abflachung eines in Höhe und Vesikulationsgrad „normalen" Endothels könnten Membraneinfaltungen der gegenüberliegenden Plasmalemmata einander berühren, um bei weiterer Minderung der Zelldicke unter gleichzeitiger Dehnung ihrer persistierenden Trennwand zu einem Endothelfenster zu werden.
Mittlere Reihe: Jenseits der Fensterdiaphragmen wiedergefundene Markierungssubstanzen brauchen diese nicht passiert zu haben, sondern könnten durch Kontaktaufnahme zweier Bläschen bei der Bildung der Fenestrationen in diese Lage gelangt sein; ihr Transport erfolgt also auch in diesem Fall durch Cytopempsis.
Rechte Reihe: Möglichkeit der Entstehung einer Endothel*pore*. Bei extremer Zellabflachung könnte eine noch mit dem Gefäßlumen kommunizierende Membraneinfaltung mit dem gegenüberliegenden basalen Plasmalemm verschmelzen und nach begrenzter Auflösung der trennenden Schicht in den extrazellulären Raum durchbrechen. Aus F. HAMMERSEN (1965).

daß sie den Durchtritt von Substanzen kolloider Größenordnung begünstigen;
man sieht, daß in dieser Aufnahme geradezu ein Schwarm von den zur Markierung
benutzten Goldkörnchen auf eine weit offene Pore zuströmt (Abb. 42).

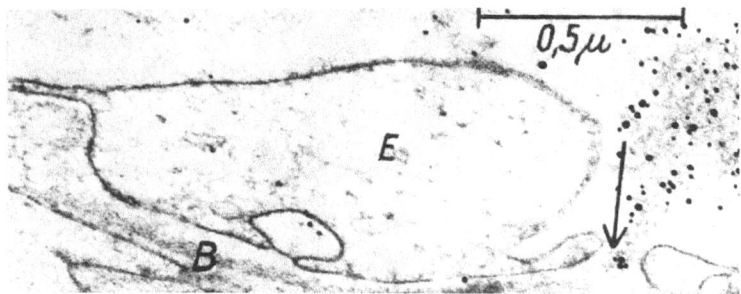

Abb. 42. Endothelpore einer Skeletmuskelkapillare der Ratte. E = Endothelzelle, B = Basalmembran. In der
Kapillarlichtung zahlreiche Goldpartikel, die im Bereich der Pore (Pfeil!) die Kapillarwand passieren. Technik wie
bei Abb. 16; Gesamtvergrößerung 60000 fach. Aus F. HAMMERSEN (1965).

Herr SCHALLOCK (Mannheim):

Herzlichen Dank, Herr STAUBESAND, für Ihre ergänzenden Ausführungen zur
Kapillarmorphologie.

Darf ich jetzt Herrn LINDNER bitten.

Herr LINDNER (Hamburg):

Es ist eine Tatsache und in vielen elektronenmikroskopischen Bildern ablesbar,
wenn auch z. T. in der Beschreibung nicht berücksichtigt, daß die elektronenmikroskopische Basalmembran beim Durchtritt von Stoffen in ihrer Struktur verändert wird. Das betrifft nicht nur die *Entzündung*, sondern auch andere Stoff-
durchtritte. Dabei kommt es zu Auflockerungen und Aufquellungen der Basalmembran und stellenweise zum Sichtbarwerden von faserigen Strukturen. Zunehmend
zeigt sich in letzter Zeit, daß nicht nur an der Basalmembran, sondern überhaupt an
der Grundsubstanz der von SCHALLOCK und LINDNER inaugurierte Ausdruck der *Entmischung* anerkannt wird und sich als glückliche Bezeichnung für das erweist, was
wir seinerzeit darunter verstanden wissen wollten, nämlich generell eine Zustandsänderung der sogenannten Grundsubstanz, nämlich der *Eukolloidität* der normalen
Grundsubstanz. Das ist ein physikochemisches Problem, welches von SCHADE
durch seine grundlegenden Untersuchungen vor 40 Jahren bereits angeregt wurde
und durch moderne Forschungen in den letzten Jahren bestätigt worden ist.

Zur konkreten Frage der von Herrn STAUBESAND gezeigten Abbildungen: Ist
der Durchtritt von makromolekularen Substanzen durch die *porenfreien Kapillaren*
bei Veränderungen der Struktur, also auch der Basalmembran, beschleunigt oder
verzögert? Sie haben vorhin ein Schema gezeigt, wo Sie den Eintritt von Stoffen
sowohl von außen als auch von innen durch die Kapillarwand gezeigt haben.
Meine Frage lautet nun folgendermaßen: Haben Sie, Herr STAUBESAND, bei Ihren
Untersuchungen feststellen können, daß die von Ihnen benutzten Goldpartikel
eine andere *Passagezeit* durch die Basalmembran aufwiesen, also rascher bzw.
langsamer durchtraten, wenn die Partikel bei Ihren beiden Versuchsanordnungen
1. von außen nach innen (also zur Gefäßlichtung hin) durchtraten oder 2. aus der

Gefäßlichtung durch die Basalmembran in das umgebende Gewebe (also von innen nach außen). Es wäre von großem Interesse zu wissen, ob bei dem zuerst genannten Weg die Goldpartikel langsamer oder schneller durchtraten als bei dem an zweiter Stelle genannten Weg, weil Sie im ersteren Falle aufgrund der dabei gesetzten experimentellen Reizsituation eine Entmischung, also eine Zustandsänderung der Basalmembran hervorgerufen haben, welche auch der entzündlichen Primärreaktion entsprechen würde, während beim umgekehrten Weg diese Zustandsänderung sicher nicht im gleichen Maße ausgeprägt war.

Die Frage lautet also, ob Sie gerade bei dem ebengenannten Weg von außen nach innen elektronenmikroskopisch ein anderes Bild an der Basalmembran selbst feststellten als bei dem zweiten Weg der Goldpartikel aus der Gefäßlichtung nach außen.

2. möchte ich mich erkundigen nach der *Teilchengröße* der Goldpartikel, die für diese Frage natürlich wesentlich ist.

Literatur

SCHADE, H., Langenbecks Arch. klin. Chir. **123**, 784 (1923). — SCHADE, H., Münch. med. Wschr. **73**, 343 (1926). — SCHALLOCK, G. und J. LINDNER, Medizinische **1**, 12—20 (1957). — SCHWEINITZ, H. A. v., J. LINDNER und M. ECKSTEIN, Arzneimittel-Forsch. **10**, 899—901 (1960). — ECKSTEIN, M., J. LINDNER und H. A. v. SCHWEINITZ, Arzneimittel-Forsch. **10**, 902—909 (1960). — LINDNER, J., Kongr. Dtsch. Ges. Chirurgie 1962, Langenbecks Arch. klin. Chir. **301**, 39—70 (1962). — LINDNER, J., Kongr. Dtsch. Ges. Gerichtsmed. 1965 (im Druck).

Herr STAUBESAND (Freiburg):

Ich darf mit der 3. Frage beginnen. Es handelt sich hier um Teilchen kolloider Größenordnung eines Durchmessers zwischen 200 und 500 ÅE. Zur 1. Frage: Wir haben gerade auf die Basalmembran besonders geachtet. In unseren Versuchsreihen haben wir niemals Veränderungen an der Basalmembran feststellen können, die Wanderungsrichtung der Partikel war gleichgültig. Die Versuche beziehen sich auf Kapillaren der Ratte und des Frosches und einiger anderer Kaltblüter und außerdem auf Peritonaeal-, Herzbeutel- und Pleurazellen.

Herr HAUSS (Münster):

Ich möchte einige Fragen an Herrn STAUBESAND stellen. Sie haben uns in Ihren Bildern die Intima so schön gezeigt mit Endothelzellen und Basalmembran. Wozu rechnen Sie die Endothelzelle? Ist sie eine Mesenchymzelle? Wer produziert die Basalmembran.

Herr STAUBESAND (Freiburg):

Das ist eine seit Jahrzehnten umstrittene Frage, zu der ich leider nicht Stellung nehmen kann. Ich kann Ihnen nur sagen, daß in der Mehrzahl der neueren Publikationen auf diesem Gebiet der *Endothelzelle* bzw. der Epithelzelle eine Rolle bei der Bildung der Basalmembran zugesprochen wird. Vermutlich liegen die Dinge so, daß die *Basalmembran* als Reaktionsprodukt zwischen Endothelzelle einerseits und Bindegewebe andererseits entsteht.

Herr SCHALLOCK (Mannheim):

Ich danke Herrn STAUBESAND und bitte jetzt Herrn HÖRMANN.

Herr HÖRMANN (München):

Der heutige Vormittag ist überschrieben mit dem Thema „Bausteine des Binde- und Stützgewebes", und da scheint es mir angebracht, etwas über den Bau des Kollagens und der Grundsubstanz zu sagen. Dazu möchte ich als Chemiker beitragen. Das Kollagen ist aufgebaut aus stäbchenförmigen Molekülen, die eine Länge von 3000 AE und eine Dicke von 14 AE besitzen. Diese *Kollagenmoleküle* bestehen aus drei Peptidketten (Abb. 43). Jede einzelne Peptidkette liegt in einer linksgewundenen *Schraubenanordnung* vor. Drei solche Peptidschrauben sind weiterhin

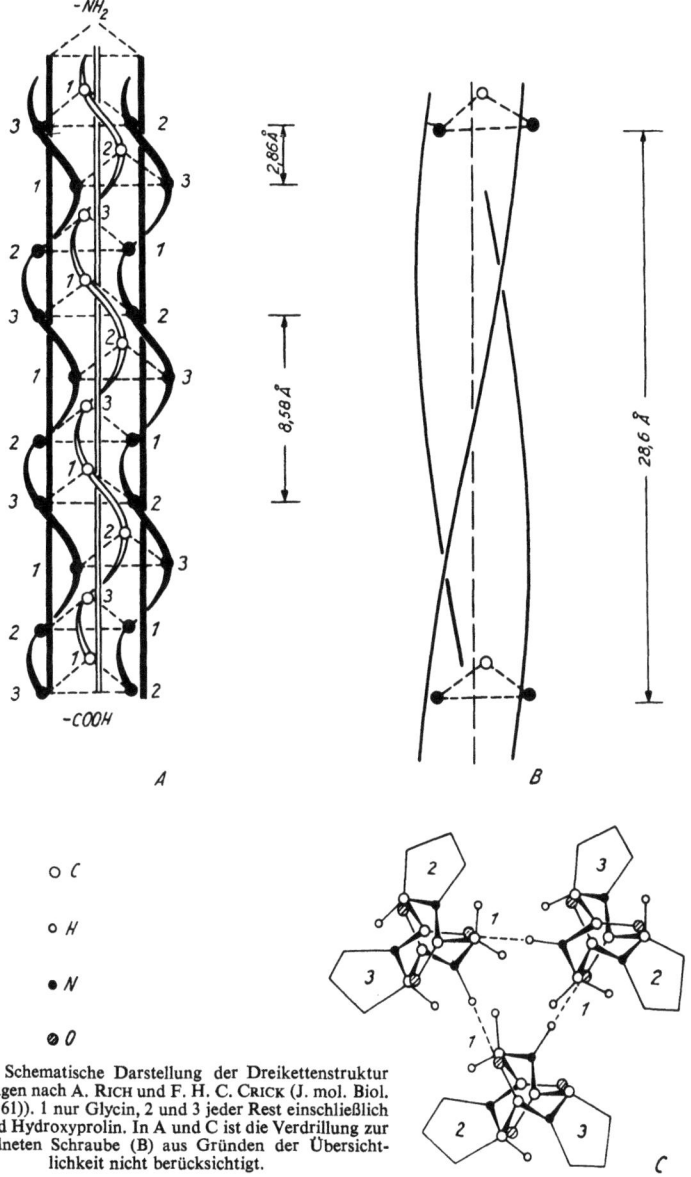

Abb. 43. Schematische Darstellung der Dreikettenstruktur von Kollagen nach A. RICH und F. H. C. CRICK (J. mol. Biol. 3, 483 (1961)). 1 nur Glycin, 2 und 3 jeder Rest einschließlich Prolin und Hydroxyprolin. In A und C ist die Verdrillung zur übergeordneten Schraube (B) aus Gründen der Übersichtlichkeit nicht berücksichtigt.

im Rechtssinn miteinander verdrillt, wodurch eine sogenannte coiled-coil-Anordnung entsteht. Die drei Peptidketten werden durch Wasserstoffbindungen quer zur Faserachse zusammengehalten. Für die Ausbildung dieser besonderen Struktur ist die Sequenz Glycyl-Prolyl-Hydroxyprolin, die in den Kollagenketten sehr häufig vorkommt, bestimmend. Nach neueren Untersuchungen sind die einzelnen Kollagenketten aus Untereinheiten aufgebaut, und zwar besteht jede Kette von 1000 Aminosäuren aus etwa 6 solcher Kettenstücke.

In Abb. 43 sehen Sie, wie sich die einzelnen Kollagenmoleküle zur Faser ordnen. Jedes Kollagenmonomere besitzt ein Ladungsmuster, so daß in regelmäßigen Abständen abwechselnd positive und negative Ladungen angeordnet sind. Die Moleküle ordnen sich in der Fibrille versetzt gegeneinander an, so daß positive und negative Ladungen verschiedener Moleküle sich gegenseitig absättigen. Die Länge der Moleküle ist etwas größer als das Vierfache des Überlappungsabstandes. Dadurch kommt es zu der in Abb. 44 wiedergegebenen Anordnung, in der Hohl-

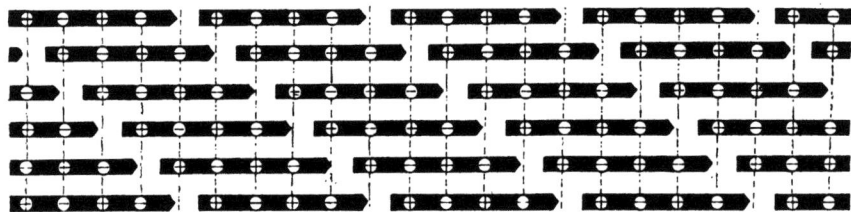

Abb. 44. Gestaffelte Anordnung der Kollagenmoleküle in der Fibrille hervorgerufen durch elektrostatische Anziehungskräfte. Die gegenseitige Verschiebung beträgt etwas weniger als ein Viertel der Gesamtlänge der Stäbchenmoleküle. Die dabei auftretenden Leerstellen sind in der Abbildung erkennbar.
(Modell von A. HODGE und J. A. PETRUSKA in „Aspects of Protein Structure" ed. G. N. RAMACHANDRAN, 289, New York 1963.)

räume auftreten. Diesen Hohlräumen scheint für die Kalzifizierung eine besondere Bedeutung zuzukommen. Offenbar stellen dieselben den Ort der primären Ablagerung von Apatitkeimen dar.

Fibrillen, in denen die Kollagenmoleküle nur durch *elektrostatische Anziehungskräfte* zusammengehalten werden, sind noch in Säuren löslich und weisen noch keine besondere Festigkeit auf. Die einzelnen Moleküle können sich noch gegenseitig verschieben. Die Reißfestigkeit ist also gering. Die Fibrillen erleben jedoch einen Alterungsprozeß, indem sich *kovalente Quervernetzungen* zwischen den Monomeren ausbilden, die eine Auflösung und ein gegenseitiges Verschieben verhindern. Das Kollagen wird unlöslich.

Im Zuge dieses *Alterungsvorganges* erfährt das Kollagen eine zunehmende Verfestigung. Das Kollagenmonomere allein ist im wesentlichen nur durch Wasserstoffbindungen stabilisiert, die die drei Peptidketten zusammenhalten. Lagert es sich dagegen mit anderen zur Fibrille zusammen, dann erfährt die ganze Struktur durch die elektrostatischen Bindungen zwischen den Einzelmolekülen eine zusätzliche Verfestigung, die sich in einer gegenüber dem Einzelmolekül erhöhten Wärmestabilität äußert. Wenn dann noch Vernetzungen eingebaut werden, dann nimmt die Stabilität noch weiter zu. Das ist in Tab. 1 schematisch gezeigt. Die zunehmende Stabilität äußert sich in den Denaturierungstemperaturen. Das Einzelmolekül wird schon bei 36,5° denaturiert, die Faser in neutraler Lösung erst bei 54° und die vernetzte Faser bei 62°.

Tab. 1: Stabilisierung verschiedener Kollagenformen
aus H. HÖRMANN, Beitr. Silikoseforschg. 5, 205 (1963)

	Einzelmolekül gelöst in Citratpuffer pH 3,7	zur Faser geformt in Wasser suspendiert	vernetzt in Wasser suspendiert
Stabilisierung:			
intramolekulare H-Brücken	+	+	+
intermolekulare Ionenbindungen	—	+	+
intermolekulare kovalente Bindungen	—	—	+
Denaturierungstemperatur	36,5°	54°	62°

Die zunehmende Stabilisierung des Kollagens im Zuge seiner Entwicklung äußert sich aber auch in der *biologischen Widerstandsfähigkeit*. Das hängt damit zusammen, daß das native Kollagen von normalen Proteasen — abgesehen von kleinen Veränderungen an den Kettenenden — unangreifbar ist, während das denaturierte Kollagen von den verschiedenen Proteasen sehr leicht abgebaut wird. Das Einzelmolekül in Lösung besitzt nun eine *Denaturierungstemperatur*, die etwa der Körpertemperatur entspricht. Daraus ergibt sich, daß die von der Zelle abgeschiedenen Kollagenmoleküle zunächst leicht einem Abbau zum Opfer fallen und daß nur ein verhältnismäßig kleiner Teil sich zur Faser formieren kann. Sobald sich aber das Molekül in einen Faserverband eingeordnet hat, liegt die Denaturierungstemperatur erheblich höher. Die Fibrillen sind wesentlich widerstandsfähiger als die Einzelmoleküle und erleben nurmehr einen geringen Stoffwechsel. Das gilt um so mehr für diejenigen Fibrillen, die sich zusätzlich noch durch kovalente Quervernetzungen stabilisiert haben.

Die zunehmende Widerstandsfähigkeit des Kollagens gegenüber einem Abbau im Körper durch Einlagerung in den Faserverband und anschließende Vernetzung kommt in dem Versuch in Abb. 45 zum Ausdruck. In dem Versuch wurde ^{14}C-Glycin an Ratten durch Sondierung in den Magen verabfolgt und der Einbau von Radioaktivität in die verschiedenen Kollagenfraktionen zeitlich verfolgt. Man sieht, daß in gelöstes Kollagen (neutralsalzlösliches Kollagen) ^{14}C-Glycin sehr rasch eingebaut wird, daß aber die Aktivität auch verhältnismäßig rasch wieder abklingt. Der Einbau in die löslichen Fasern, die nur durch elektrostatische Kräfte zusammengehalten sind (säurelösliches Kollagen), erfolgt wesentlich langsamer und nochmals langsamer in die kovalent vernetzten unlöslichen Strukturen, die sich erst aus den löslichen in einer langsamen Reaktion bilden. Ein Abbau dieser Faserstrukturen, der sich in einem Abklingen der Radioaktivität äußern würde, findet nur allmählich über große Zeiträume statt, die in der Abbildung nicht mehr erfaßt werden. Das in Abb. 45 gezeigte Erscheinungsbild wird einerseits durch den allmählichen Übergang von löslichem in unlösliches Kollagen, andererseits durch die verschiedene Stabilität der einzelnen durchlaufenden Entwicklungsstufen verständlich.

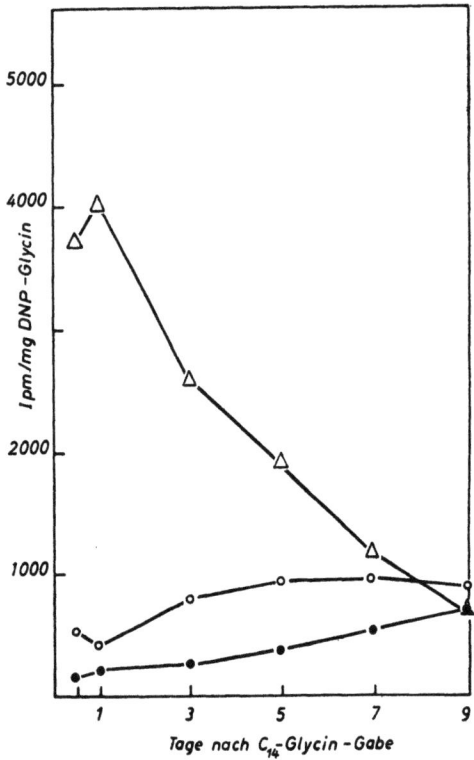

Abb. 45. Spezifische Radioaktivitäten der einzelnen Kollagenfraktionen zu bestimmten Zeiten nach C-14-Glycin-Gabe in Häuten normaler Ratten. △ — △ neutralsalzlösliches Kollagen; ○ — ○ säurelösliches Kollagen; ● — ● unlösliches Kollagen. (Aus K. KÜHN, M. DURRUTI, P. IWANGOFF, F. HAMMERSTEIN, K. H. STECHER, H. HOLZMANN und G. W. KORTING, Hoppe Seyler's Z. physiol. Chem. 336, 4, 1964).

Herr SCHWARZ (Berlin):

Vielleicht wäre Herr HÖRMANN in der Lage, nochmal die Verbindung zu den sogenannten löslichen Fraktionen mit den drei Stufen herzustellen.

Herr HÖRMANN (München):

Das *Einzelmolekül* — wie ich es dargestellt habe — ist das sogenannte *neutralsalzlösliche Kollagen*, das sich mit neutralen Puffern aus dem Bindegewebe herauslösen läßt. Die Fibrillen, bei denen die Einzelmoleküle nur durch *elektrostatische Kräfte* zusammenhaften, sind *säurelöslich*. Das ist das zitratlösliche oder säurelösliche Kollagen, und das vernetzte ist dann das *unlösliche Kollagen*. Zwischen säurelöslichem Kollagen und unlöslichem Kollagen gibt es nach neueren Untersuchungen noch eine Zwischenstufe, und zwar Kollagen, das unter denaturierenden Bedingungen löslich ist. Dasselbe geht beim Erwärmen in Wasser über die Schrumpfungstemperatur oder in konzentrierten Lösungen von Harnstoff oder Guanidiniumsalzen in Lösung. Hier handelt es sich um einen Übergangszustand zwischen zitratlöslichem und unlöslichem Kollagen, in dem wenige Vernetzungen vorliegen und in dem wahrscheinlich auch ein höherer Ordnungsgrad des Materials vorliegt, so daß es nicht so leicht aufgelöst werden kann. Vielleicht sind auch Mucopolysaccharide eingebaut, die eine Auflösung verhindern. Diese Kollagenfraktion gewinnt immer mehr an Bedeutung.

Herr DELBRÜCK (Hannover):

Wir sprachen vorhin von der interfilamentären Kittsubstanz. Haben Sie, Herr HÖRMANN, Anhalte dafür, daß die interfilamentäre Kittsubstanz chemisch unterschieden ist von der anderen amorphen Grundsubstanz und ein Zusammenhang besteht zwischen der Versilberung der Filamente — wie Herr SCHWARZ uns zeigte — und der Art der Kohlehydratkomponenten der Kollagenfaser?

Herr HÖRMANN (München):

Man muß bei den Kohlehydraten des Bindegewebes unterscheiden zwischen den Kohlehydraten, die zum Kollagen gehören, die also fest an das Kollagen gebunden sind, und zwischen Kohlehydraten, die der Grundsubstanz angehören. Betreffs der *Kohlehydrate, die zum Kollagen gehören*, sind wir der Meinung, daß sie an den Quervernetzungen, die für das Unlöslichwerden des Kollagens verantwortlich sind, beteiligt sind. Wir haben eine ganze Reihe von chemischen Hinweisen dafür, daß diese Kohlehydrate in die Vernetzungen eingebaut sind. Für die Versilberung werden einerseits diese Kohlehydrate verantwortlich sein, zum anderen aber auch das Hydroxyprolin. Die Versilberung wird durchgeführt, indem man zunächst das Kollagen mit Perjodsäure oxydiert. Dabei werden 1, 2 Glycol- und Aminoalkoholgruppierungen oxydiert, und es bilden sich Aldehyde, die Silbersalze zu freiem Silber reduzieren. Das ist das wesentliche Prinzip der *Versilberung*. Neben Kollagen geben natürlich auch die Substanzen der Grundsubstanz, vor allen Glycoproteide, Anlaß zu Versilberungen, und darauf ist wohl z. B. am Reticulin die Außenversilberung zurückzuführen. Bezüglich der Silberreaktion der Mucopolysaccharide bestehen allerdings noch einige theoretische Schwierigkeiten. Die Einlagerung von Mucopolysacchariden zwischen die Fibrillen des Bindegewebes ist von WASSERMANN[*]) sichtbar gemacht worden, aber es ist nicht viel, was sich an Mucopolysacchariden zwischen die Fibrillen einlagert.

Herr LINDNER (Hamburg):

Wie hoch würden Sie, Herr HÖRMANN, sich den prozentualen Anteil ungefähr denken, der als Mucopolysaccharid-haltige Kittsubstanz zwischen den Fibrillenuntereinheiten einer Faser bzw. von Kollagenfaserbündeln pro Gewichts-Anteil Kollagen entfällt? Erfahrungsgemäß ist diese Frage dadurch entstanden, daß man bei histochemischen Untersuchungen Unterschiede in den Farbreaktionen an den lichtmikroskopisch erkennbaren Fasern sah, die meistens dadurch bedingt sind, daß fixierungsbedingt außerhalb der Fasern liegendes Grundsubstanzmaterial an die Fasern angelagert wird.

Herr HÖRMANN (München):

Das ist natürlich von Bindegewebe zu Bindegewebe verschieden. In der *Haut* findet man nur sehr wenig Mucopolysaccharide, nicht mehr als 2—5%. Sehnen haben wir nicht untersucht. Bei Knorpeln ist der Anteil an Mucopolysacchariden sehr hoch.

Herr LINDNER (Hamburg):

Aber das ist im gleichen Falle wie bei den Kollagenfasern methodenabhängig. Es ist deswegen wichtig, daß man bei der Aufzählung der einzelnen Kollagen-

---

*) WASSERMANN

fraktionen die Methoden ihrer Gewinnung angibt. Wie wichtig das ist, zeigt ja bereits, daß man jetzt eine weitere Fraktion herausarbeitet, die vielleicht eine größere Bedeutung hat als die bisher genannten. Man stellt sich als Morphologe oder Kliniker leicht vor, daß diese durch Fraktionierungsmethoden bedingten drei Kollagenfraktionen wirklich und nur in diesen Formen gruppiert im Gewebe vorlägen. Es ist deswegen sicher zweckmäßig, in diesem Kreis von Theoretikern und Klinikern verschiedener Sparten einmal zu betonen, daß die Kollagen-Fraktionen, also die neutralsalz-, die säurelösliche und die unlösliche Fraktion, nicht etwa in dieser Form in vivo vorliegen, sondern aus dem nativen Material durch Extraktionsmethoden gewonnen werden. Bei Verbesserung der *Extraktionsmethode* sind andere und zahlreichere Fraktionen des Kollagens zu erwarten. Ihre Rolle bei der Differenzierung und Reifung, bei Synthese und Abbau, wie überhaupt beim Umsatz des Kollagens, ist zum Teil schon angesprochen worden. Die Kollagenfraktionen dürften Reifezustände sein, aber es muß klar sein, daß es keine strukturellen Unterschiede sind.

Herr HÖRMANN (München):
Nein, das sind es nicht. Es sind Einbau von Vernetzungen und Zunahme des Ordnungszustandes des Kollagens.

Herr SCHWARZ (Berlin):
Interessant ist, daß mit dem *Alter* die Löslichkeit des Kollagens abnimmt. Im Alter ab 50 Jahren ist in den meisten Geweben die unlösliche Komponente in größerem Umfange vorhanden, die anderen Komponenten sind ganz klein.
Dann hätte ich noch eine Frage: GUSTAVSON[*] hat angenommen, daß die innere Stabilität auch vom *Hydroxyprolingehalt* abhängt. Können Sie, Herr HÖRMANN, da irgendeine Vorstellung entwickeln, wie das möglich ist?

Herr HÖRMANN (München):
Die neuere Vorstellung geht dahin, daß für die Stabilität des Kollagenmoleküls nicht der Hydroxyprolingehalt bestimmend ist, sondern der Gesamtgehalt an Prolin plus Hydroxyprolin. Die periodische Aminosäuresequenz Poly-Glycyl-Prolyl-Hydroxyprolin, aber auch Poly-Glycyl-Prolyl-Prolin, bildet eine eigene Struktur aus. Das ist die Tripelhelix, die ich gezeigt habe. Nun ist verständlich, daß die Stabilität der Tripelhelix davon abhängen wird, wie groß der Prozentsatz an diesen Sequenzen Glycin, Prolin, Hydroxyprolin oder auch Glycin-Prolin-X ist, wobei X irgendeine andere Aminosäure sein kann. Je häufiger diese Sequenzen vorhanden sind, um so stabiler wird die Tripelhelix sein. Das ist experimentell nachgewiesen. In *Fischkollagen*, das weniger Prolin und Hydroxyprolin enthält, ist die Stabilität geringer; das Kollagen wird bei wesentlich tieferen Temperaturen denaturiert. Man kann direkt einen linearen Zusammenhang zwischen dem Gesamtgehalt an Prolin und Hydroxyprolin und der Denaturierungstemperatur nachweisen.

Herr SCHWARZ (Berlin):
Können Sie in diesem Zusammenhang etwas über die Verhältnisse bei *Lathyrismus* sagen?

---

[*] GUSTAVSON, K. H., Nature **175**, 70 (1955).

Herr HÖRMANN (München):

Im Lathyrismus ist die Ausbildung der Quervernetzungen, und zwar der kovalenten Quervernetzungen, gehemmt. Das kommt vor allem bei jungen Lebewesen zur Geltung. Das Kollagen kann sich nicht verfestigen. Es fällt deshalb auch dem enzymatischen Angriff leichter anheim. Das führt auf der anderen Seite dazu, daß der Körper mehr Kollagen bildet, welches aber auch rasch wieder abgebaut wird. Die Tiere oder auch Menschen leiden an einer ausgesprochenen Bindegewebsschwäche. Umgekehrt können z. B. Verbindungen wie *Cortison* die Ausbildung der Quervernetzungen begünstigen und gleichzeitig auch die Syntheserate des Kollagens zurückdrängen. Es wird weniger Kollagen synthetisiert, aber das Kollagen wird rascher stabilisiert. Das wirkt sich dann so aus, daß festes Kollagen in größerer Menge entsteht.

Herr SCHALLOCK (Mannheim):
Vielen Dank, Herr HÖRMANN; darf ich jetzt Herrn DAHMEN bitten.

Herr DAHMEN (Münster):
Ich habe bei meinen Untersuchungen über den Gehalt von Prolin und Hydroxyprolin sowohl im Normalgewebe als auch im degenerativ veränderten Gewebe bei *Meniscusdegeneration*, bei *spontanen Sehnenrupturen*, bei *Wirbelbandscheiben* und beim *Discusprolaps* — entsprechende Unterschiede finden können. Man findet einen deutlichen Mengenunterschied im Verhältnis von Prolin zu Hydroxyprolin bei gesundem und bei degenerativ verändertem, also in der Festigkeit und Elastizität gestörtem Gewebe. Das würde auch den Ansichten mancher Autoren entsprechen, daß aus dem unterschiedlichen Verhältnis von Prolin und Hydroxyprolin der Festigkeitsunterschied bedingt ist. Der durchschnittliche Gehalt an Prolin wurde mit 0.308 mg% und der bei Geweben aus spontanen Sehnenrupturen mit 1.5 mg% ermittelt.

Die Verhältnisse liegen ähnlich beim Meniscus, beim gesunden Meniscus mit 0.126 mg%, ein erheblich niedrigerer Prolingehalt als beim degenerativ veränderten Meniscus mit 1.26 mg%.

Im Anulus fibrosus der gesunden Wirbelbandscheibe war der Prolingehalt bei 1.034 mg% und im Gewebe eines Bandscheibenprolapses bei 2.33 mg%.

Der Hydroxyprolingehalt der gesunden Sehnen lag im Durchschnitt bei 1.95 mg% gegenüber 3.83 mg% bei der spontanen Sehnenruptur. Für den Meniscus waren die Werte 1.69 mg% bei den Kontrollen und 3.29 mg% bei degenerativ verändertem Gewebe und endlich bei den Bandscheiben 2.33 mg% bei den Kontrollen und 3.85 mg% im Prolapsgewebe.

Es sind zunächst nur Feststellungen, die aber vielleicht eine mögliche Erklärung für den unterschiedlichen Festigkeitsgrad geben.

Herr HARTMANN (Hannover):
Haben Sie feucht gemessen oder auf Trockensubstanz bezogen?

Herr DAHMEN (Münster):
Feucht.

Herr HARTMANN (Hannover):

Die Ergebnisse sind überraschend; denn das, was gerissen ist, müßte nach der Theorie fester sein. Sie haben einen doppelt und dreifach so hohen Aminosäuregehalt Hydroxyprolin plus Prolin, aber wenn Sie feucht gemessen haben, erklärt sich das. Daraus kann man noch wenig Schlüsse ziehen. Wir müssen auf das Trockengewicht umrechnen, dann müßte es im kranken Gewebe nach der Theorie weniger sein.

Herr SCHALLOCK (Mannheim):

Darf ich jetzt Herrn DELBRÜCK bitten.

Herr DELBRÜCK (Hannover):

Wir haben heute in einer ganzen Reihe von sehr interessanten Beiträgen unendlich viel über formale und morphologische Probleme und Gegebenheiten der Bindegewebe gehört. Erst mit dem Vortrag von Herrn HÖRMANN haben wir uns bei der Betrachtung der Morphologie und Funktion der Bindegewebe in den Bereich der molecularen Strukturen begeben. Wie im morphologischen Bereich, so besitzen wir auch heute schon im biochemischen ein Bild von der Struktur und Funktion der Binde- und Stützgewebe. Diese Strukturen und ihre Funktionen ermöglichen überhaupt erst den morphologischen Aufbau und die von diesem wieder abhängende Funktion der Bindegewebe im Organismus. Betrachtet man die Struktur und Funktion der Bindegewebe vom biochemischen Standpunkt aus, so ergibt sich ein ganz anderes Bild dieser Gewebe, von dem aus man nur an einzelnen Punkten Verbindungslinien zu dem Bild des Morphologen oder auch des Physiologen ziehen kann.

Die Fragestellung, mit der wir an die Probleme der Bindegewebsphysiologie und Pathophysiologie herangegangen sind, ist folgende: Inwieweit lassen sich in Bindegeweben die biochemischen und metabolischen Möglichkeiten nachweisen, die sie wie andere Gewebe in die Lage versetzen, ihren spezifischen Aufgaben im Körper gerecht zu werden. In den Bindegewebszellen findet sich ein aktives metabolisches Protein, das die Summe aller Enzyme darstellt. Nur mit Hilfe dieser *Enzymproteine* ist es überhaupt möglich, den Stoffwechsel der Bindegewebszelle und damit auch der Intercellularsubstanzen aufrecht zu erhalten.

Wenn diese Enzymproteine nicht vorhanden sind und einen entsprechenden Stoffwechsel der Zelle garantieren, ist die Struktur der Bindegewebe nicht mehr aufrecht zu erhalten.

Die Bindegewebszelle ist, wie jede andere Körperzelle, die nicht hochspezialisiert ist, mit etwa der gleichen Enzymausstattung versehen, die ihr den Betriebsstoffwechsel, insbesondere den Energiestoffwechsel ermöglicht.

Die Höhe der *Enzymaktivitäten* der Enzyme des Emden-Meyerhof-Weges, also der anaeroben Glykolyse sowie diejenigen des Zitronensäurezyklus und des anaeroben Metabolismus, liegen etwa in der gleichen Größenordnung wie bei der Leberzelle, vorausgesetzt, man bezieht sich bei der Aktivitätsmessung auf das aktive Zellprotein.

Die Schwierigkeit, vergleichende Untersuchungen durchzuführen, liegt besonders in der Tatsache begründet, daß in den Gesamtbindegeweben der Anteil des Enzymproteins gegenüber dem des Bauproteins sehr gering ist. Die Bezugsgröße

Frisch- oder Trockengewebe führt dann leicht zu falschen Schlüssen beim Vergleich der Gewebe untereinander.

Um die Aussagen, die wir aus der Messung der Enzymverteilungsmuster gemacht haben, weiter zu erhärten, haben wir in der letzten Zeit begonnen, auch die Substratspiegel derjenigen Intermediärmetaboliten zu messen, welche am energieliefernden Stoffwechsel beteiligt sind. Es gelang uns, am Modell des *Kaninchenohrknorpels* Messungen der Intermediärmetabolite im steady state durchzuführen. Wir fanden, daß die Redoxpotentiale, wie z. B. dasjenige des Lactat-Pyruvat-Systems, nur um weniges in Richtung des reduzierten Partners verschoben waren im Vergleich zu demjenigen der Leber. Beim ATP-ADP-Quotienten fanden wir sogar die gleichen Verhältnisse, und mit einer Relation von ATP zu ADP von 3,0 ein Verhältnis, wie man es auch in der Leber findet. Es zeigt sich also, daß die Bindegewebszellen, welche den Baustoffwechsel im Bindegewebe durchführen, eine hohe eigene Stoffwechselleistung besitzen und die für die Synthese der Bindegewebsstruktursubstanzen notwendigen Grundmetabolite sowie die Energie zur Verfügung stellen können. Diese Struktursubstanzen der Bindegewebe kann man als das spezifische Stoffwechselprodukt der Bindegewebszellen bezeichnen. Faserproteine, die Mucopolysaccharide und andere Teile der Grundsubstanz, wie z. B. die Glycoproteide nebst einer Reihe von noch unbekannten Substanzen, besitzen eine *biologische Halbwertszeit*, die zwischen 3—15 Tagen bei den *Mucopolysacchariden* und 100 Tagen beim *Kollagen* liegen. Aus den angegebenen Daten über die biologischen Halbwertszeiten ergibt sich, daß man die Bindegewebsstruktur als ein — wenn ich einen Ausdruck von Prof. BÜCHER gebrauchen darf — Fließgleichgewicht auffassen kann, dessen Komponenten relativ schnell zu- und abgeführt werden müssen. Da die Zahl der Zellen im Vergleich zu der Interzellularsubstanz in den Bindegeweben relativ klein ist, muß in der Bindegewebszelle ein sehr intensiver Stoffwechsel stattfinden mit hohen Enzymaktivitäten, um dieses Fließgleichgewicht aufrechterhalten zu können. Die Ausstattung der Bindegewebszellen mit Enzymen entspricht aber in der Tat qualitativ und quantitativ diesen Anforderungen.

Für eine ganze Reihe von physiologischen und pathologischen Zusammenhängen ist es von großem Interesse, nach dem Ort des Stoffwechsels in den Bindegeweben zu fragen.

Mit dieser Frage wird aber vom Biochemischen her eine der Brücken geschlagen, die immer wieder von der rein speziellen biochemischen Betrachtung zur morphologischen Problemstellung führen. Soweit aus dem biochemischen Bereich Aussagen möglich sind, dürfte meiner Meinung nach die Synthese der Bindegewebsstruktursubstanzen bis zu den hochmolekularen Grundbausteinen in der Zelle stattfinden. Der Abbau dürfte wohl extrazellulär beginnen, da es sehr viel wahrscheinlicher erscheint, daß Abbauenzyme in den Extrazellularraum von der Zelle her abgegeben werden, als umgekehrt die Struktursubstanzen aus ihren festen Verkettungen gelöst und wieder in die Zelle geführt werden. Intermediäre Abbauprodukte der interzellulären Struktursubstanzen dürften wohl z. T. wieder in die Zelle gelangen, dort abgebaut werden und auf diesem Wege dem Stoffwechsel der Zelle wieder zur Verfügung stehen.

Ein anderer Teil wird — wie z. B. die Mucopolysaccharide — über den Blutweg durch die Niere ausgeschieden. Von wesentlicher Bedeutung für die Funktion und Struktur der Bindegewebe erscheint das Problem des Stofftransportes in den extrazellulären Räumen der Bindegewebe. Wie allgemein bekannt ist, ist der Weg der Metabolite von der Kapillare zur Zelle in diesen Geweben ein sehr weiter. Über diese große Distanz müssen all die Grundmetabolite, wie z. B. Glucose, Sauerstoff oder vielleicht auch einige essentielle Aminosäuren, in die Zelle transportiert werden, damit ihr die für die Synthese der Struktursubstanzen notwendigen Bausteine zur Verfügung stehen, die die Zelle aufgrund ihrer sehr mannigfaltigen Enzymausstattung zu verwerten in der Lage ist. Mir scheint, daß gerade in diesem Problem noch viel ungelöste Fragen liegen, zumal wir es hier mit einem System zu tun haben, dessen Komponenten sich in der Art eines Circulus vitiosus gegenseitig beeinflussen können.

Versagen der Zelle führt ebenso zu einem gestörten morphologisch-biochemischen Aufbau der Interzellularsubstanzen, also der *Transitstrecke*, wie deren Alterationen Anlaß zu einem Defekt in der Zuführung der Betriebsstoffe zur Zelle und damit zu einer Zellschädigung Anlaß geben.

Herr SCHALLOCK (Mannheim):
Wie stellen Sie sich denn den Stofftransport im Knorpel vor? Das sind doch Strecken, die evtl. mehrere Zentimeter betragen können.

Herr DELBRÜCK (Hannover):
Ich kann darüber nichts aussagen. Er muß stattfinden, denn sonst kann die Zelle nicht arbeiten.

Wir wissen ja, wie die Knorpelzelle in die Knorpelsubstanz eingebettet liegt und müssen daraus schließen, daß der Transport durch Mucopolysaccharide, durch Glycoproteide und die Strukturproteine hindurch erfolgen muß. In welcher Weise er stattfindet, weiß ich nicht.

Herr SCHALLOCK (Mannheim):
Dann bitte ich Herrn BUDDECKE, zu dieser Frage etwas zu sagen.

Herr BUDDECKE (Tübingen):
Wir haben diese Frage an Modellversuchen zu klären versucht, und zwar in einem *Dreikammer-Diffusionssystem*. Es besteht aus drei durch permeable Membranen getrennten Kammern, unter denen die Kammer A eine Kapillare simuliert, die Kammer B als „Zwischenzellsubstanz" fungiert und mit chemisch definiertem *Chondroitinsulfatprotein* gefüllt ist, während die Kammer C gewissermaßen die Zelle darstellt. Substrate, die man im Diffusionsversuch in der Kammer A startet, können durch die Kammer B diffundieren und in die Kammer C hineingelangen. Dabei zeigt sich, daß Chondroitinsulfatprotein des Knorpelgewebes eine *Molekularsiebfunktion* ausübt, in dem Sinne, daß kleine Moleküle das dreidimensionale viskose Raumgitter des Chondroitinsulfatproteins passieren und sich durch die etwa 50 AE großen Poren hindurcharbeiten können, während größere Moleküle, wie etwa Albumin, in ihrer Passage stark behindert sind, und Moleküle von einem Durchmesser 100—150 AE nicht mehr passieren können. Das Knorpelgewebe kann also eine Molekülselektion vornehmen, indem alle Substrate, die für die Totalsynthese dieser hochmolekularen Bausteine des Knorpelgewebes benötigt werden — wie eben Herr DELBRÜCK schon andeutete — die extrazellulären Diffusionsstrecken ohne Schwierigkeiten überwinden können, während größere Moleküle das nicht können.

Herr HOFFMEISTER (Hamburg):
(Zu Herrn HÖRMANN)
Es gibt ja heute nur eine einzige Struktur, von der wir mit Sicherheit wissen, daß sie Proteine synthetisieren kann, und die liegt in der Zelle: Es ist die *messenger-RNS*, die am Zellkern an der DNS abgegeben wird, zusammen mit den Ribosomen. Es wäre also bisher nicht denkbar, daß große Moleküle wie die Kollageneinheiten außerhalb dieser Strukturen synthetisiert werden.

Ich wollte zu den kovalenten Bindungen noch wissen: Hat man eine Vorstellung, was darunter zu verstehen ist? Verbinden sich Proteinanteile des Kollagens mit Zuckeranteilen und in welcher Reaktion? Dafür sind ja Enzyme notwendig. Diese Enzyme müßten auch wieder an den *Ribosomen* des endoplasmatischen Reticulums synthetisiert werden. Sie sagten, daß *Cortison* einen hohen Einfluß auf die Kollagensynthese hat. Man nimmt heute an, daß die Steroidhormone am genetischen Material angreifen. Man könnte nun folgern, daß das Cortison die Synthese eines spezifischen Enzyms am Gen induziert, das zur größeren Vernetzung des Kollagens beiträgt. Der Ausfall dieses Enzyms allein könnte genügen, die Kollagensynthese zu hemmen.

Herr HÖRMANN (München):
Man sucht im Augenblick sehr nach solchen Enzymen, aber diese Arbeit ist sehr schwierig, weil solche Enzyme nur in ganz kleinen Mengen vorhanden sein können. Die Vernetzungsreaktion läuft ja langsam ab. Zum *Mechanismus dieser Vernetzung:* Es handelt sich sicherlich um kovalente Bindungen, das kann man schon aus den verschiedenen Reaktionsweisen sagen. Sie sind nicht leicht zu spalten, können aber enzymatisch angegriffen werden. Wir haben die Vorstellung, daß Esterbindungen an Kohlehydraten daran beteiligt sind.

Herr STAUBESAND (Freiburg):
(zu den Modellversuchen von Herrn BUDDECKE)
Wir haben in vivo Versuche gemacht, indem wir in die Hüftgelenkskapsel des Frosches *Goldsol* injiziert haben, um zu prüfen, ob es in den *Gelenkknorpel* übergehen würde. Wir haben über Wochen immer wieder nachgespritzt. Niemals konnten Goldpartikelchen im Knorpel wiedergefunden werden.

Herr BUDDECKE (Tübingen):
Darf ich noch eine Rückfrage stellen. Ich hatte den Eindruck, daß die *Basalmembran* aus ähnlichem Material besteht, Sie haben aber doch gezeigt, daß die Goldsolpartikel diese Basalmembran ohne weiteres zu passieren in der Lage sind.

Herr STAUBESAND (Freiburg):
Es gibt in der Literatur zahlreiche Hinweise darauf, daß Partikel wie Goldsol, HgS, Thorotrast usw. vor allem dann an der Basalmembran aufgehalten werden, wenn diese Teilchen die Kapilarwand im Bereiche natürlicher oder artefiziell erweiterter Poren oder interzellulärer Spalträume passiert haben. Ist eine Endothel- oder Mesothelschicht jedoch völlig „intakt" (d. h. bildet sie eine lückenlose kontinuierliche Schicht) — wie in unseren Versuchen — kommt es *nicht* zu einer Anreicherung der Partikel innerhalb der Basalmembran. In unseren Experimenten

hatte das Goldsol Endothel- bzw. Mesothelzellen sowie die unterliegende Basalmembran schon nach wenigen Minuten passiert und die Teilchen fanden sich unterhalb des Grundhäutchens im Bindegewebe (STAUBESAND, 1963).

Herr BUDDECKE (Tübingen):
Wo ist dann die *permeabilitätskontrollierende Schranke*, wo ist das morphologische Äquivalent des Selektionsmechanismus zu lokalisieren, der dafür sorgt, daß hauptsächlich niedermolekulare Substanzen aus der Kapillare oder den Blutgefäßen austreten können?

Herr STAUBESAND (Freiburg):
Die Goldsolversuche sagen über die Permeabilität nichts aus, denn die *Permeabilität* vollzieht sich in einer anderen Größenordnung. Außerdem, glaube ich, darf man sich die Basalmembran nicht als eine zu feste Schranke vorstellen, sondern als eine höchst labile Struktur, die unter bestimmten Umständen durchaus imstande ist, auch Teilchen kolloider Größenordnung durchzulassen.

Herr DELBRÜCK (Hannover):
Ich wollte nur darauf hinweisen, daß wir über die Enzyme im extrazellulären Raum wenig wissen; selbst wenn wir keine Enzyme vorfinden, welche die zur Makrostruktur führenden Reaktionen katalysieren, erscheint eine solche Reaktion nicht völlig ausgeschlossen. Die Ausbildung kovalenter Bindungen ist doch wohl nicht zwangsläufig an eine enzymatische Reaktion gebunden. Sie kann doch auch rein, aufgrund chemischer Gegebenheiten, ablaufen?

Herr HÖRMANN (München):
Das könnte vielleicht auch sein.

2.

Bildungs- und Differenzierungsvorgänge am Binde- und Stützgewebe

(Ausdifferenzierung des Mesenchyms, Fibrillogenese,
Bedeutung der Mucopolysaccharide, immunbiologische Vorgänge)

Diskussionsleiter: Herr HARTMANN, Hannover

Das Thema ,,*Bildungs- und Differenzierungsvorgänge* am Binde- und Stützgewebe" ist heute morgen mehrfach angeklungen und durch das Referat von Herrn SCHWARZ schon vorbereitet. Wir werden an die Diskussion von heute morgen anknüpfen müssen.

Unter *Bildung* können wir 1. die Synthese derjenigen Baustoffe verstehen, von denen heute bereits die Rede war, 2. das Zusammenfügen dieser Baustoffe zu Bindegeweben.

Unter *Differenzierung* könnten wir dann die Zusammenfügung bestimmter Baustoffe zu einem bestimmten Bindegewebe im Hinblick auf die Funktion, die es zu erfüllen hat, verstehen. Wir haben es also mit den mehr dynamischen Aspekten des Bindegewebes zu tun. Ich möchte das Morphologische noch einmal in den Vordergrund stellen, denn dazu sind noch viele Fragen offen geblieben. Um den dynamischen Aspekt in den Griff zu bekommen, könnte man zwei Wege gehen. Da ist einmal die Frage der *Phylogenese* der verschiedenen Bindegewebe. Hier werden viele Fragen offen bleiben müssen und zu Anregungen Anlaß geben können. Schließlich kann man unser Problem von der *Ontogenese* her sehen. Herr SCHWARZ hat mit seinem Diagramm, das den Differenzierungs- oder Reifungs- oder Alterungsvorgang — wie auch immer man das nennen will — für verschiedene Bindegewebe während des Lebens eines Einzelindividuums zeigte, einen guten Anknüpfungspunkt für unsere Diskussion gegeben.

Wir werden natürlich auch den *Kapillarkreislauf*, auf den schon hingewiesen wurde, in die Betrachtung einbeziehen müssen, denn gerade der Schluß der letzten Diskussion zeigte, wie schwierig es ist, sich die Stoffwechselvorgänge im Bindegewebe vorzustellen, wenn man nicht weiß, wie der Stofftransport an die Zellen eigentlich vor sich geht.

Ich möchte zunächst die Frage an die Diskussionsteilnehmer stellen, ob *Fibroblasten* in der Phylogenese immer und in der gleichen Form die Bindegewebssubstanz synthetisierenden Zellen sind, oder wie das aussieht, wenn man das Tierreich unter diesem Gesichtspunkt einmal durchgeht?

Herr SCHWARZ (Berlin):
Knochen wurde in der *Phylogenese* wahrscheinlich schon in viel tieferen Stufen produziert als Knorpelgewebe. Das *Hautskelett* niederer Tierformen ist dafür ein Beispiel. Hinzu kommt, daß, je niedriger die Tiere im System stehen, die Texturen bzw. die Formation der einzelnen Bindegewebsfasern zu bestimmten Texturen viel regelmäßiger werden. Die Haut eines *Salamanders* z. B. hat ein vollständig regel-

mäßiges Fasermuster im Bindegewebe, was wir bei den höheren Tieren und Säugetieren nicht mehr finden. Auch der Bau der Cornea bei höheren Wirbeltieren ist relativ unregelmäßig. Die *Corneatextur* bei den *Reptilien* und bei den Amphibien ist aber ganz regelmäßig. Die Fibrillen lagern sich durch unbekannte Kräfte parallel und geordnet zueinander. Die *Textur* ist also eine Sekundärstruktur. Bei allen untersuchten Tieren wird das Fibrillen- und Fasermaterial unregelmäßig gebildet, erst dann tritt eine Ausrichtung des Materials zu einzelnen Bündeln auf und die Bündel richten sich in bestimmten Winkeln zueinander aus. Die richtenden Kräfte sind wahrscheinlich verschiedener Art und sind genetisch bedingt, denn bei jedem Tierindividuum der gleichen Art tritt immer wieder der gleiche Zustand ein.

Bei den *Insekten* liegen die Verhältnisse anders. Auch da kommt es zu einer Bildung von kollagenähnlichen Substanzen, die aber nicht ohne weiteres mit dem Bindegewebe vergleichbar sind.

Herr HARTMANN (Hannover):

Meine nächste Frage trifft nun die verschiedenen *Zelltypen*. Wenn man ihre Vielfalt im Bindegewebe und auch ihre Umwandlungsmöglichkeiten — wie Herr GUSEK sie demonstriert hat — sieht, fragt man sich, ist das Folge eines *phylogenetischen Differenzierungsprozesses* oder ist das auf allen Stufen des Tierlebens, die wir kennen, immer so gewesen.

Herr STAUBESAND (Freiburg):

Beim *Regenwurm* findet man zwei Typen von Bindegewebszellen. Eine Art, die sich mit den *Fibroblasten* vergleichen läßt und offenbar mit der Faserbildung und Regenerationsfunktion im Zusammenhang steht, und eine zweite Bindegewebszellrasse, die mehr den Histiozyten ähnlich ist, also phagocytotische und Speicherungsaufgaben hat.

Der Regenwurm besitzt an seinen *Kapillaren* merkwürdigerweise keine Basalmembran. Das ist mit einer anderen Erscheinung kombiniert, nämlich damit, daß bei diesem Tier eine ganz seltsame immunbiologische Situation besteht. Man kann Teilstücke verschiedener Regenwürmer (selbst verschiedener Species!) ohne Schwierigkeiten miteinander vereinigen und jahrelang am Leben erhalten (RABES, 1902). Ob sich hinter dieser Parallelität — fehlende Basalmembran einerseits und große immunbiologische Toleranz andererseits — ein biologisches Prinzip verbirgt, ist eine Frage, der man nachgehen sollte (vgl. STAUBESAND, 1963; STAUBESAND, KUHLO und KERSTING, 1963).

HERR HARTMANN (Hannover):

Danach sieht es so aus, als ob es bei bestimmten Tieren zwei Grundtypen von Bindegewebszellen gibt. Sind die ineinander umwandelbar?

Herr STAUBESAND (Freiburg):

Das kann ich nicht beurteilen. Aber einen phylogenetischen Schritt tiefer, zu den Moostierchen, bei ihnen gibt es offenbar nur noch *eine* Art von Bindegewebszellen.

Herr HARTMANN (Hannover):

Es wurde ja heute morgen die Frage gestellt, Herr GUSEK, die noch nicht beantwortet war, wo die Grenzen der Umwandelbarkeit und Rückwandelbarkeit einer

Zellform in die andere liegen. Diese Frage war in der bisherigen Diskussion offengeblieben.

Herr GUSEK (Hamburg):

Meine bereits diskutierten Befunde sind einheitlich bei der Ratte, beim Meerschweinchen und beim Menschen, im wesentlichen jedenfalls. Es gibt einige Phänomene, die ich nur bei der Ratte beobachten konnte, wie beispielsweise die sehr diffizile Frage der ortsständigen Entstehung der sogenannten *eosinophilen Leukozyten*. Ihre Frage zielt ja daraufhin, wieweit ist die Umwandlungsfähigkeit reversibel, d. h. inwieweit sind etwa ausdifferenzierte *Fibroblasten* in der Lage, sich rückläufig in *Makrophagen* und undifferenzierte Zellen umzubilden. In einer Richtung, d. h. also von den undifferenzierten *Mesenchymzellen*, ist die Entwicklung in Richtung Makrophage und Fibroblast nach meinem Dafürhalten als sicher anzunehmen. Das wird man wohl allgemein akzeptieren. Inwieweit sind aber *Fibroblasten* in der Lage, Makrophagen zu bilden? Hier ging die Meinung sehr auseinander. Man muß noch einmal klar herausstellen, daß der Fibroblast eine weit ausdifferenzierte Zellart darstellt. Es läßt sich aber nicht bestreiten, daß Fibroblasten in der Lage sind zu phagozytieren, oder zumindest eine *Pinozytose* durchzuführen. In dem Augenblick haben sie also funktionell noch die Eigenschaft, die beispielsweise ein Histiozyt auch aufweist. Ich meine, sagen zu können, daß auch der Fibroblast noch in der Lage ist, großleibig zu werden und sich nach dem histologischen Aspekt her zu dem Bilde eines sogenannten Makrophagen umzubilden. Wenn man eine Zelle elektronenoptisch untersucht, die sich im Lichtmikroskop als großleibige Zelle darstellt, und die man für einen Makrophagen hält, dann ist zu sehen, daß diese Zelle Fasern bildet. Zwischen länglichen Fibroblasten und diesen Zellelementen gibt es eine Anzahl Übergangsstufen, die in dieser rückläufigen Reihe interpretiert werden können. Einen absoluten Beweis gibt es aufgrund von Momentaufnahmen natürlich nicht. Doch läßt sich auch das Gegenteil nicht beweisen. Die Art der Befunde hängt viel vom Experiment ab. Ich möchte sagen, der überwiegende Teil der Befunde spricht dafür, daß die eine Differenzierungsrichtung überwiegt.

Herr HARTMANN (Hannover):

Sie würden also zur Bildung von Fibroblasten sagen, daß sie auf eine mesenchymale Stammzelle zurückgeht. Es gibt Befunde, die darauf hinweisen, daß auch *Endothelien* von Gefäßen und Epithelien von Alveolen sich in Fibroblasten umbilden. Das hat man bei wandständigen Thromben, die sich organisieren, oder bei heilenden Lungenverletzungen beobachtet. Wie stehen Sie dazu?

Herr GUSEK (Hamburg):

Das steht im Gegensatz zur Ansicht von Fräulein GIESEKING, die ja immer wieder betont, daß der Fibroblast eine differenzierte Zelle ist, deren einzige Funktion die Faserbildung ist. Die andere Stammlinie sei die der *Histiozyten*, deren Funktion die Phagozytose sei und die stets Histiozyten bleiben. Ich bin nicht dieser Meinung, sondern glaube, daß zur Lieferung der Entzündungszellen einige Zellelemente in der Lage sind; dazu gehört die *Adventitiazelle*, der man potentiell und funktionell auch die Endothelzelle gleichsetzen kann. Ich spreche eigentlich immer nur von Gefäßwandzellen, die meiner Meinung nach durchaus auch Fibroblasten liefern können.

Herr HARTMANN (Hannover):
Die Frage ist, ob das eine *Rückdifferenzierung* in eine primitive Zellform voraussetzt, oder ob die Endothelzelle sich direkt in einen Fibroblasten umwandeln kann.

Herr GUSEK (Hamburg):
Nach meinen Untersuchungen kann die Gefäßwandzelle direkt zum Fibroblasten werden, aber in den meisten Fällen wird doch ein Makrophagenstadium durchlaufen. Das hängt vom Experiment ab.

Herr LINDNER (Hamburg):
Zur Frage nach den sogenannten *Übergangsformen* bzw. nach *Modulationen* und *Transformationen* von Bindegewebszellen: Wenn z. B. nach einer Gewebsreizung eine Vermehrung von *Makrophagen* neben den zunächst vorhandenen *Histiozyten* festzustellen ist, wird daraus geschlossen, daß diese Makrophagen sich aus den zuerst nur vorhandenen Histiozyten entwickelt haben. Diese Feststellung sogenannter Übergangsformen ist für alle bisherigen morphologischen Methoden aber äußerst kritisch zu bewerten, da dazu in der Regel keine quantitativen Parameter, sondern subjektive Beurteilungen benutzt werden. Das Hauptproblem ist dabei, daß man nicht eine Zelle von Anfang an bis zum Ende verfolgen kann, indem sie etwa markiert wäre, so daß man den gesamten Verlauf ihrer Form- und Funktionsänderung miterleben könnte, sondern daß jeweils in mehr oder weniger kurzen Zeitabständen gewonnene Momentaufnahmen miteinander verglichen und zur Aufstellung solcher Übergangsformulierungen herangezogen werden.

Ich bin der Meinung, daß die *Phagozytose* nicht als Kriterium für die Benennung einer Zelle als Makrophagen ausreicht, denn ganz sicher ist die Fähigkeit zur Phagozytose und zur Pinozytose praktisch allen mesenchymalen Zellformen eigen, einschließlich der Leukozyten.

Man sollte auch bedenken, daß ein elektronenmikroskopischer Schnitt durch eine Bindegewebszelle zu ihrer Beurteilung sicher nicht ausreicht. Denn die *Zellorganellen* liegen keineswegs gleichmäßig verteilt, etwa im Sinne einer statistischen Streuung, im Cytoplasma, sondern unregelmäßig, verschieden und natürlich vom aktuellen Funktionszustand abhängig verteilt. Wenn man bedenkt, daß man etwa Riesenzellen bei der üblichen elektronenmikroskopischen Dünnschnitt-Technik in 300—400 Schnitte schneiden kann, wird das Problem deutlich. Das ist auch bedeutsam für die Frage, ob ein Fibroblast zum Zeitpunkt der elektronenmikroskopischen Untersuchung wirklich Fasern bildet oder nicht. Besonders wichtig ist diese Frage aber dafür, ob ein Fibroblast während der Faserbildung auch phagozytiert. Daß er es kann, ist durch Abbildungen verschiedener Autoren erwiesen.

Ich bin der Meinung, daß sich nicht jede Bindegewebszelle in eine andere zu jedem Zeitpunkt verwandeln kann, sondern daß die *Differenzierung* progressiv verläuft und daß eine Transformation von einer Zellart in eine andere um so schwerer wird, je differenzierter eine Bindegewebszelle ist und daß bei vollständiger Ausdifferenzierung der Zellen eine Transformation unmöglich wird.

Fräulein GIESEKING (Münster):
Nach unseren Beobachtungen über die Fremdstoffaufnahme im Bindegewebe scheinen sich die faserbildenden Bindegewebszellen gegen Fremdstoffe in ihrer Umgebung rein passiv zu verhalten. Gröbere Fremdstoffpartikel dringen überhaupt

nicht in das Cytoplasma von *Fibrocyten* und *Fibroblasten* ein. Bei massivem Angebot von feindispersen Stoffen sind allerdings manchmal geringe Mengen von Fremdstoffen im Cytoplasma von Fibrocyten oder Fibroblasten nachweisbar. Dabei handelt es sich aber offenbar nicht um eine aktive Resorption durch Phagozytose, sondern um einfache Diffusionsvorgänge. Die durch Diffusion in diese Zellen eingedrungenen Substanzen werden sekundär in Form feinkörniger Präzipitate ausgefällt und dadurch ohne Bindung an bestimmte Zellstrukturen im Cytoplasma fixiert, wo sie ohne weitere Veränderungen reaktionslos liegen bleiben. Die Fibroblasten lassen während dieses Vorganges keine Veränderungen ihrer äußeren Gestalt oder ihrer submikroskopischen Cytoplasmaorganisation erkennen. Oberflächenveränderungen, die für eine aktive Stoffaufnahme durch *Pinozytose* oder *Phagozytose* sprechen könnten, waren nicht zu beobachten. Die Zellgrenzen der Fibrozyten und Fibroblasten erscheinen immer ganz glatt konturiert. Diese Zellen bilden niemals ausgedehnte, tentakelartige Cytoplasmaausstülpungen wie die Histiozyten.

Herr GUSEK (Hamburg):
Auch die *Histiozyten* haben nicht immer Ausstülpungen.

Fräulein GIESEKING (Münster):
Nein, wenn sie ruhen, nicht. Wenn sie aber aktiviert werden und mit Fremdstoffen in Berührung kommen, bilden sich an der Zelloberfläche der Histiozyten zahlreiche lange, haken- und tentakelartige Cytoplasmaausstülpungen, mit denen die mit der Zellmembran in Kontakt tretenden gröberen Fremdstoffpartikel oder Flüssigkeitströpfchen umgriffen und eingeschlossen werden. Diese Erscheinung spricht für die hohe Oberflächenaktivität des Cytoplasmas der Histiozyten, die diesen Zellen eine aktive Stoffaufnahme durch Phagozytose und Pinozytose ermöglicht. Außerdem ist die Cytoplasmafeinstruktur von Histiozyten und Fibrozyten so unterschiedlich und den verschiedenen Leistungen dieser beiden Zellformen in so spezifischer Weise angepaßt, daß schon daraus zu schließen ist, daß es sich um grundsätzlich verschiedene, einseitig determinierte Zelltypen handeln muß, und nicht um verschiedene Funktionsphasen einer einheitlichen Zellform, die reversibel ineinander übergehen können. Die Funktion der Fibroblasten besteht in der Bildung von Vorstufen der kollagenen Fasersubstanz. Es handelt sich also im wesentlichen um eine intracelluläre Proteinsynthese. Diese Funktion ist mit der sekretorischen Funktion von Drüsenzellen zu vergleichen. In Übereinstimmung damit ist die Cytoplasmafeinstruktur der Fibroblasten wie die von epithelialen Zellen mit sekretorischer Funktion durch ein hochentwickeltes endoplasmatisches Reticulum gekennzeichnet. In den Histiozyten fehlt dagegen ein endoplasmatisches Reticulum weitgehend. Für diesen Zelltyp ist die reiche Ausstattung mit Mitochondrien charakteristisch. Die Mitochondrien der *Histiozyten* haben ein gut ausgebildetes inneres Doppelmembransystem, während die in den Fibrozyten und *Fibroblasten* nur ganz spärlich vorkommenden Mitochondrien eine schwach ausgebildete, rudimentäre Innenstruktur aufweisen. Wir stellten fest, daß beide Zellformen ihre feinstrukturelle Differenzierung auch während der verschiedenen Entwicklungsstadien und Funktionsphasen unverändert beibehalten. Allerdings zeigen sowohl die Histiozyten als auch die Fibroblasten während ihrer aktiven Phase eine ausgeprägte Vakuolisierung ihres Cytoplasmas. Dabei werden sich

beide Zellformen in ihrer äußeren Gestalt so ähnlich, daß sie lichtoptisch nicht mehr eindeutig zu unterscheiden sind, und eine Umwandlung von einem Zelltyp in den anderen vorgetäuscht werden kann. Die elektronenoptischen Befunde lassen aber deutlich erkennen, daß die Vakuolenbildungen im Cytoplasma der Fibroblasten Teile des labyrinthartig verzweigten endoplasmatischen Reticulums sind, das sich während der Aktivierung dieser Zellen von innen heraus entfaltet. Der Vakuoleninhalt wird hier offenbar von den Zellen selbst produziert. Die voneinander getrennt liegenden Vakuolen in den Histiozyten enthalten dagegen nur Fremdsubstanzen, die durch Resorption aus der Umgebung von außen aufgenommen und in der Zelle ab- oder umgebaut werden. Die Membranen dieser Vakuolen sind nichts anderes als nach innen eingestülpte, abgeschnürte Teile der Zellgrenzmembranen.

Herr LETTERER (Tübingen-Pamplona):

Wenn man die *Phagozytose* für das unterscheidende Kriterium zwischen einem Makrophagen oder einer anderen Zelle ansieht, so reicht das bei weitem nicht aus. Es gibt Epithelzellen, die phagozytieren können, wie wir seit langem wissen. So scheidet die Phagozytose als Kriterium dafür, welcher Natur eine Zelle ist, von vornherein aus. Es fragt sich, ob wir sie an ihren Früchten oder an ihrer Gestalt erkennen wollen. Es kann der Fibrozyt phagozytieren, und es kann der Makrophage phagozytieren. So können wir eben eine endgültige Entscheidung auf dem Boden der Phagozytose nicht treffen. Wir sind darauf angewiesen, nach weiteren Funktionen zu suchen. Das ist verbunden mit dem Problem einer progressiven oder regressiven *Differenzierung*.

Ich bin der Ansicht, daß wir Zellen regressiv sich niemals umwandeln sehen, etwa von einem Fibrozyten zu einem Makrophagen. Ein Fibrozyt kann unter experimentellen Umständen (Wasseraufnahme, Elektrolytmilieu) außerordentlich nahe an die Gestalt eines Histiozyten herankommen. Deswegen kann man aber noch nicht ohne weiteres sagen, er sei nun zum *Makrophagen* oder zum *Histiozyten* geworden. Es zeigt sich ganz deutlich, daß in den Fibrozytenzellen Farbkörnchen und andere Dinge phagozytiert werden. Wenn der Fibrozyt sich aber weiter umwandelt und schwillt, kann er unter Umständen sich sogar so weit von der Faser ablösen, daß er überhaupt nicht mehr als Fibrozyt erkennbar wird. Infolgedessen müssen wir in der Beurteilung dessen, was eine Zelle ist, außerordentlich vorsichtig sein, wenn das Gewebe aus seiner normalen Physiologie herausgenommen ist, etwa unter experimentellen Bedingungen. Was uns Herr GUSEK gezeigt hat, ist in der progressiven Entwicklung nach meiner Ansicht durchaus richtig. Man macht sich eine viel zu geringe Vorstellung von dem, was eine Adventitiazelle leisten kann. Bei der Endothelzelle bin ich schon ein bißchen im Zweifel, aber die Adventitiazelle kann sich ablösen, ihre Fortsätze langsam verlieren, sich einziehen und fast zu einer Rundzelle werden mit großem Protoplasma, die man von einem Makrophagen nicht mehr unterscheiden kann (s. MAXIMOW*)). Auf der anderen Seite halte ich es für möglich, daß auch diese Zellen zur Faserbildung übergehen und daß Fibrozyten daraus werden. Wenn Fräulein GIESEKING sagt, daß der Fibrozyt eine prädestinierte Zelle sei, aus der nichts anderes wird, sie würde aus dem Netz heraus schon als Fibrozyt geholt und bleibe ein *Fibrozyt*, so ist dieser Behauptung gegenüber schlecht etwas zu sagen, solange wir nicht selbst

---

*) MAXIMOW s. Fußnote S. 65.

beobachten können, wie der Histiozyt einmal Fasern bildet. Das ist zum Teil noch eine Intuitivangelegenheit, wie man den histologischen Schnitt ausdeutet. Ich bin der Ansicht, daß Fibrozyten aus histiozytärem Gewebe entstehen können. Wer nicht nur normales, sondern sehr viel krankhaft verändertes Gewebe gesehen hat und dabei nicht nur die bioptische Diagnose stellt, sondern sich das Bild auch einmal sonst anschaut, was in ihm alles an Zellformen zu finden ist, der wird zu der Überzeugung kommen, daß die Zellen progressiv — ich möchte fast sagen — alles können, daß sie aber regressiv in keiner Weise umwandelbar sind. Vielmehr treten sie das Gesetz des Handelns und ihres Lebens an, und wenn sie einmal determiniert sind, dann laufen sie ihre Lebenskurve zuende durch und gehen schließlich zugrunde. Das sehen wir ja aus der Haematologie, denken sie an den Streit der Unitarier, Dualisten und Trialisten, dort ist das Problem genau das gleiche.

Herr STAUBESAND (Freiburg):

Ich bin der Meinung, daß Herr GUSEK recht hat, wenn er den Standpunkt vertritt, daß bestimmte undifferenzierte Bindegewebszellen sich sowohl in Richtung auf Fibrozyten als in Richtung auf Histiozyten differenzieren können. Ich bin allerdings skeptisch, ob ein *Fibrozyt*, der erst einmal voll ausdifferenziert ist, sich noch in einen *Histiozyten* umwandeln kann und umgekehrt ein Histiozyt in einen Fibroblasten oder in einen Fibrozyten.

Herr SCHWARZ (Berlin):

Die Schwankungen der Morphologie bei den Fibroblasten sind sehr groß, so daß man von *Modulation* oder *Transformation* spricht. Es kommt darauf an, ob die Schritte groß genug sind und damit zu einer echten Differenzierung führen, die dann irreversibel ist. Unsere Untersuchungen bei der Entwicklung der Aorta haben ergeben, daß die embryonalen Fibroblasten, die rings um das Gefäß herum liegen, sowohl elastische wie auch retikuläre Fasern bilden können. Nachdem diese Zellen die Intercellularsubstanz der Aorta gebildet haben, differenzieren sie sich zu *glatten Muskelzellen*. Die letzten abgegebenen Membranen hängen noch mit den Zellen zusammen. Deswegen setzen die glatten Muskelzellen in der Aortenwand an den einzelnen elastischen Membranen in einem bestimmten Winkel an und können diese etwas bewegen. Aus den Fibroblasten sind damit glatte Muskelzellen geworden, aber diese Zellen haben vorher die Hauptmasse der Grundsubstanz produziert. Das halte ich für einen echten Schritt der Differenzierung. Nach diesen Befunden glaube ich nicht, daß ein Fibroblast am Ende seines Differenzierungsweges steht.

Herr PERREN (Davos):

Der Zellreichtum jungen *Granulationsgewebes* kann durch mitotische Aktivität der umgebenden Gewebe nicht erklärt werden. MAXIMOW (1928)[*] hatte vermutet, daß teilungsfähige Elemente des Blutes in das Wundgebiet einwandern und sich dort zu Bindegewebszellen differenzieren. ALLGÖWER (1956)[**] konnte die Entstehung von bindegewebsähnlichen Verbänden aus der Leukozytenhaut zentrifugierten Blutes bei Kultur in vitro beschreiben, und charakterisierte die ent-

---

[*] MAXIMOW, A., Arch. Exper. Zellforschg. 5, 169 (1928).
[**] ALLGÖWER, M., Cellular basis of wound repair (Springfield 1956).

standenen Zellen durch den Nachweis ihrer Hydroxyprolinbildung als Fibrozyten (ALLGÖWER und HULLIGER 1960)*).

Die Davoser Arbeitsgruppe für Wundheilung (Leitung Prof. ALLGÖWER) untersucht mit Hilfe der Gewebskultur in vivo weitere Differenzierungspotenzen der Blutzellen. Eine erfolgversprechende Methode besteht darin, die Leukozytenhaut venösen Blutes mit *Milliporekammern* in Knochenverletzungen zu implantieren. Da die verwendeten Milliporemembranen bei 0.45 μ Porenweite zelldicht, jedoch für eiweißhaltige Flüssigkeiten durchlässig sind, stehen die implantierten Blutzellen, als isolierte Kultur, unter ähnlichen humoralen Einflüssen wie die benachbarten Zellen des Wirtgewebes (Abb. 46—49).

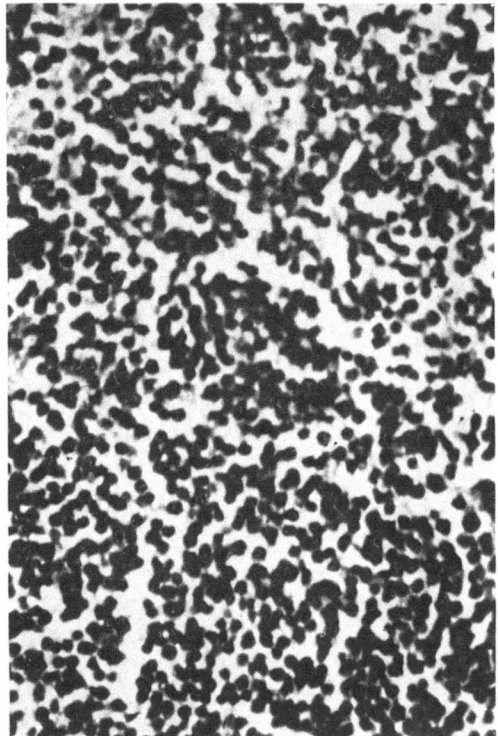

Abb. 46. Implantat: Die Leukocytenhaut des zentrifugierten Venenbluts wird in zelldichten Milliporekammern in vivo kultiviert. (Alle Abbildungen HE-Färbung, mittlere Vergr.).

Je nach Verweildauer der *Leukozytenkultur* im Wirt findet sich bei der histologischen Untersuchung des Kammerinhalts: Granulationsgewebe mit Kapillaren, Knorpel und Knochen. Versuche mit markierten Zellen (Sex-Chromatin) weisen nach, daß zumindest die Fibrozyten des Granulationsgewebes aus den implantierten Blutzellen und nicht etwa aus eingewanderten Wirtzellen entstanden sind; der gleiche Nachweis soll nun auch für die Endothel-, Knorpel- und Knochenzellen erbracht werden.

---

*) ALLGÖWER, M. u. L. HULLIGER, Origin of fibroblast from mononuclear blood cells. Surgery **47**, 603 (1960).

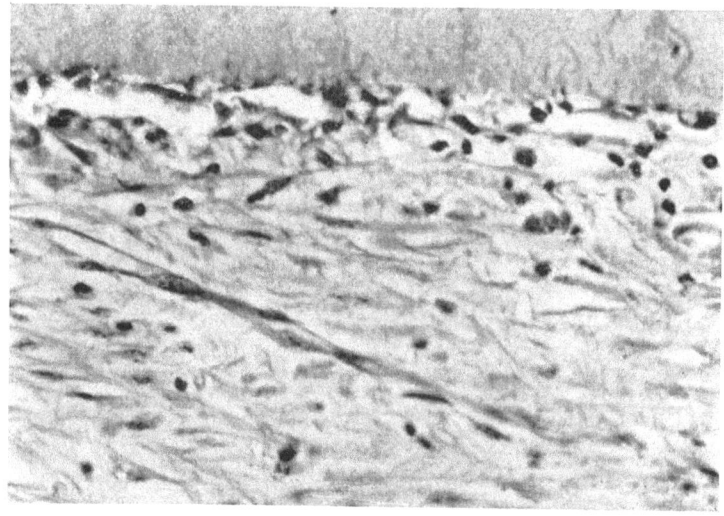

Abb. 47. Kammerinhalt nach 3 Wochen in vivo Kultur: Lockeres Bindegewebe mit einem Kapillarsproß. Versuche mit markierten Zellen (Sex-Chromation) beweisen, daß die Fibrozyten aus den implantierten Blutzellen entstanden sind.

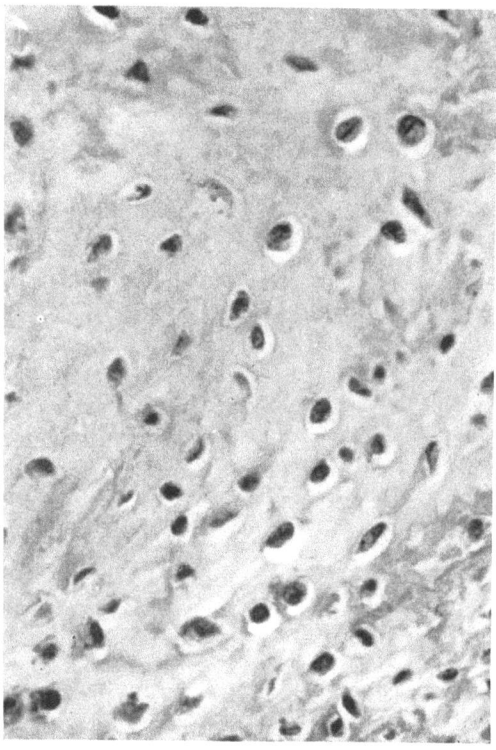

Abb. 48. Kammerinhalt nach 9 Wochen in vivo Kultur: Knorpel

Die bisherigen Resultate legen die Vermutung nahe, daß dem Organismus in Form der Blutzellen eine wichtige Zellreserve für reparative Vorgänge am Binde- und wohl auch am Stützgewebe zur Verfügung steht.

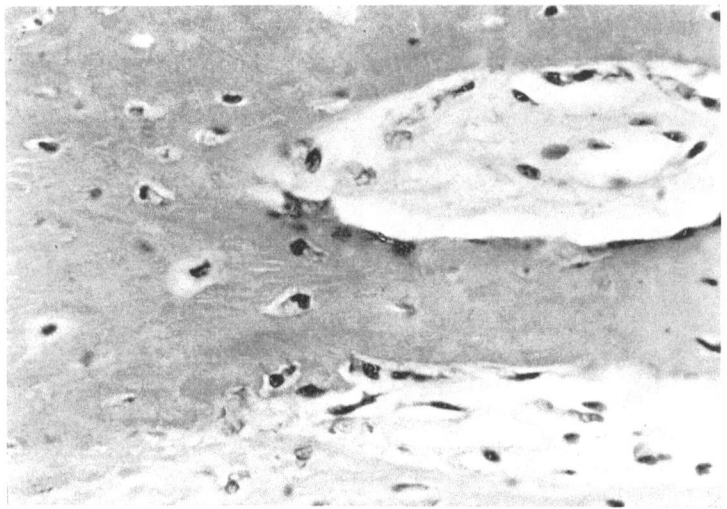

Abb. 49. Kammerinhalt nach 11 Wochen in vivo Kultur: Knochen

Herr LENNERT (Kiel):
Ich wollte unterstreichen, daß man aus Übergangsformen von Zellen morphologisch gesehen keine sicheren Übergänge erschließen kann, und die Elektronenmikroskopiker fragen, wie sie einen *Monozyten* von einem *Histiozyten* unterscheiden können. Könnten nicht Ihre Histiozyten auch Monozyten sein? Dann hätten wir eine Parallele zu dem Modell, das wir eben gesehen haben. Es ist ja ganz sicher, daß Blutmonozyten — etwa bei der Organisation von Thromben — zu Fibrozyten werden können. Ist der Histiozyt eine eindeutig definierbare Zelle oder könnte er auch ein emigrierter Monozyt sein?

Herr BRÅNEMARK (Göteborg):
Wir haben das Zirkulationsverhalten von Zellen geprüft, denn wir waren daran interessiert zu wissen, warum wir an der Außenseite der *Endothelzellen* diese periendothelial granulierten Zellen — ich nenne diese nicht Mastzellen — finden.
Die erste Untersuchung haben wir mit der Kammertechnik, die Herr HARDERS besprochen hat, durchgeführt. Wir haben regelmäßig an der Außenseite der Endothelien diese periendothelialen, granulierten Zellen (Abb. 50 A—F), und zwar oft an der Kernregion der Zellen. In der Kapillarzirkulation sind das die engsten Stellen, so daß wir eine Art von funktionellem Sphinkter haben. Man kann auf verschiedene Weise diesen Zellenkomplex — Endothelzellen und periendotheliale Zellen — pharmakologisch beeinflussen, so daß man eine Volumenzunahme bekommen oder eine partielle oder totale Blockierung erreichen kann.
Dann haben wir die Bildung von *Kapillaren* im Bindegewebe beim Menschen mit der gleichen Technik studiert. Wir haben ins subkutane Bindegewebe eine *Titankammer* in einen kleinen Gewebedefekt von 1 mm Durchmesser mit einer

Dicke von ungefähr 100 μ gesetzt. In dieser Kammer bekommen wir nach einigen Stunden ein Fibrinreticulum und nach ungefähr 6 Stunden einige runde Zellen in

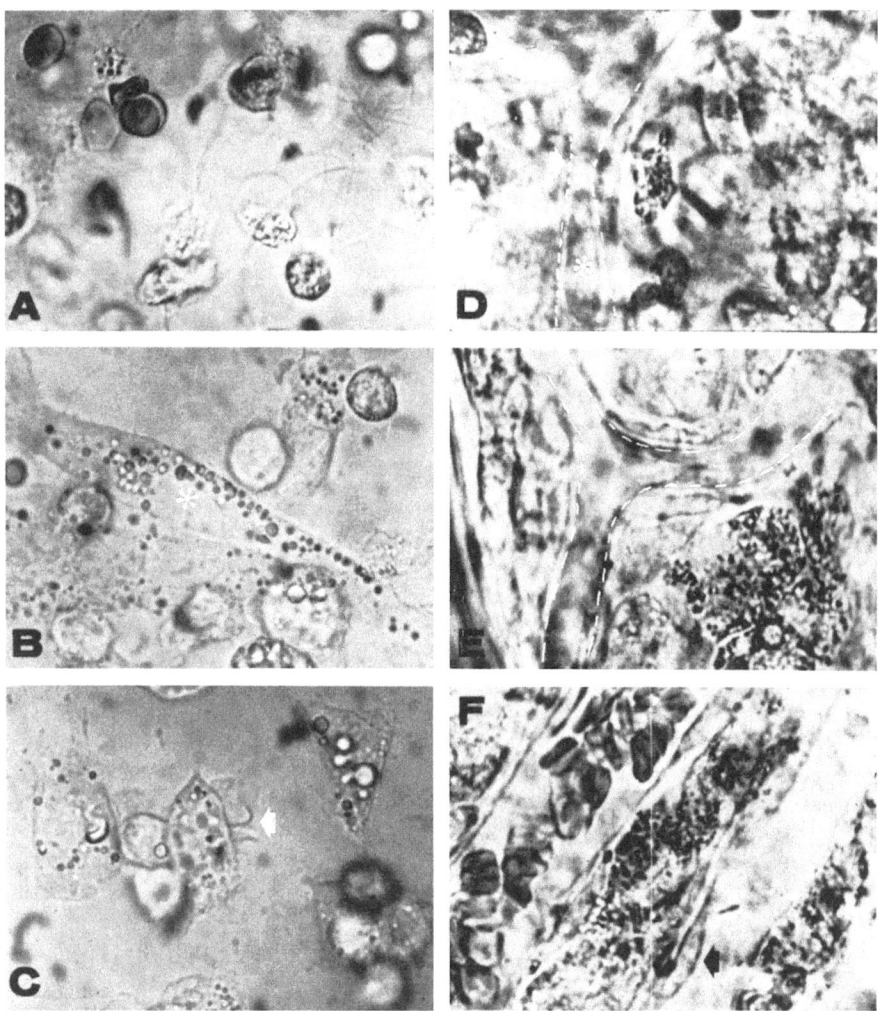

Abb. 50. Zellulare und vaskulare Phänomenen im Granulationsgewebe. (Ohrenkammer, Kaninchen, und Hautkammer, Homo). Leitz Intravitalmikroskop, Blitz $1/10000$ Sek. Gevaert Scientia 39 C 56, kopiert bei Perutz F 11; × 1700.
A. Typische, runde granulierte Zellen mit kleinen Ausschüssen, die im Fibrinrektikel mobil sind. In diesen Maschen zirkulieren frische Erythrocyten. 1–2 Tage altes Granulationsgewebe.
B. * bezeichnet eine granulierte Zelle, die auf eine charakteristische Weise verlängert ist und hat distinkte Granulae. Immer noch gibt es jedoch granulierte Zellen des ursprünglich gerundeten Types (z. B. obere rechte Ecke). 2–3 Tage altes Granulationsgewebe.
C. Einige granulierte Zellen haben Ausschüsse in Form von dünnen Schleiern gebildet (←). 2–3 Tage altes Granulationsgewebe.
D. In kürzlich vaskularisiertem Granulationsgewebe passiert ein Granulozyt (*) einen engen Kapillarabschnitt bei der Endothelkernregion (→). Beachte, daß neben dieser eine granulierte Zelle, gerade an dem Platz für das partielle Flußhindernis, liegt. (12 Tage altes Granulationsgewebe).
E. Arteriole in neugebildetem Granulationsgewebe mit typischen perivaskularen granulierten Zellen.
F. Zwei Venolen in neugebildetem Granulationsgewebe, das reichlich Vorkommen von periendotelialen granulierten Zellen illustrierend, sowie die gut definierten Endothelzellen (←).

Größe eines Lymphozyten. Diese Zellen wandern im Defekt umher und bleiben dann nach ungefähr 12 Stunden am Reticulum hängen. Dann verändern sie sich und nehmen verschiedene Formen an. Sie bilden Fortsätze, und sie teilen sich. Einzelne dieser Zellen wandern auch herum und zeigen andere Formen. Dann sehen wir Fortsätze, die diese Zellen gebildet haben, und erst nach 3 Tagen sehen wir die ersten Kapillarsprossen. Jetzt kommen wir zu der Frage: Woher kommt die Auskleidung dieser Sprossen ? CLIFF hat ja eine ganz schöne elektronenmikroskopische Untersuchung gemacht, aber man kann nicht mit Sicherheit sagen, von welchen Zellen diese neugebildeten Kapillaren ausgekleidet werden. Diese Kapillarsprossen wachsen durch das Gewebe hindurch, und rein mechanisch kommen die granulierten Zellen an der Außenseite der neugebildeten Kapillaren zu liegen. Die Kapillarsprossen stoßen sozusagen durch das Reticulum mit Zellen hindurch. Im Stadium 3—5 Tage in der Granulationsgewebebildung findet man eine offene Zirkulation von Erythrozyten, meistens von angrenzenden intakten Kapillaren. Erst nach 5—7 Tagen haben wir eine komplette Gefäßverbindung durch den Defekt. Das bedeutet, daß nach unseren Erfahrungen mit kontinuierlicher Beobachtung in vivo die Auffassungen von Herrn GUSEK über die Formveränderungsmöglichkeiten von Zellen bestätigt werden. (Es folgt ein eindrucksvoller Film, in dem die Strömungsverhältnisse in der Kammer gezeigt werden und das Zellverhalten im Granulationsgewebe deutlich wird.) (Vgl. Abb. 50 A—F).

Literatur

CLIFF, W. J., Phil. Trans. B. **733**, 305 (1963). — BRÅNEMARK, P.-I., Acta Rheum. Scand. **9**, 3—9 (1963). — BRÅNEMARK, P.-I. und H. HARDERS, Lancet **1963**, Nr. 7, 1197 bis 1199. — BRÅNEMARK, P.-I., K. ASPEGREN und U. BREINE, Angiology **15**:8, 329—332 (1964). — BRÅNEMARK, P.-I., Bibl. anat. **7**, 9—28 (1964).

Herr HARTMANN (Hannover):
Herr Lindner hat gezeigt, daß unter dem Reiz von Phlogistica ein Differenzierungsvorgang stattfindet, denn die Enzymmuster, die er demonstriert hat, zeigen ja, daß den verschiedenen Zellen auch verschiedene Leistungen zukommen. Das ist am Modell eines gereizten Bindegewebes vorgeführt. Meine Frage an die Cytologen ist folgende: Kann man auch am Muster der Zellverteilung in den verschiedenen Bindegewebstypen — also etwa Cornea, Achillessehne, Lunge, Milz, Herzklappe — etwas erkennen von der Bedeutung, die die Zellen für den spezifischen physikalisch-chemischen Status dieser Bindegewebe haben ?

Herr STAUBESAND (Freiburg):
Ich glaube nicht, daß es möglich ist, einen Fibrozyten aus einer Herzklappe von einem Fibrozyten aus der Cornea mit voller Sicherheit unterscheiden zu können.

Herr HARTMANN (Hannover):
Das meinte ich nicht. Vielmehr interessierte mich die Verteilung der verschiedenen Zelltypen in verschiedenen Bindegeweben, also nicht nur die Fibroblasten.

Herr STAUBESAND (Freiburg):
Die quantitative Verteilung ist zweifellos von Ort zu Ort recht verschieden.

Herr HARTMANN (Hannover):
Das müßte auch so sein, wenn die Zelldifferenzierung gleichzeitig eine Differenzierung der Leistung nach sich ziehen wird.

Herr STAUBESAND (Freiburg):
Eine Frage blieb noch unbeantwortet. Herr LENNERT hatte gefragt, ob man im elektronenmikroskopischen Bild einen *Monozyten* von einem Histiozyten unterscheiden kann. Ich glaube, daß das außerordentlich schwierig, wenn nicht unmöglich ist.

Herr MERKER (Berlin):
Es sei denn, er hat gerade sehr viel phagozytiert.

HERR STAUBESAND (Freiburg):
Wenn man die Zellen experimentellen Bedingungen aussetzt, dann gelingt es; aber wenn Sie einen unbeeinflußten *Monozyten* aus dem Blut mit einem *Makrophagen* aus der Bauchhöhle vergleichen, dann sind meiner Meinung nach beide nicht zu unterscheiden.

Herr HARTMANN (Hannover):
Können wir vielleicht jetzt noch einmal an zwei extremen Beispielen deutlich machen, was hier jetzt gesagt worden ist. Nabelschnur und Achillessehne z. B., welche Zellverteilungsbilder haben diese beiden Gewebe, wie ist es mit Histiozyten und Mastzellen, gibt es da Unterschiede?

Fräulein GIESEKING (Münster):
Im *Sehnengewebe*, in der *Nabelschnur* und auch in der *Cornea* und im *Corium* kommen nur Zellformen vor, die aufgrund ihrer feinstrukturellen Cytoplasmaorganisation als *Fibrozyten* anzusehen sind. Zelltypen mit den charakteristischen submikroskopischen Strukturmerkmalen von Histiozyten sind hier normalerweise nicht vorhanden. Nur bei entzündlichen Reizzuständen treten Histiozyten auch an diesen Stellen auf. Es handelt sich dabei aber offenbar nicht um umgewandelte mobilisierte ortsständige Fibrozyten, da diese Zellen auch unter der Einwirkung der verschiedensten Reize keine Veränderung ihrer feinstrukturellen Differenzierung erkennen lassen. Ruhende Fibrozyten bilden sich unter diesen Bedingungen durch stärkere Entfaltung des endoplasmatischen Reticulums nur zu Fibroblasten, aber nie zu Histiozyten bzw. Makrophagen um. Unsere Beobachtungen sprechen dafür, daß als Stammzellen der bei entzündlichen Reizzuständen im Bindegewebe auftretenden Histiozyten vor allem die aus der Blutbahn auswandernden *Monozyten* anzusehen sind. Teilweise können sie aber auch — und da stimme ich mit Herrn GUSEK und Herrn LETTERER überein — aus undifferenzierten Gefäßwandzellen hervorgehen, besonders aus den Zellen der neugebildeten Kapillaren im Granulationsgewebe. Diese Zellen sind offenbar in ihren Entwicklungspotenzen den primitiven, polyvalenten, embryonalen Mesenchymzellen gleichwertig, so daß sie sich noch in verschiedener Richtung differenzieren können. Durch Ausbildung bestimmter Cytoplasmastrukturen können sich aus ihnen sowohl Zellformen mit den submikroskopischen Strukturmerkmalen von Histiozyten, als auch Zellformen mit der spezifischen Cytoplasmafeinstruktur von Fibrozyten bzw. Fibroblasten bilden. Dieser

Differenzierungsprozeß ist aber irreversibel, so daß trotz gemeinsamer Ursprungszelle eine gegenseitige Umwandlung ausgereifter Fibrozyten und Histiozyten nicht mehr möglich ist.

Herr HARTMANN (Hannover):
Aber es kommen doch auch normalerweise Mastzellen in der Synovialis vor. Die Frage stelle ich für unsere Biochemiker. Sie untersuchen ja möglicherweise Populationen verschiedener Zellen, deswegen sollten wir das an dieser Stelle doch einmal klar aussprechen, ob sie ein Gemisch untersuchen oder ob sie sich bei dem einen oder anderen Bindegewebe einigermaßen darauf verlassen können, daß es nur Fibrozyten enthält.

Herr SCHWARZ (Berlin):
Mastzellen liegen ganz charakteristisch immer an Gefäßen mit ganz bestimmten Kaliber. Reichlich findet man sie im Auge, in der Sklera und auch in der Uvea. Sie liegen hier in Ketten an den Gefäßen. Im Bindegewebe selbst elektronenmikroskopisch danach zu suchen, ist äußerst schwierig.

Herr HARTMANN (Hannover):
Sie würden also sagen, was uns die Biochemiker nachher als Ergebnisse ihrer Analyse vortragen werden, ist vorwiegend der Spiegel der Leistung der Fibroblasten. Das würden Sie sagen. Ist jemand anderer Auffassung, Herr GUSEK, für normales Gewebe?

Herr GUSEK (Hamburg):
Das hängt vom Gewebetyp ab, bei lockerem Gewebe der Subcutis würde ich sagen, das ist ein Zellgemisch.

Herr MERKER (Berlin):
Ich wollte hinzufügen, daß die Zellverteilung schon im normalen Gewebe variiert. Ein typisches Beispiel ist die Vagina der kleinen Nager unter Hormoneinfluß. Im Oestrus haben wir fast nur Fibroblasten in der Vaginalwand, nach Kastration überwiegend Histiozyten.

Herr SCHWARZ (Berlin):
Ich wollte zur Zellverteilung etwas sagen. Sie ist bei den verschiedenen Tieren und dem Menschen unterschiedlich. Für die Ratte ist ganz charakteristisch, daß in der Subcutis und Cutis ein Gemisch von Zellen vorliegt.

Herr GUSEK (Hamburg):
Das möchte ich ganz unterstreichen.

Herr HARTMANN (Hannover):
Die verschiedenen Herren haben ja verschiedene Gewebe untersucht. Herr BUDDECKE hat die Aorta untersucht. Ist das ein relativ einheitliches Gewebe?

Herr SCHWARZ (Berlin):
Es ist ein einheitliches Gewebe. In der normalen menschlichen Aortenwand liegen glatte Muskelzellen und wenig oder keine Bindegewebszellen.

Herr JUNGE-HÜLSING (Münster):
Welche Zellen unterhalten den Stoffwechsel der Mucopolysaccharide, die ja reichlich in der Aortenwand vorhanden sind?

Herr LINDNER (Hamburg):
Was ist mit den Langhanszellen, welche die Grundsubstanz bilden?

Herr SCHWARZ (Berlin):
Es ist bekannt, daß die glatte Muskelzelle auch Zwischensubstanz bilden kann. Beispiele sind der Ductus deferens und auch der Uterus. Das ist ein ganz alter Befund, der von MÖLLENDORF und von anderen Autoren schon beschrieben worden ist.

Herr HARTMANN (Hannover):
Ist dieser Befund unbestritten? Er bringt die Biochemiker wieder in Schwierigkeiten.

Herr LINDNER (Hamburg):
Man muß das genetisch sehen. Hier ist auch von unserer Seite eine phylogenetische Richtigstellung anzubringen: Wir wissen aus vergleichenden autoradiographischen und radiochemischen Untersuchungen sowie auch aus biochemischen Analysen in Zusammenarbeit mit Herrn GRIES an verschiedenen Modellen der *embryonalen* wie der *postembryonalen* Bindegewebsbildung einiges über deren Grundlagen. Dabei ist folgendes wichtig: Beim *Hühnerembryo* sind die *Intima-* und die *Endothelzellen* der *Aorta* in der Lage, Grundsubstanz und wahrscheinlich auch Fasern zu bilden. Von einem bestimmten Embryonalalter an sind jedoch die Intima-Endothelzellen der Aorta ebenso wie beim geschlüpften Küken oder beim erwachsenen Huhn genau wie beim erwachsenen Säugetier oder beim Menschen nicht mehr in der Lage, derartige Bildungsprozesse durchzuführen. Ich möchte daher noch einmal feststellen, daß in der Gefäßwand des erwachsenen Huhnes ebenso wie des erwachsenen Säugetieres und des Menschen in erster Linie die *Langhanszellen* Grundsubstanz und Fasern bilden und nicht die Muskelzellen der Gefäßwand. Das läßt sich autoradiographisch nachweisen. Allerdings bleibt der Anteil der Muskelzellen an der Gesamtzellzahl der Gefäßwand und damit ihres DNS-Anteiles am Gesamt-DNS-Gehalt der Gefäßwand ebenso offen wie der Anteil der Zellen und ihres DNS-Gehaltes, die wirklich Fasern und Grundsubstanz bilden können oder zur Untersuchungszeit bilden. Denn es ist zu berücksichtigen, daß nicht alle dafür potentiell fähigen Zellen zur gleichen Zeit Grundsubstanz und Fasern bilden, sondern zu einem bestimmten Zeitpunkt nur jeweils ein Teil derselben.

Literatur

LINDNER, J., Beiträge zur Silikoseforschung, Sd. Bd. **4**, 311—331 (1960.) — LINDNER, J., Histochemie der Atherosklerose in: G. SCHETTLER, Arteriosklerose. (Stuttgart 1961) 51—87. LINDNER, J., G. GRIES und W. J. BRACK, Tgg. Nord-Westdtsch. Pathol., Bremen 1961; ref. Zbl. Path. **103**, 564—565 (1962). — BRACK, W. J. und J. LINDNER, Tgg. Nord-Westdtsch. Pathol., Bremen 1961; ref. Zbl. Path. **103**, 565—566 (1962). — GRIES, G., J. LINDNER und D. BEHREND, Verh. Dtsch. Ges. Inn. Med. **68**, 292—295 (1962). — LINDNER, J., Verh. Dtsch. Ges. Path. **47**, 100—102 (1963). — KRÖGER, K., Inauguraldissertation (Hamburg, 1965). — SCHLIEBEN, J. v., Inauguraldissertation (Hamburg, 1965). — WITTIG, M., Inauguraldissertation (Hamburg, 1965).

Herr BURKHARDT (München):

Aufgrund von histologischen Erfahrungen mit Biopsien aus menschlichem Knochenmark möchte ich bezweifeln, daß es zweckmäßig ist, alle Zellen, die Fasern bilden, einfach als *Fibroblasten* zu bezeichnen. Unter meinem Material befinden sich etwa 50 *Biopsien aus dem Beckenkamm* von Kranken mit verschiedenen Formen des Rheumatismus, und gerade hier sieht man im Knochenmark recht eindrucksvolle Veränderungen, die sich unter anderem auch am lockeren Bindegewebe und am

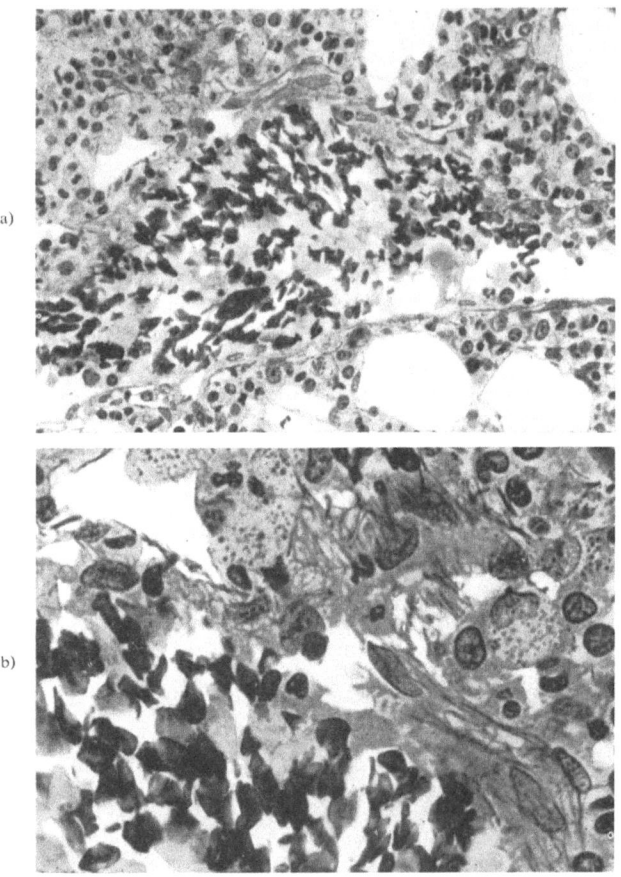

Abb. 51. Faserbildung aus Sinusendothelien im Knochenmark
a) Sklerosierende Sinus-Ektasie   Vergr. 250:1
b) Ausschnitt mit Sinuswand desselben Präparates   Vergr. 630:1
Versilberung nach GÖMÖRI Pat. H. T., 45 J., Erythematodes visceralis, Myelotomie am Beckenkamm, Acrylat-Einbettung

Stroma abspielen. So z. B. glaube ich sagen zu können, daß dabei von den *Sinusendothelien* aus eine vermehrte Faserbildung stattfindet, die zu den von RUTISHAUSER erwähnten Formen aktatischer und eklerotischer Sinus führt. Auch von den *Endostzellen* wird man sicher sagen dürfen, daß sie unter gewissen Bedingungen Fasern bilden können. Es ist sicher nicht so, daß diese verschieden differenzierten Bindegewebselemente, um Fasern zu bilden, ihre typische Lokalisation und Funktion aufgeben. Sie verbleiben im Endothelverband und am Endost (Abb. 51—54).

Literatur

RUTISHAUSER, E., Verh. Dtsch. Ges. Path. **47** (1963) 91 — 112. — BURKHARDT, R., Seminars in Hematol. **2**, 29—46 (1965). — BURKHARDT, R., Die mesenchymale Knochenmarks-Reaktion bei hyperergischen Mesenchymkrankh. Klin. Wschr. **43**, 1299 (1965); **44**, 1 (1966).

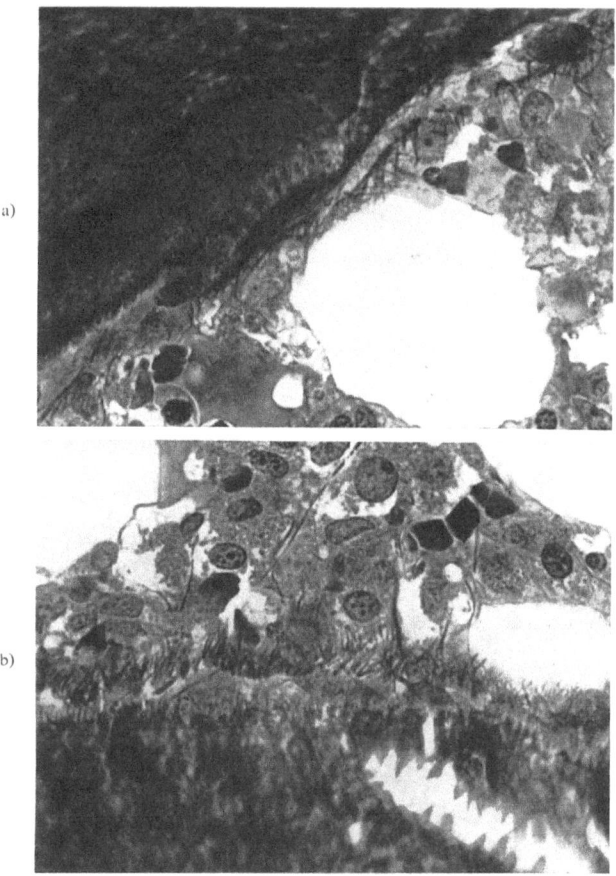

Abb. 52. Faserbildung aus Endostzellen im Knochenmark
a) und b) Von Endostzellen ausgehend werden markwärts Fibrillensäume gebildet, die diese Zellen einschließen
Vergr. 630:1
Versilberung nach GÖMÖRI Pat. Ch. H., 66 J., p. chron. Polyarthritis, Myelotomie am Beckenkamm, Acrylat-Einbettung

Zu der früher angeschnittenen Frage der *Mastzellen* und der *Histiozyten* als differenzierter Bindegewebszellen: Gerade die rheumatischen Knochenmarksveränderungen lassen erkennen, daß Proliferationssteigerungen dieser beiden Zellarten verschiedene Reaktionsformen ausdrücken. So kann es bei entzündlichen Gefäßveränderungen zu ganz eindrucksvollen Mastzell-Vermehrungen speziell an der

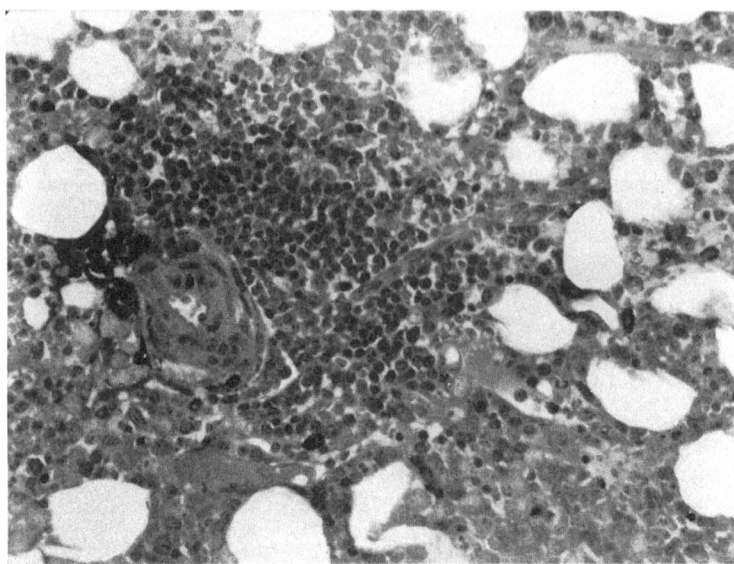

Abb. 53. Adventitielle und periadventitielle Mastzellreaktion im Knochenmark. In Schwarz-Weiß Wiedergabe nur schwach erkennbare zirkulär in der Adventitia gelegene Mastzellen; in den äußeren Schichten und in Beziehung zu dem perivasculären lymphozytär-eosinophilen Infiltrat mehrerer solcher Zellen, die sich durch ihre dunkler getönte Plasmagranulation deutlicher abheben   Vergr. 250:1.
Färbung: Gallaminblau-Giemsa. Pat. M. I., 26 J., Sklerodermie, Myelotomie am Beckenkamm, Acrylat-Einbettung

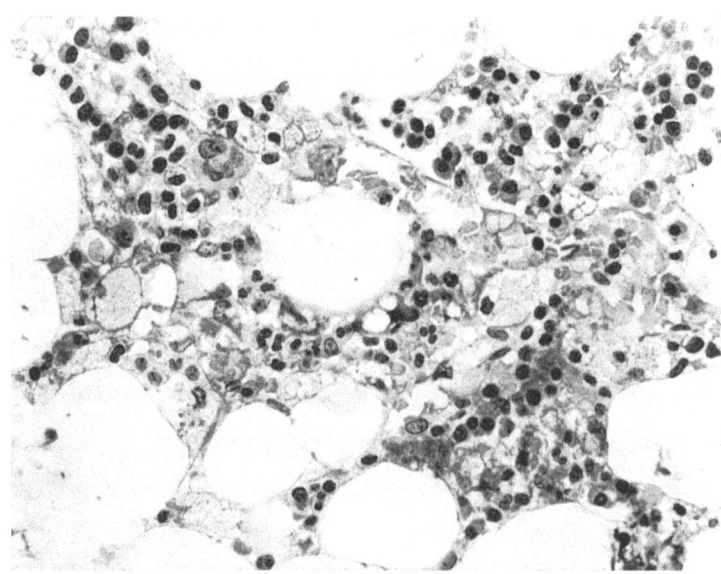

Abb. 54. Histiozytäre Proliferation mit Protein- und Eisenspeicherung im Knochenmark. Zahlreiche hier blaß erscheinende großleibige Zellen mit z. T. schaumartiger Speicherung, zusammen mit diffuser Vermehrung von Plasmazellen. Die starke großenteils homogene Blaufärbung der Eisenreaktion in den Histiozyten kommt nicht zur Darstellung.   Vergr. 350:1
Färbung: Turnbull-Blau-Kernechtrot. Pat. M. C., 45 J., Erythematodes visceralis, Myelotomie am Beckenkamm, Acrylat-Einbettung

Adventitia kommen, wobei die Mastzellen von den Adventitiazellen abstammen, und es kann bei *chronischem Rheumatismus*, besonders aber beim *viszeralen Erythematodes*, zu erheblichen histiozytären Proliferationen mit Proteinspeicherung und Siderose kommen, die nach ihrem Verteilungstyp aus dem kleinzelligen Reticulum hervorzugehen scheinen (Abb. 53 und 54).

Herr HARTMANN (Hannover):
Mir scheint die Frage nicht eindeutig beantwortet zu sein, ob nur ein Zelltyp all diejenigen Bausteine synthetisiert, von denen die Rede war, oder ob es Spezialisierungen zumindestens unter besonderen Bedingungen gibt.

Ich würde jetzt Herrn GREILING gerne bitten, zunächst zur Frage Stellung zu nehmen, was wir über die Enzymausstattung dieser Zellen wissen, also jene Enzymsysteme, die zur Synthese der Grundbausteine der Bindegewebe nötig sind.

Herr GREILING (Aachen):
Wir unterscheiden spezifische Enzyme des Bindegewebes, die nur im Bindegewebe gebildet werden, neben den praktisch in allen Zellen aber auch im Bindegewebe vorkommenden Hauptkettenenzymen. Die Mucopolysaccharidsynthese und die Kollagensynthese sind eine spezifische Leistung des Bindegewebes, man kann deshalb alle an ihnen beteiligten Enzyme als bindegewebsspezifisch bezeichnen. Die erste

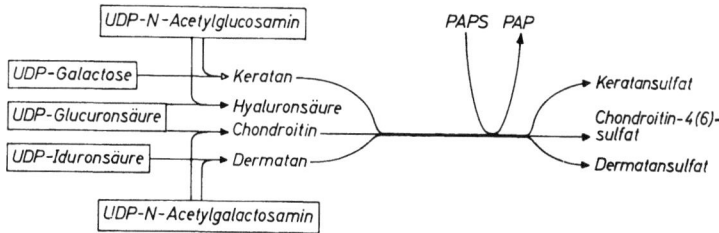

Abb. 55a. Schema für Biosynthese der sauren Mucopolysaccharide

Abbildung (Abb. 55a) soll die Biosynthese der bisher bekannten sauren Mucopolysaccharide (oder nach der neueren Nomenklatur — saure Glycosaminoglycane) zeigen.

Während es bereits gelungen ist, eine Chondroitin-4-sulfotransferase von einer Chondroitin-6-sulfotransferase abzutrennen, ist die Reinigung der Keratansulfotransferase und der Dermatansulfotransferase noch nicht exakt gelungen. Es ist nicht sicher, ob die Biosynthese der Mucopolysaccharide statistisch im Sinne einer alternierenden Polymerisation erfolgt, oder ob gleichzeitig ribosomal die Bildung von Proteinpolysaccharidkomplexen erfolgt. Leider sind die Methoden zur Messung der spezifischen Aktivität der an diesen Synthesen beteiligten Enzyme noch unbefriedigend, da die Enzymaktivitäten zu gering sind, um sie z. B. mit einem kombinierten optischen Test zu bestimmen. Die Ergebnisse aller bisherigen Untersuchungen sind mit ^{14}C- oder tritierten Verbindungen bzw. $^{35}SO_4$ gewonnen worden, so daß exakte Fermentkonzentrationsbestimmungen nicht möglich waren oder mit großen Fehlerquellen behaftet sind. Bisher wurde die Glycoproteidsynthese als eine spezifische Bindegewebsleistung dargestellt.

Die in Abb. 55b dargestellte Hexosaminsynthese kann zwar auch im Bindegewebe stattfinden, jedoch sind die höchsten spezifischen Aktivitäten — wie die hier aufgezeigten Reaktionsschritte — in der Leber nachgewiesen worden.

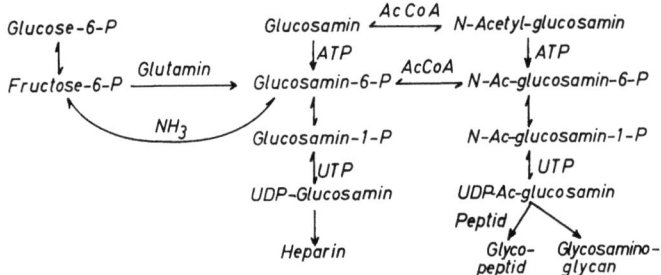

Abb. 55b. Schema der Biosynthese von Hexosamin-haltigen Glycoproteiden und Heparin

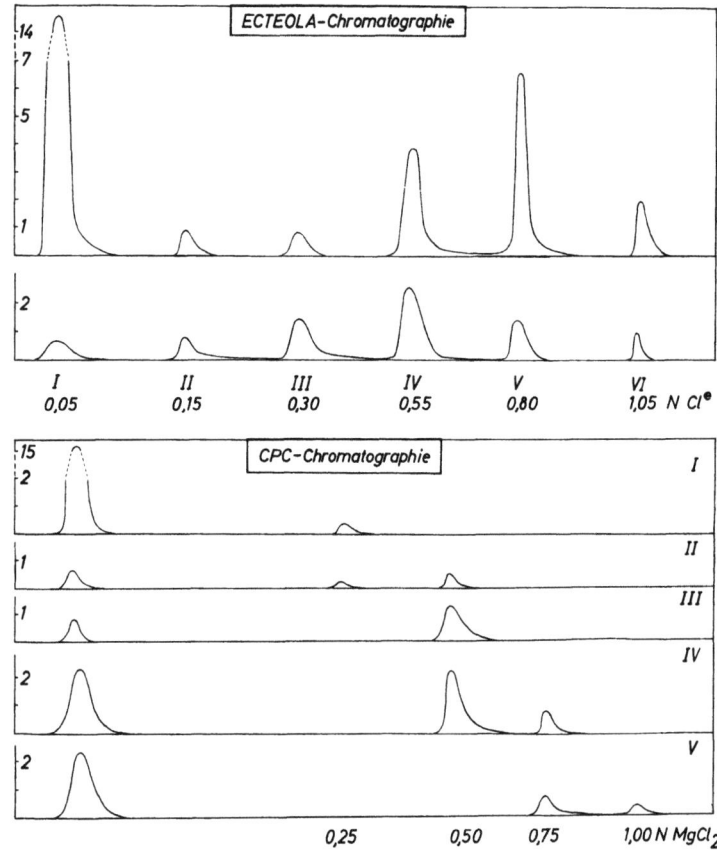

Abb. 56a. ECTEOLA- und CPC-Säulenchromatographie des Mucopolysaccharidextraktes aus Rinder-Cornea.
Oberes Bild: Ecteola-Chromatographie. Ordinate des oberen Teilbildes: μMol Galactose je g Cornea-Trockensubstanz (entspricht Keratansulfat). Ordinate des unteren Teilbildes: μMol Uronsäure je g Cornea-Trockensubstanz. Römische Ziffern bedeuten Nummern der Fraktionsbereiche (identisch mit Elutionsstufen).
Unteres Bild: CPC-Chromatographie jedes einzelnen ECTEOLA-Fraktionsbereiches.
Ordinate: μMol Galactose (CPC-Fraktionsbereiche I) bzw. Uronsäure (CPC-Fraktionsbereiche III–IV) je g Cornea-Trockensubstanz.
Abszisse: Fraktionsnummern

SHETLAR konnte zeigen, daß nach einer Injektion von ^{14}C-Glucosamin das Glucosamin bereits nach sehr kurzer Zeit in die proteingebundene Hexoaminfraktion der Leber eingebaut wird und erst viel später im Serum und im Bindegewebe erscheint. Dasselbe gilt auch für die anderen Glycoproteide, die z. B. erhöht im Serum bei den chronisch entzündlichen Gelenkerkrankungen gefunden werden und deren Biosynthese teilweise aufgeklärt worden ist.

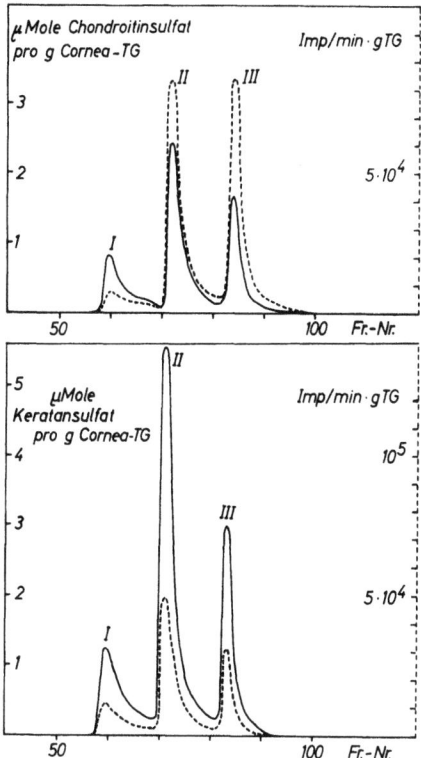

Abb. 56b. Bestimmung der spezifischen Aktivität von Keratansulfaten und Chondroitinsulfat nach kombinierter chromatographischer Trennung an ECTEOLA- und CPC-Cellulose-Säulen.

Große methodische Schwierigkeiten bereitet auch die Trennung der Mucopolysaccharide untereinander. Abb. 56a zeigt das typische Mucopolysaccharidverteilungsmuster der Mucopolysaccharide aus der Cornea, die zuerst an einer ECTEOLA-Säule aufgetrennt wurden und anschließend dann weiter mit einer CPC-Säule unterfraktioniert wurden. Selbst die nach CPC-Säulenchromatographie einheitlich erscheinenden Substanzen lassen sich wiederum noch weiter in Chondroitin-4-sulfat und Chondroitin-6-sulfat unterfraktionieren.

Abb. 56b zeigt eine Einbaustudie von radioaktivem Sulfat in die Polysaccharide der Cornea. Die Bestimmung der spezifischen Aktivität darf nur auf getrennte Fraktionen bezogen werden, eine Sammelfraktion kann zu großen Irrtümern führen. Im vorliegenden Falle wird gezeigt, daß der Einbau des radioaktiven Sulfats in die Chondroitinsulfatfraktionen abhängig vom Sulfatgehalt der Verbindung ist. Bei den Keratansulfaten dagegen bleibt die spezifische Aktivität bei den getrennten

Fraktionen konstant und ist damit unabhängig vom Sulfatierungsgrad des Polysaccharidsulfates.

Neuere Erkenntnisse der Biosynthese einiger Bindegewebsbestandteile sind durch die chemische Aufklärung von Protein-Polysaccharid-Komplexen gewonnen worden Es hat sich gezeigt, daß fast alle bekannten Mucopolysaccharide als Mucopolysaccharid-Protein-Komplexe vorliegen (ANDERSON; BUDDECKE; LINDAHL). Jedes Bindegewebe ist durch sein eigenes charakteristisches Mucopolysaccharidspektrum gekennzeichnet. Man kann deshalb auch erwarten, daß — je weiter die Aufklärung

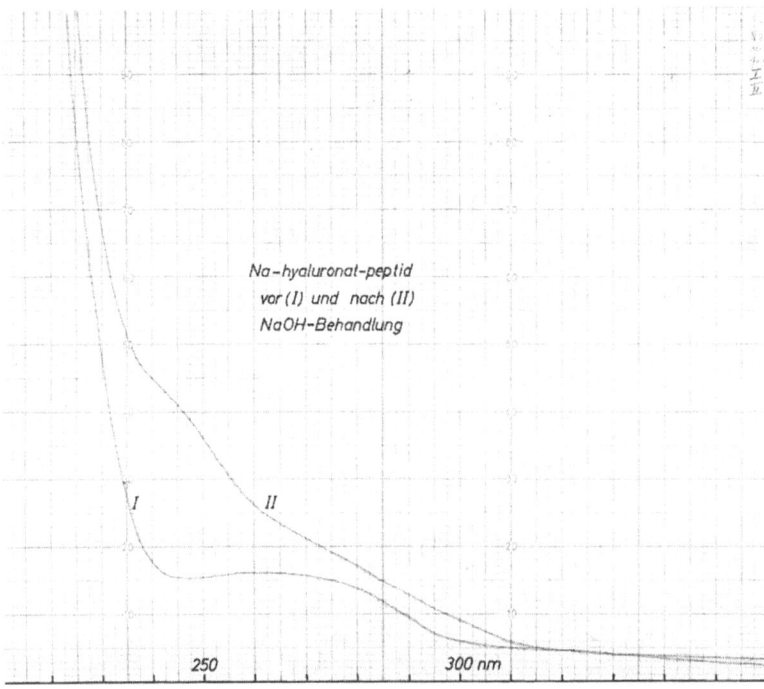

Abb. 57. Die Eliminationsreaktion eines Hyaluronsäure-Peptidkomplexes nach NaOH-Behandlung

der einzelnen Bestandteile fortschreitet — auch die Kenntnisse über die Biosynthese dieser Substanzen erweitert werden. Bei Chondroitinsulfat konnte gezeigt werden, daß Serin das mögliche Bindeglied zwischen Chondroitinsulfat und dem Proteinrest ist. Uns ist es gelungen, auch ein Hyaluronsäure-Peptid-Komplex aus der Nabelschnur zu isolieren, wobei ebenfalls ein Hyaluronsäureserylpeptid nachgewiesen werden konnte. Abb. 57 zeigt das Absorptionsspektrum von Hyaluronsäure vor und nach NaOH-Behandlung. Die bei 240 mµ entstehende neue Absorption kann, wie es die Abb. 58 zeigt, auf die Bildung einer ungesättigten Säure, die aus Serin entsteht, zurückgeführt werden. Es ist noch nicht sicher, ob die Biosynthese der Mucopolysaccharide statistisch im Sinne einer alternierenden Polymerisation erfolgt, oder ob alle Bausteine gleichzeitig an einer RNS-Matritze ribosomal gebildet werden. Beim HURLER-Syndrom konnten bisher noch keine pathologischen Mucopolysaccharide gefunden werden, d. h. keine abnorme Polysaccharidzusammensetzung. Jedoch war die

Zusammensetzung der Proteinkomponente, der isolierten Mucopolysaccharidproteinkomplexe, abnorm. Man kann, wie Abb. 59 zeigt, vermuten, daß eine fehlerhafte ribosomale Mucopolysaccharid-Protein-Komplexbildung erfolgt. Unsere Erkennt-

$$OH^- \quad \begin{matrix} H_2C\!-\!O\!-\!Hyaluronsäure \\ H\!-\!C\!-\!NH\!-\!CO\cdot Pep_1 \\ | \\ Pep_2\cdot NH\!-\!C\!=\!O \end{matrix} \quad \longrightarrow \quad \begin{matrix} H_2C \\ \| \\ C\!-\!NH\!-\!CO\cdot Pep_1 \\ | \\ Pep_2\cdot NH\!-\!C\!=\!O \end{matrix} \quad + \text{ Hyaluronsäure } O^- \\ + H_2O$$

Hyaluronsäure – Seryl – Peptid   α-Aminoacrylsäure-Rest

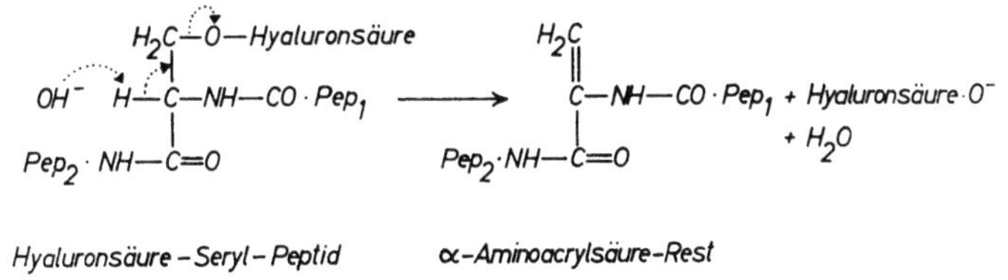

Abb. 58. Schematische Darstellung der Aufspaltung des Hyaluronsäure-Peptid-Komplexes nach dem Mechanismus der β-Elimination.

nisse über die Bildung des Kollagens und seiner Abhängigkeit vom Mucopolysaccharidspektrum des entsprechenden Bindegewebes sind, abgesehen von Modellversuchen, noch sehr dürftig. Die moderne Isolierung von Ribonucleinsäure bzw. von ribosomalen Fermenten mit Hilfe der Dichtegradientenzentrifugation kann vielleicht auf diesem Gebiete neuere Erkenntnisse erschließen.

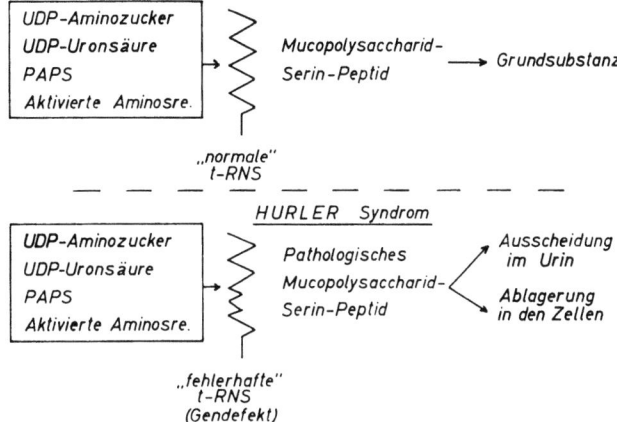

Abb. 59. Schematische Darstellung der Biosynthese eines Mucopolysaccharid-Protein-Komplexes unter normalen Bedingungen und beim HURLER-Syndrom (nach DORFMAN).

Die letzte Abbildung (Abb. 60) soll schematisch die Bedeutung einiger Enzyme bei der pathologischen Entdifferenzierung des Gelenkknorpels und der Synovialflüssigkeit darstellen. Wie besonders aus den Untersuchungen von HAMERMAN, SANDSON und SCHUBERT hervorgeht, scheint den Proteasen bei der Entdifferenzierung eine große Bedeutung zuzukommen. Sowohl das Plasmin aus dem Blutserum, als auch die Proteasen, die lysosomal freigesetzt werden, können eine Spaltung des Hyaluronsäureproteinkomplexes in der Synovialflüssigkeit herbeiführen. Nach eigenen Untersuchungen ist nicht die Hyaluronsäure in der Synovialflüssigkeit bei der primär chronischen Polyarthritis pathologisch verändert, sondern die Peptidkomponente eines Hyaluronsäureproteinkomplexes. Möglicherweise spielt auch die Hyaluronsäurepeptidbindung für die Polymerisation der Hyaluronsäure in der Synovialzelle eine Bedeutung. Die bei der Entzündung lysosomal freigesetzten

Proteasen sind aber auch in der Lage, die für die Struktur des Gelenkknorpels notwendigen Chondromucoproteide zu spalten. Geringe Mengen dieser Spaltprodukte

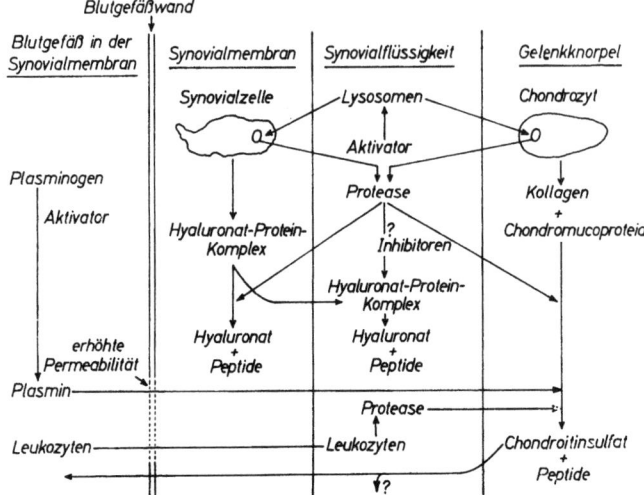

Abb. 60. Wechselwirkung zwischen Synovia und Gelenkknorpel bei der pathologischen Entdifferenzierung (HAMERMAN u. Mitarb.)

kann man dann auch in der Synovialflüssigkeit nachweisen. Cortison und Chloroquine wirken bei der lysosomalen Freisetzung von Proteasen als Hemmsubstanzen, wahrscheinlich wird dabei die lysosomale Lipoproteinmembran stabilisiert.

Literatur

ANDERSON, B., P. HOFFMAN und K. MEYER, Biochem. biophys. Acta **74**, 309 (1963); J. biol. Chem. **240**, 156 (1965). — BUDDECKE, E., W. KRÖZ und E. LANKA, Z. physiol. Chem. **331**, 196 (1963). — DORFMAN, A., Connective Tissue: Intercellular Macromolecules Proc. of a Symposium sponsered by the NY Herart Association, 155 (Boston, 1964). — HAMERMAN, D., J. SANDSON und M. SCHUBERT, J. Chron. Dis. **16**, 835 (1963). — LINDAHL, U., J. A. CIFONELLI, LINDAHL, B. und L. RODEN, J. biol. Chem. **240**, 2817 (1965). — SHETLAR, M. R., Y. F. MASTERS, D. H. HERN, BAHR, J. und R. W. PAYNE, Arthr. Rheum. **5**, 657 (1962).

Herr HARTMANN (Hannover):

Ich glaube, Sie, Herr JUNGE-HÜLSING, fahren am besten in der Erörterung des angeschnittenen Problems fort.

Herr JUNGE-HÜLSING (Münster):

Zunächst sei kurz auf die verschiedenen *Funktionen des Bindegewebes und speziell der Mucopolysaccharide* eingegangen. Es wurde bereits mehrfach erwähnt, daß gerade die Mucopolysaccharide für die Festigkeit und Haltbarkeit des Binde- und Stützgewebes (z. B. in Knochen, Knorpel und Fasergewebe) verantwortlich sind. Daneben aber fallen den Bindegewebsmucopolysacchariden besondere Aufgaben als Medium des extravasalen Stofftransportes, der Wasser- und Elektrolytbindung und der Steuerung der Permeabilität der Gefäßmembranen zu. In Abb. 61 ist das elek-

Bildungs- u. Differenzierungsvorgänge am Binde- u. Stützgewebe 83

tronenoptische Bild des Herzmuskels einer Ratte mit Kapillare und Herzmuskelzelle zu sehen: Als Transitstrecke (1) wird der Weg zwischen Kapillarendothel und Herzmuskelzelle mit den Basalmembranen und dem elektronenoptisch „Leer" erscheinenden Raum bezeichnet. Nach neuerer Auffassung sind in diesen Transit-

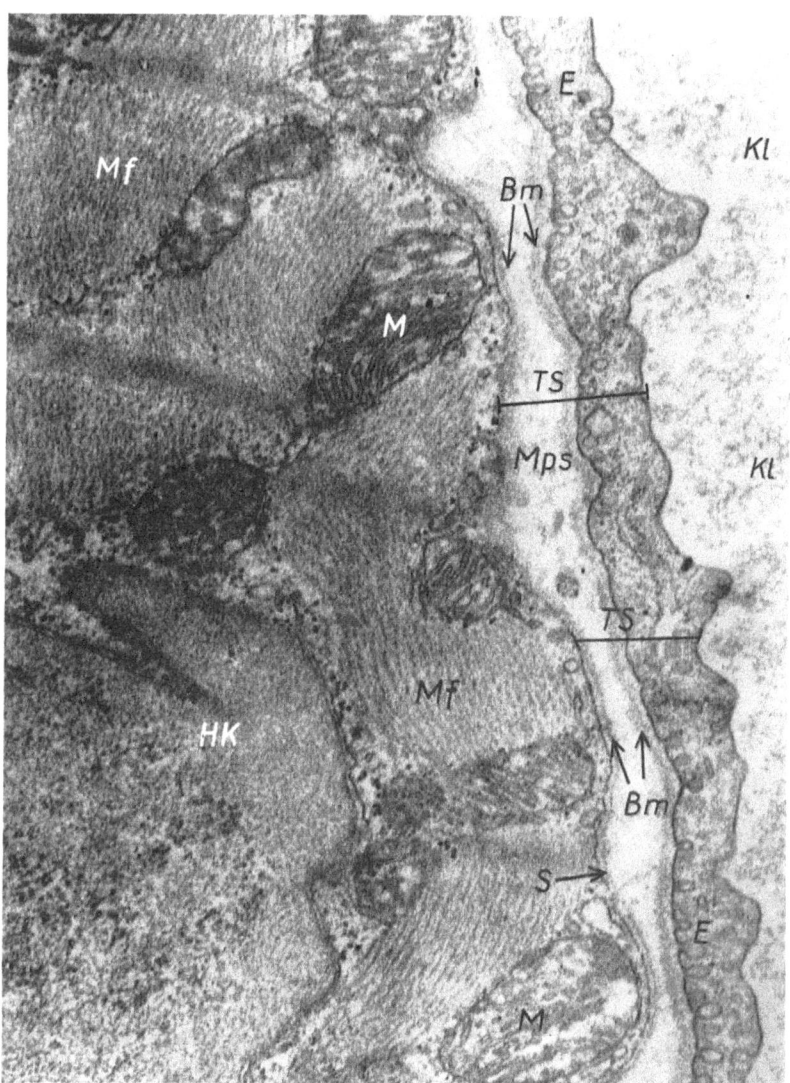

Abb. 61. Elektronenoptische Darstellung der normalen Transitstrecke. Herzmuskel, Ratte, Kontrolltier. Vergr. ca. 120 000 : 1

Erklärung zu den in Abb. 61 verwendeten Abkürzungen:
E = Endothelzelle   M = Mitochondrien
Kl = Kapillarlumen   Mf = Myofibrillen
TS = Transitstrecke Bm = Basalmembran
HK = Herzmuskelzellkern Mps = Mucopolysaccharidschicht
S = Sarkolemm

strecken Mucopolysaccharide vorhanden. Bezüglich der Bedeutung der Mucopolysaccharide bzw. des physikochemischen Zustandes der Mucopolysaccharide für alle Transportvorgänge in den Transitstrecken darf ich auf die Untersuchungen von BUDDECKE (2, 3) verweisen.

Es besteht wohl Einigkeit darüber, daß die einzelnen Bausteine des Bindegewebes von den Fibroblasten bzw. Fibrozyten gebildet werden. Man könnte annehmen, daß an der Bildung der Mucopolysaccharide der Transitstrecken die Endothelzellen beteiligt sind, wenn auch heute noch keine schlüssigen Beweise

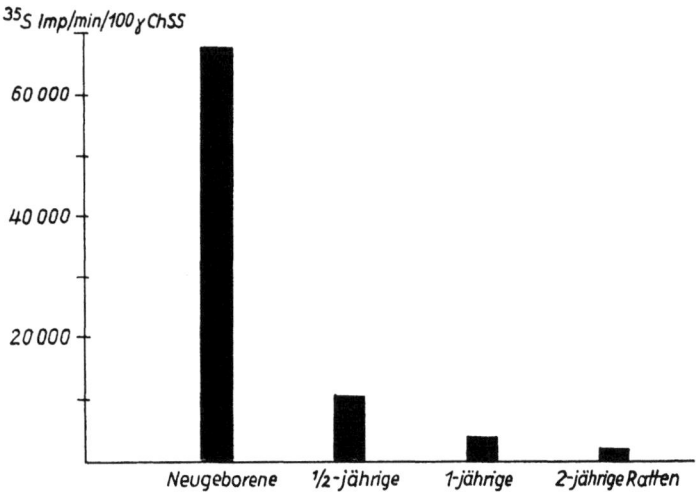

Abb. 62. Einfluß des Alterns auf den Mesenchymstoffwechsel der Haut von Ratten verschiedenen Alters. (Einbau von ^{35}S-Sulfat in die Sulfomucopolysaccharide)

dafür vorhanden sind. In Untersuchungen, die wir in Münster in den vergangenen Jahren über den Stoffwechsel der sulfatierten Mucopolysaccharide durchgeführt haben, konnten wir zeigen, daß die Mucopolysaccharide in den Binde-, Stütz- und Transportgeweben einer Vielzahl *endogener und exogener Einflüsse* unterworfen sind.

Tab. 2. Biologische Halbwertszeiten (Tage) der Chondroitinschwefelsäure (ChSS) im Bindegewebe verschiedener Organe von Ratten

Organ	Neugeborene Ratten (8—20d)	Junge Ratten (1/2 a)	Erwachsene Ratten (1 a)	Senile Ratten (2 a)
Rippenknorpel	7—8	7—8	14	16
Aorta	—	4—5	10—11	9—10
Haut	2—3	4—5	7—9	12—14
Herz	2—3	3	3—4	4—5
Leber	1—2	1—2	2—3	3—4
Milz	1	1—2	2—3	3—4

Es bedarf eigentlich keiner besonderen Erwähnung, daß der Stoffwechsel der Mucopolysaccharide erheblichen *Alternsveränderungen* unterliegt, erkennbar an den Unterschieden in der Höhe des Sulfateinbaus und der Umsatzgeschwindigkeiten der Sulfomucopolysaccharide, gemessen an den biologischen Halbwertszeiten (Abb. 62 und Tab. 2). Die alternsabhängige Verlangsamung des Mucopolysaccharidstoffwechsels in der Bindegewebsgrundsubstanz hat sicherlich eine Bedeutung für die Änderungen der physikalischen und chemischen Beschaffenheit des Bindegewebes, die sich z. B. in einer Veränderung der Wasserbindungsfähigkeit, der Elastizität, der Permeabilität oder auch der chemischen Zusammensetzung äußert (4, 5). In weiteren Untersuchungen über die *hormonale Regulation* des Bindegewebes haben wir in Übereinstimmung mit den Ergebnissen anderer Untersucher nachgewiesen, daß z. B. die Hormone der Schilddrüse, der Nebenniere oder des Thymus erhebliche Veränderungen im Bindegewebsstoffwechsel bewirken können (siehe Tab. 3). So führt z. B. das Schilddrüsenhormon bei gleichbleibender Einbaurate zu

Tab. 3. Regulationen des Mesenchymstoffwechsels durch Hormone

Schilddrüse	Mucopolysaccharide (gesteigerter Stoffwechsel, gleichbleibende Syntheserate)
Nebenschilddrüse	(gesteigerter Stoffwechsel)
Thymus	(gesteigerter Stoffwechsel)
Nebennierenrinde	(hohe Dosis: verlangsamter Stoffwechsel, verminderte Syntheserate; niedrige Dosis: gesteigerter Stoffwechsel)
Inselzellen	(beim Diabetes mellitus: verminderte Synthese, verlangsamter Umsatz)

einer deutlichen Beschleunigung der Umsatzraten mit einer Verkürzung der biologischen Halbwertszeiten; beim Myxödem kommt es umgekehrt zu einer erheblichen Verlängerung der Umsatzraten. Es ist wohl auch von klinischem Interesse, daß nach hochdosierter Gabe von Cortisol eine deutliche Hemmung des Mesenchymstoffwechsels, nach Einwirkung kleinerer Mengen an Nebennierenrindenhormon jedoch ein umgekehrter Effekt, nämlich eine Steigerung des Mesenchymstoffwechsels eintritt (Abb. 63). Bezüglich der Wirkung weiterer Hormone auf den Bindegewebsstoffwechsel sei auf frühere Publikationen von uns verwiesen (4, 6).

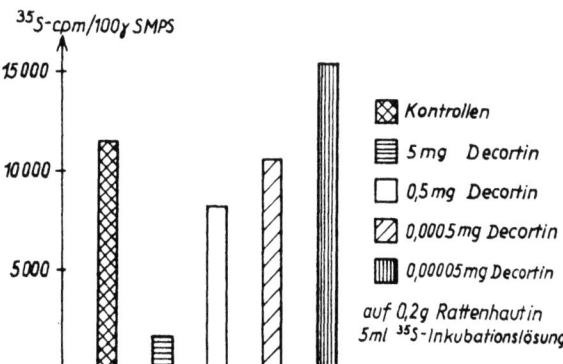

Abb. 63. Unterschiedlicher Effekt verschieden großer Dosen von Hydrocortison auf den Bindegewebsstoffwechsel. Einbau von radioaktivem Sulfat ($^{35}SO_4-$) in die Sulfomucopolysaccharide der Haut von Ratten (24 Stdn. nach Inkubation in vitro). Man kann der Abbildung entnehmen, daß große Dosen von Hydrocortison den Mesenchymstoffwechsel stark hemmen, kleine Dosen hingegen eine dosisabhängige Steigerung des Mesenchymstoffwechsels bewirken.

An Hand einer Vielzahl tierexperimenteller und klinischer Untersuchungen haben wir zeigen können, daß das Bindegewebe in seinem Stoffwechsel außerordentlich empfindlich auf Reizeinwirkungen reagiert. Das Phänomen der gleichartigen Reizbeantwortung durch das Bindegewebe haben wir „*die unspezifische Mesenchymreaktion*" genannt (4, 7). Wir verstehen darunter die Reaktion von Zellen mesenchymaler Herkunft, die den Stoffwechsel des Bindegewebes und damit den Stoffwechsel der Mucopolysaccharide, des Kollagens und der Proteine regulieren. Derartige Reaktionen des Mesenchyms äußern sich zumeist in einer Akzeleration des

Tab. 4. Beispiele für Reizfaktoren, die eine unspezifische Mesenchymreaktion auslösen können. (Steigerung des Einbaues von ^{35}S-Sulfat in die Sulfomucopolysaccharide der Bindegewebsgrundsubstanz verschiedener Organe im Tierexperiment)

Infektion	(Pasteurella multocida, Staphylokokken)
Toxine	(Pyrexal, Staphylokokken-Toxin, Diphtherie-Toxin)
Sauerstoffmangel	(Unterdruckkammer: 7000 m Höhe)
Strahleneinwirkung	(Röntgenbestrahlung)
Fremdeiweiß	(Albumin-Injektion)
Mechanische Reize	(Muskel-Trauma)
Blutdruckerhöhung	(Drosselung der Nierendurchblutung)
Fettüberfütterung	(Sondenfütterung)
Wettereinfluß	(Wetterfrontendurchgänge)
Überanstrengung	(Exzessive Bewegung im Laufkäfig)
Allergische Reaktionen	(Serumschock, Arthusphänomen)
Körperfremde Stoffe	(Crontonoel, Kunststoffe)
Zwischenhirnreizung	(Thalamusreizung durch elektrische Stromstöße)

Stoffwechsels, ebenso sind jedoch auch Reduktionen des Stoffwechsels möglich. In Tab. 4 sind Beispiele für Reizeinwirkungen, die unspezifisch eine Mesenchymreaktion auszulösen vermögen, angeführt.

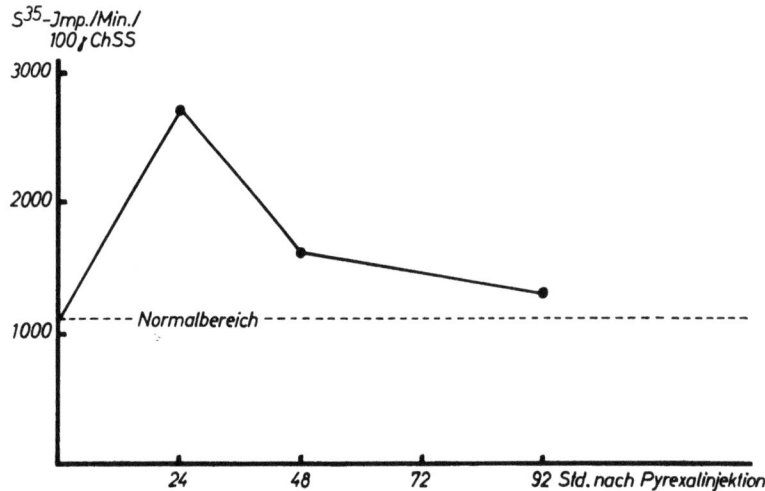

Abb. 64. Ablauf der „unspezifischen Mesenchymreaktion" nach intraperitonealer Injektion von Pyrexal (Meerschweinchen)

In Abhängigkeit von Art, Dauer und Intensität der Reize kann diese Mesenchymreaktion innerhalb kürzester Zeit wieder abklingen, ohne daß morphologische Schäden erkennbar sind (Abb. 64). Ebenso können jedoch nach chronischer oder stärkerer Reizeinwirkung neben stoffwechselchemischen Veränderungen auch morphologische Schäden erkennbar werden. Für die Erzeugung morphologischer Veränderungen ist insbesondere die Tatsache von Bedeutung, daß sich die Wirkungen verschiedener oder auch gleichartiger Reize auf den Stoffwechsel des Bindegewebes addieren und damit ,,Additionsphänomene" auslösen können (s. Beispiel Abb. 65). Solche Additionsphänomene sind stets von geweblichen Veränderungen begleitet (8).

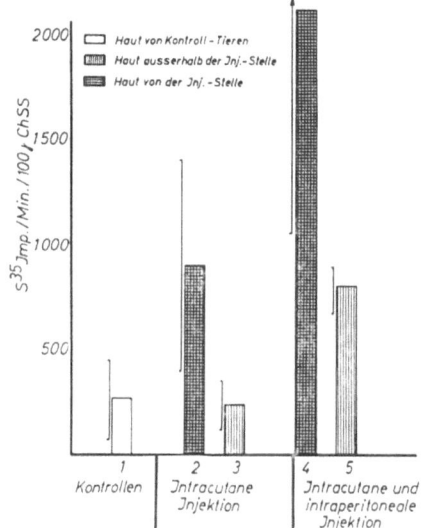

Abb. 65. Auslösung eines ,,Additionsphaenomens" in der Haut von Kaninchen durch zwei aufeinanderfolgende Injektionen von Pyrexal
(1. Injektion: intracutan;
2. Injektion: intraperitoneal)

In Übereinstimmung mit den im Tierexperiment erhobenen Befunden konnten wir auch bei den *klinischen Untersuchungen* an Patienten nachweisen, daß unspezifische Reize durch mesenchymale Reaktionen beantwortet werden, erkennbar z. B. an einer vermehrten Ausscheidung von Mucopolysacchariden im Urin, an einem gesteigerten Einbau von ^{35}S-Sulfat in die sulfathaltigen Mucopolysaccharide von Hautprobeexzisionen oder in einer vermehrten Ausscheidung von Hydroxyprolin im Urin (6, 9). Insbesondere beim Rheumatismus, bei der Arteriosklerose und beim Herzinfarkt treten charakteristische Veränderungen im Bindegewebsstoffwechsel auf. Wir sind der Ansicht, daß in der Pathogenese dieser und anderer im Bindegewebe lokalisierter Erkrankungen die durch unspezifische Reize ausgelösten unspezifischen Mesenchymreaktionen größte Bedeutung besitzen.

Über die mesenchymalen Veränderungen an den Transitstrecken der Herzmuskelkapillaren bei der *Entstehung von Herzmuskelnekrosen* haben wir an anderer Stelle ausführlich berichtet (10, 11, 12). Durch die Kombination verschiedener unspezifischer Reizeinwirkungen treten an den Transitstrecken des Herzmuskels frühzeitig Veränderungen mit zottenförmiger Destruktion der Endothelzellen, Auflockerung und Verdichtung der Basalmembranen und Verbreiterungen des bindegewebigen Spaltes zwischen Endothelzelle und Herzmuskelzelle auf. Diese Transitstreckenveränderungen werden im Herzmuskel elektronenoptisch nachweisbar, bevor Veränderungen an der Herzmuskelzelle selbst erkennbar sind. Bei gleichzeitiger Überprüfung der Permeabilität der Kapillaren durch Injektion von Ferritin wurde nachgewiesen, daß diese Ferritin-Moleküle, die bei einem gesunden Kontrolltier nur sehr zögernd und langsam durch die Endothelschranke in die Transitstrecken und den Herzmuskel übertreten, bei den durch unspezifische Reizeinwirkungen „gestressten" Tieren unmittelbar nach der Injektion aus der Kapillare austreten und in den Transitstrecken des Herzmuskels nachweisbar werden (11).

Zusammengefaßt sollte die kurze Übersicht über Funktionen, Regulationen und Reaktionen des Mucopolysaccharidstoffwechsels zeigen, daß das Bindegewebe vielfältigen Einflüssen unterworfen ist. Störungen im Stoffwechsel der Grundsubstanzmucopolysaccharide erlangen eine besondere Bedeutung, weil auf Grund ihrer funktionellen Aufgaben innerhalb der Transitstrecken derartige unspezifisch ausgelöste Störungen sogleich auch Veränderungen der Transportfunktionen und damit Störungen in der Versorgung der angeschlossenen Parenchymzellen nach sich ziehen können.

Literatur

1. HAUSS, W. H., Verh. Dtsch. Ges. Inn. Med. **69** (München 1963). — 2. BUDDECKE, E., Umschau **1962**, H. 1. — 3. FRIMMER, M. und E. BUDDECKE, Z. Naturforschg. **19**b, 789 (1964). — 4. JUNGE-HÜLSING, G., Untersuchungen zur Pathophysiologie des Bindegewebes (Heidelberg 1965). — 5. HAUSS, W. H., JUNGE-HÜLSING, G. und W. SCHULZE, Z. Alternsforsch. **14**, 259 (1960). — 6. HAUSS, W. H., JUNGE-HÜLSING, G., GERLACH, U. und W. WIRTH, in: Stoffwechsel und degenerativer Rheumatismus, hersg. V. R. OTT (Der Rheumatismus Bd. 36), 40 (Darmstadt 1965). — 7. HAUSS, W. H. und G. JUNGE-HÜLSING, Dtsch. Med. Wschr. **86**, 763 (1961). — 8. HAUSS, W.,H., JUNGE-HÜLSING, G., WIRTH, W. und H. J. ALBRECHT, Z. ges. exper. Med. **135**, 384 (1962). — 9. HAUSS, W. H., JUNGE-HÜLSING, G. und F. KÖNIG, Med. Welt **1962**, 2371. — 10. HAUSS, W. H. und G. JUNGE-HÜLSING, in: Hochdruckforschung. II. Symp. Freiburg 1964 (Stuttgart 1964). — 11. HAUSS, W. H., Verh. Dtsch. Ges. Kreislaufforschg. **30**, 153 (Darmstadt 1964). — 12. HAUSS, W. H., JUNGE-HÜLSING, G., THEMANN, H. und J. UNRUH, Z. Alternsforsch. **18**, H. 3/4 (1965).

Herr STAUBESAND (Freiburg):

Es war eben davon die Rede, daß das *Ferritin* bestimmte Membranen passiert habe. Um welche Membranen handelt es sich?

Herr JUNGE-HÜLSING (Münster):

Die *Basalmembran* von Herzmuskelkapillaren.

HERR STAUBESAND (Freiburg):

Haben Sie Ihre Ferritinteilchen nur in membranbegrenzten Bläschen gefunden, oder auch frei im Cytoplasma der Endothelzellen?

Herr JUNGE-HÜLSING (Münster):

Ich habe die Bilder nicht parat, aber soweit ich mich erinnere, haben wir sie frei in allen Transitstrecken gefunden.

Herr STAUBESAND (Freiburg):

Das wäre ein besonders beachtenswerter Befund, denn bis dahin haben alle anderen Untersucher auch das Ferritin nur in Membran-begrenzten Vesikeln der Endothelzellen gesehen. Zur Ergänzung dessen, was Sie gesagt haben, darf ich erwähnen, daß *Goldsolpartikel*, die man einem Frosch in die Bauchhöhle spritzt, in Kapillarendothelzellen des Herzens dieses Tieres nach wenigen Minuten zu finden sind. Wenn man dasselbe bei Winterschlaffröschen macht, hat sich die Zeit ungefähr verfünffacht. Also auch der Winterschlaf spielt bei all diesen Vorgängen eine sehr große Rolle.

Herr SCHWARZ (Berlin):

Herr GREILING hatte von den Enzymmustern der Bindegewebszellen gesprochen. Wir haben als Morphologen natürlich ein Interesse daran, diese Enzyme in der Zelle zu lokalisieren. Deswegen frage ich: Gibt es bestimmte Enzyme, die nur in der Mikrosomenfraktion vorkommen? Diese Fraktion würde dem endoplasmatischen Reticulum in der intakten Zelle entsprechen.

Herr GREILING (Aachen):

Diese Frage muß für das Bindegewebe mit einer methodischen Einschränkung beantwortet werden, da es meines Wissens bisher nicht befriedigend gelungen ist aus dem Bindegewebe einheitliche Partikelfraktionen herzustellen. Wir haben bei Stoffwechseluntersuchungen an der Cornea festgestellt, daß der Einbau von ^{14}C-Serin und ^{35}SO$_4$ in die Polysaccharidsulfat-Protein-Komplexe durch Puromycin gehemmt wird. Puromycin ist ein Hemmstoff der sogenannten transfer Ribonucleinsäure. Nach solchen vorläufigen Versuchen kann man vermuten, daß auch eine ribosomale Mucopolysaccharidsynthese stattfindet, aber die Reinisolierung eines solchen ribosomalen Fermentes ist bis heute noch nicht gelungen. Von anderen Geweben ist es bekannt, daß Enzyme nur in Mikrosomenfraktionen vorkommen — wie z. B. die von KRISCH aus Leber-Mikrosomen hochgereinigte Esterase.

Herr DELBRÜCK (Hannover):

Es gibt eine ganze Reihe Befunde dafür, daß die Umwandlung des Prolins zum *Hydroxyprolin* an der ribosomalen Fraktion stattfinden soll. Es ist zu all diesen Versuchen im biochemischen Bereich kritisch zu sagen, daß eine Isolierung von Zellfraktionen aus Bindegeweben ein besonders schwieriges Problem ist. Das Bindegewebe ist im Gegensatz zum Leberparenchym ein festes Gewebe. Jede Methode, die die Zelle ausreichend zerstört, führt dazu, daß die Zellcompartments auch zerstört werden. Es ist daher schwierig, streng zu unterscheiden zwischen cytoplasmatischem Raum, Zellkernraum, mitochondrialem Raum, *Ribosomen*fraktion. Daher ist man ausgewichen auf Zellkulturen und mesenchymale Gewebe lockerer Struktur.

Herr HOFFMEISTER (Hamburg):

Ich wollte nur sagen, wie die *Synthese* nach meiner Meinung nicht sein könnte, nämlich daß die *Mucopolysaccharide* direkt an den Ribosomen synthetisiert werden.

Die erste Weitergabe der Information vom Gen über messenger-RNS geht nur an Proteine über, d. h. am Ribosom wird zusammen mit dem überlagerten messenger ein Protein synthetisiert. Das Protein trägt die Spezifität, und nur Proteine sind nach bisheriger Auffassung in der Lage, Spezifität vom *messenger* zu übernehmen. Es könnte so sein, daß der messenger die Information trägt, ein Protein zu bauen, daß als Proteinanteil des Mucopolysaccharids spezifisch ist. Oder es könnte sein, daß eine Synthetase gebildet wird, die dann die aktivierten Zuckerphosphate polymerisiert. Wenn aber die Information im Gen falsch ist und der Proteinanteil falsch gebildet wird, dann paßt er nicht mehr zum zugehörigen Mucopolysaccharid und würde dann einen falschen Mucopolysaccharid-Protein-Komplex ergeben. Die Spezifität wird man sicher im Proteinanteil suchen müssen, entweder bei der Polymerase oder beim spezifischen Anteil der Mucopolysaccharide.

Herr GREILING (Aachen):

WINZLERS Arbeitsgruppe[*] hat festgestellt, daß der Einbau von ^{14}C-Glucosamin in die Glykoproteide der Leber durch Puromycin hemmbar ist. Es wird deshalb angenommen, daß die Verknüpfung des Glucosamins in der Form seines UDP-Derivats an der RNS-Matritze stattfindet.

Herr HOFFMEISTER (Hamburg):

Das ist gut denkbar, weil die Proteinkette ja zunächst an den Ribosomen zusammen mit dem messenger hängen bleibt und der nächste Schritt dann noch strukturverbunden am *Ribosomen* stattfindet.

Herr STAUBESAND (Freiburg):

Ich habe nur Bedenken anzumelden gegen die *Mikrosomen*fraktion. Zu der Mikrosomenfraktion gehört ja alles mögliche wie glatte Membranen, Bruchstücke vom Golgi-Apparat und vom endoplasmatischen Reticulum, aber auch Bruchstücke vom Ergastoplasma, d. h. also auch Ribosomen. Für den Morphologen ist also diese sogenannte Mikrosomenfraktion immer etwas Problematisches, wenn daraus Schlüsse auf bestimmte Fermente, die an bestimmte Strukturen gebunden sein sollen, gezogen werden.

Herr LINDNER (Hamburg):

Die von Herrn JUNGE-HÜLSING beschriebene Dosisabhängigkeit der Wirkung von *Cortison* gilt auch für andere Antiphlogistica und für andere bindegewebswirksame Stoffe, wie wir zusammen mit GRIES in seinen biochemischen und unseren radiochemischen Untersuchungen gesehen haben. Noch immer besteht bei den meisten Klinikern der Eindruck und die Meinung, daß Cortison die Bindegewebsentwicklung, also -bildung, generell hemmt. Das entspricht nicht den eigentlichen Tatsachen. Denn die Wirkung von Cortison geht ebenso wie die Wirkung von anderen *Antiphlogistica* und *Antirheumatica* nicht geradlinig entsprechend dem eben gezeigten Kurvenverlauf in Abhängigkeit von der steigenden Konzentration von einer Förderung über die normale Bildungsgröße im Vergleich zur Kontrolle bis zur sogenannten Hem-

---

[*] MOLNAR, J., G. B. ROBINSON und R. J. WINZLER, J. biol. Chem. **239**, 3157 (1964).

mung, sondern es gibt bei systematischen Untersuchungen von Konzentrationsreihen auch Kurvenverläufe mit wechselnden Maxima und Minima, in Abhängigkeit also von der Konzentration erst eine Hemmung, dann eine Steigerung, dann wieder eine Hemmung. Wichtig ist daraus also für den Kliniker und jeden mit diesen Substanzen arbeitenden und therapierenden Arzt, daß Antiphlogistika und Antirheumatika sowie andere bindegewebswirksame Substanzen durchaus konträre Wirkungen haben können, wie wir auch anhand von Befunden unserer eigenen Untersuchungen zur Beeinflussung der *embryonalen* wie der *postembryonalen Bindegewebsentwicklung* vorweisen können.

Noch eine Frage zu den *Basalmembranen*. Bei der Mesenchymreaktion (HAUSS) sieht man autoradiographisch also histotopochemisch im Gegensatz zur Kontrolle, wo derartiges nicht stattfindet, einen *Einbau von* ^{35}S-*Sulfat* in die lichtmikroskopisch erkennbare Basalmembran. Dieser Befund ist ein Zeichen dafür, daß bei diesen Zuständen im Bereich dieser lichtmikroskopischen Basalmembran eine Synthese saurer Mucopolysaccharide bzw. eine *Umsatzsteigerung* in deren Stoffwechsel stattfindet.

Zu Herrn STAUBESAND: Es ist eine bekannte Tatsache, daß im Winterschlaf eine allgemeine Stoffwechselverlangsamung erfolgt und damit auch eine Verzögerung der Stoffverteilung, Aufnahme und Permeation. Wir haben vor Jahren derartige Untersuchungen nicht nur am Menschen (eine große Zahl von Unfällen, die fast wie bei einer experimentellen Situation in allen Zeitvariationen vor dem Tode als Plasmaexpander Dextrane mit und ohne Winterschlaf erhalten hatten), sondern auch Versuchstieren (speziell an Ratten mit systematischen vergleichenden und entsprechenden Versuchsbedingungen zum zuvor geschilderten menschlichen Material). Dabei ergab sich, daß normalerweise eine extrem rasche Verteilung und Aufnahme des für diese Zwecke besonders geeigneten, weil histochemisch gut nachweisbaren Dextrans erfolgte, und zwar nicht nur in die Kapillaren des Herzmuskels, sondern auch in die entferntesten Orte, nicht nur der Kapillarwand, sondern auch in Zellen z. B. peripherer Lymphknoten, des Plexus chorioideus etc. Bei den genannten Versuchstieren konnten wir bei den systematischen Untersuchungen auch die Abhängigkeit dieser Aufnahmen von der Molekulargröße verfolgen, da wir dafür mit verschiedenen Dextranfraktionen klar definierter Molekülgrößen zu arbeiten in der Lage waren. Im Winterschlaf waren alle Stoffwechselvorgänge auch des applizierten Dextrans verlangsamt, angefangen von der Verteilung über die Passage, zelluläre Aufnahme und Abgabe bis zur Ausscheidung. Diese Befunde wurden zusammen mit FREYTAG und EBERT unter Verwendung von ^{3}H-markiertem Dextran bestätigt und erweitert.

Literatur

BESTE, G., Inaug.-Diss., (Hamburg 1965). — BRACK, W. J. und J. LINDNER, Tgg. Nord-Westdtsch. Pathol. Bremen 1961, ref. Zbl. Path. **103**, 565—566 (1962). — FREITAG, G., LINDNER, J., JOHANNES, G., SCHLOSSER, G. A., REIHER, W. und J. SCHMIDT, Callus-Symposion, Debrecen 1965 (im Druck). — FREYTAG, G., LINDNER, J. und K. EBERT, III. Europ. Conf. on Microcirculation 15. — 19. 3. 64 Jerusalem Bibl. Anat. **7**, 167—171 (Basel, New York 1965). — GRADEDYCK, K., Inaug.-Diss., (Hamburg 1965). — GRIES, G. und J. LINDNER, 27. Tgg. Dtsch. Pharm. Ges., Wien 1962, Arch. exper. Path. Pharmakol. **245**, H. 1, 87 (1963); Internat. Symp. Conn. Tissue, Lyon 1965 (im Druck); Acta endocr. (Kbh.) Suppl. **100**, 190 (1965). — GRIES, G., LINDNER, J. und D. BEHREND, Verh. Dtsch. Ges.

Inn. Med. **68**, 292—295 (1962). — HEISIG, N. und J. LINDNER, III. Europ. Conf. on Microcirculation, Jerusalem 1964. Bibl. Anat., Vol. **7** S. 530—536 (Basel/New York 1965). — KRÖGER, K., Inaug.-Diss., (Hamburg 1965). — LINDNER, J., Verh. Dtsch. Ges. Path. **38**, 162—171 (1954). Kongr. Dtsch. Ges. Chirurgie 1962; Langenbecks Arch. klin. Chir. **301**, 39—70 (1962); VIII. Symp. Ges. Histochemie, Wien 1962, Suppl. Bd. IV ad Acta Histochem. 96—101 (1964); Symposion: Experimentelle und klinische Probleme der postoperativen und traumatischen Entzündung (Salzburg 1964); Subsidia Med. **17**, 1—29 (1965); Internat. Symposion Davos, 10.—12. 4. 64 in: Die posttraumatische Entzündung und ihre Behandlung. 2—12 (Basel, New York 1965); V. Europ. Congr. Rheumat. dis. 25.—28. 8. 63, Stockholm (im Druck) 5. Tgg. A. G. Morphologie Magdeburg 1965 (im Druck). — LINDNER, J., GRIES, G. und W. J. BRACK, Tgg. Nord-Westdtsch. Pathol., Bremen 1961, ref. Zbl. Path. **103**, 564—565 (1962). — LINDNER, J., GRIES, G., GRADEDYCK, K. und G. BESTE, Internat. Symp. Conn. Tissue, Lyon 1965 (im Druck). — LINDNER, J., GRIES, G., GRADEDYCK, K., BESTE, G., HOOSE, C. und S. STEINBACH, Callus-Symposion, Debrecen 1965 (im Druck). — LINDNER, J. und W. GUSEK, Frankf. Z. Path. **70**, 367—381 (1960). — SCHLIEBEN, I. v., Inaug.-Diss., (Hamburg 1965). — WITTIG, M., Inaug.-Diss. (Hamburg 1965).

Herr HARTMANN (Hannover):

Wir haben gehört, daß die Bindegewebszellen spezifische Enzymausstattungen für ihre spezifischen Leistungen haben müssen und daß sich das in bestimmten Verteilungsmustern z. B. der Mucopolysaccharide in den verschiedenen Bindegeweben widerspiegelt. Wenn man Ergebnisse, wie sie Herr JUNGE-HÜLSING, gezeigt hat, interpretieren will, muß man von der Ausgangsbasis dieser differenzierten Verteilungsmuster der Mucopolysaccharide ausgehen. Diese sind eben nicht starr, sondern am Beispiel des Sulfateinbaues in die sulfatierten Mucopolysaccharide hat Herr JUNGE-HÜLSING gezeigt, daß diese Vorgänge hormonell beeinflußbar sind. Herr SCHWARZ hat gesagt, daß es die am wenigsten differenzierten Fibroblasten sind, die die Hyaluronsäure bilden. Ich wollte ihn fragen, worauf sich diese Aussage stützt. Man könnte daraus schließen, die Hyaluronsäure sei das primitivste Mucopolysaccharid, das irgendwo in der *Phylogenese* auch einmal zuerst erscheinen müßte. Ich weiß nicht, ob das richtig ist. MATTHEWS hat sicher mit Recht gesagt, daß das Mucopolysaccharidmuster einschließlich Enzymausstattung jedes Bindegewebes das Produkt eines evolutiven Vorganges ist, aber man findet z. B. beim Seeigel ein Mucopolysaccharid, das beim Säuger und beim Menschen nicht mehr vorkommt, nämlich ein *Polyfucosesulfat*. Bei gewissen Schlangen findet man ein *Polyglucosesulfat*. Mit scheint also, die Hyaluronsäure ist vielleicht nicht der — phylogenetisch gesehen — primitivste Stoff in der Reihe der Mucopolysaccharide.

Aber Herr BUDDECKE kann vielleicht zur Funktion der Mucopolysaccharide noch etwas sagen.

Herr BUDDECKE (Tübingen):

Zunächst möchte ich feststellen, daß auch das *Chondroitin*sulfat in seiner nativen Zustandsform im Gewebe als ein *Proteinkomplex* vorliegt. Man hat sich lange Zeit und ohne rechtes Ergebnis über die Funktion der Mucopolysaccharide und speziell des Chondroitinsulfats Gedanken gemacht, fruchtbare Ansätze sind jedoch erst möglich gewesen, nachdem man wußte, daß es sich hier um Polysacchrid-Proteinkomplexe handelte. An seiner chemischen Analyse möchte ich zunächt zeigen (Tab. 5), daß die grundlegenden biologischen Unterschiede, die zwischen dem

Chondroitinsulfat und den verschiedenen Chondroitinsulfat-Proteinen in der chemischen Zusammensetzung gar nicht herauskommen. Wir sehen die gleichen

Tab. 5. Chemische Zusammensetzung von Chondroitinsulfat-Proteinen
(in % des Trockengewichtes)

Herkunft	Protein	Galactos-amin	Uron-säure	S	Typ des Chondroitin-sulfates
Nasenknorpel/Rind	17	26.4	25.1	4.2	4-sulfat
Rippenknorpel/Mensch	22	21.1	19.2	4.3	4-sulfat 6-sulfat
Aorta/Mensch	19	22.1	25.2	4.9	6-sulfat
Schädelknorpel/Hai	12	27.1	28.9	4.8	6-sulfat
Chondroitinsufat kristall. Ca-Salz	<1	29.8	33.4	5.2	4-sulfat

Bausteine Galaktosamin, Uronsäure und Sulfat. Der einzige Unterschied besteht in der Proteinkomponente und der Natur des Kohlenhydrats, das als Chondroitin-4- bzw. -6-Sulfat vorliegt. Im ganzen sind die chemisch-analytischen Unterschiede nicht erheblich. Sie werden aber bedeutend und auch funktionell wichtig, wenn man nicht auf die chemische Zusammensetzung, sondern auf die *physiko-chemischen Eigenschaften* abstellt.

Man muß sich vorstellen, daß in einem Chondroitinsulfat-Protein etwa 20—60 Chondroitinsulfatketten mit einem Proteinanteil verknüpft sind. Dieser Proteinanteil, der keine Verwandtschaft zum Kollagen aufweist, verbindet die Condroitinsulfatketten über kovalente Bindungen. Das Chondroitinsulfat-Protein stellt daher ein außergewöhnlich verzweigtes Molekül dar, im Gegensatz zu Chondroitinsulfat, das ein linear-polymeres Molekül ist. Die Konsequenz ist, daß das *Molekulargewicht* von etwa 25 000—50 000 beim Chondroitinsulfat bis auf Werte von einer oder mehreren Millionen bei den verschiedenen Chondroitinsulfat-Proteinen ansteigt. Diese Umwandlung hat ganz charakteristische Unterschiede in den physiko-chemischen Eigenschaften zur Folge; sie betreffen z. B. das *effektive hydrodynamische Volumen*, eine Größe, mit der die Physikochemie die Fähigkeit eines Makromoleküls bezeichnet, Wasser zu binden. Das effektive hydrodynamische Volumen ist das Raumgebiet, innerhalb dessen ein Makromolekül die Wasserteilchen beherrscht. Es liegt beim Chondroitinsulfat-Protein in der Größenordnung von etwa 100 ml Wasser pro 1 g Substanz, beim Chondroitinsulfat dagegen beträgt dieser Wert nur wenige Milliliter. Diese Eigenschaft des Makromoleküls, das Wasser des Lösungsmittels für sich zu beanspruchen, hat wichtige Konsequenzen. In wäßriger Lösung geht nämlich das Chondroitinsulfat-Protein — besonders in höherer Konzentration — in ein dreidimensionales Raumgitter über, in dem die einzelnen Moleküle miteinander verhakt sind und praktisch das gesamte Lösungsmittel immobilisiert wird. Die Folge ist, daß es anderen gelösten Substanzen nicht oder nur in begrenztem Umfange zur Verfügung steht. Das zeigt sich darin, daß in einem solchen Gel eingeschlossenes Wasser — wie Versuche mit Tritium-markiertem Wasser zeigen — langsamer ausgetauscht wird, als dies in Pufferlösung oder in Gegenwart von proteinfreiem Chondroitinsulfat der Fall ist. Eine weitere Funktion ist die *Permeabilitätskontrolle*. Modellversuche haben ergeben, daß andere gelöste Substanzen Chondroitinsulfat-Protein-Schichten nicht oder nur sehr langsam passieren können.

Abb. 66 zeigt ein *Dreikammer-Diffusions-Modell*, bei dem die zu diffundierende Substanz aus dem Raum A durch den Raum B hindurch in den Raum C hinein diffundiert. Der Raum B, der durch 2 permeable Membranen begrenzt wird, ist mit einer Chondroitinsulfat-Protein-Lösung oder im Vergleichsversuch mit proteinfreiem Chondroitinsulfat gefüllt.

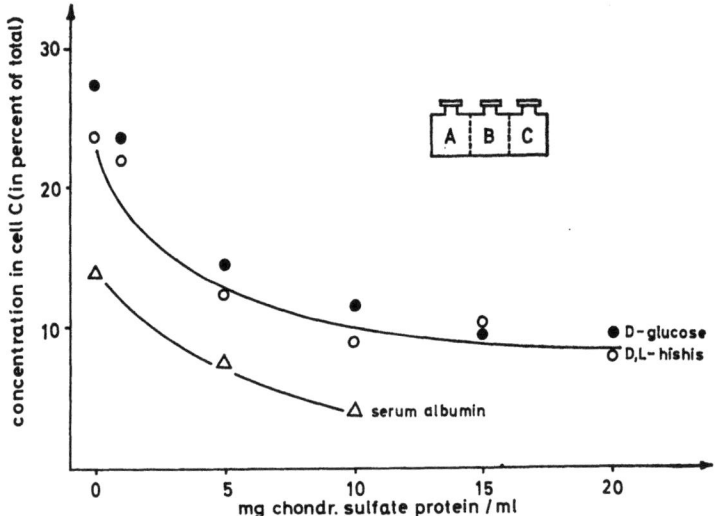

Abb. 66. Diffusionsraten von D-Glucose, D,L-Histidylhistidin und Rinderserumalbumin durch Chondroitinsulfat-Proteinlösung im Dreikammerdiffusionssystem.
Ordinate: Konzentration in Raum C (in % der Gesamtkonzentration)

Bei einem Studium des Diffusionsverhaltens verschiedener Moleküle ergibt sich, daß beim Passieren der Chondroitinsulfat-Protein-Schicht Diffusionsverzögerungen auftreten. Diese zeitliche Verzögerung ist im weiten Bereich unabhängig vom pH und Ionenstärke des Puffers, ist dagegen abhängig von der Konzentration des gelösten Chondroitinsulfat-Proteins im Raum B und dem Durchmesser des diffundierenden Partikels. Während sehr kleine Moleküle, wie das Sauerstoffmolekül, völlig ungehindert passieren, wird die Diffusion von Glucose, Aminosäuren und Dipeptiden bereits merklich verzögert, der Durchtritt des Albuminmoleküls ist schon beträchtlich erschwert. Mit zunehmender Partikelgröße wird schließlich ein Zustand erreicht, in dem überhaupt keine Penetration durch Chondroitinsulfatschichten mehr möglich ist. Dies ist z. B. bei *Goldsolpartikeln* der Fall. In einer Versuchsanordnung, die auf diffusionsverzögernde Membranen verzichtet, läßt man eine Lösung von Goldsolpartikeln (Goldisotop 198) gegen Pufferlösung oder gegen eine Lösung von Chondroitinsulfat-Protein diffundieren (Abb. 67). Mit allmählichem Vorrücken der Goldsolpartikel gegen den Zählspalt nimmt die Zählrate, die fortlaufend registriert wird, zu. Aus dem Verlauf der Zeitaktivitätskurve ist erkennbar, daß Chondroitinsulfat-Protein-Lösungen in einer Konzentration von 10 mg pro ml die freie Diffusion von kolloidem Gold fast völlig unterbinden und auch noch bei 5 mg pro ml eine Verzögerung der Diffusion auf die Hälfte des Wertes der Diffusion in Pufferlösung beobachtet wird. Die funktionellen Unterschiede zwischen Chondroitinsulfat-Protein und dem proteinfreien Chondroitinsulfat, das völlig wirkungslos ist, werden in dieser Versuchsanordnung besonders deutlich.

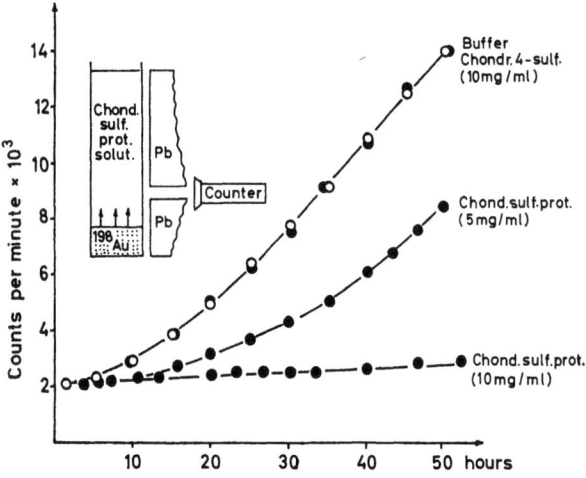

Abb. 67. Diffusion von Goldsolpartikeln (^{198}Au, ⌀ 100—150 AE) durch Chondroitinsulfat-Proteinlösung. Ordinate: Impulse / Minute·10^3 Abszisse: Stunden

Die Fähigkeit des Chondroitinsulfat-Proteins zum Einschluß von Gewebswasser oder zur Permeabilitätskontrolle — etwa in der von Herrn JUNGE-HÜLSING erwähnten Transitstrecke — ist jedoch an die Integrität des Makromoleküls gebunden. Jede Maßnahme, die geeignet ist, dieses Makromolekül zum Zusammenbruch zu bringen (proteolytische oder glycosidische Enzyme) führt zu einem Verlust dieser Funktion. Das bedeutet, daß der Status des Chondroitinsulfat-Proteins im Gewebe nicht nur ständig durch Neusynthese auf gleicher Höhe gehalten werden muß, sondern auch vielfältigen Einflüssen des Stoffwechsels ausgesetzt ist.

Herr HAUSS (Münster):

Eine Frage an Sie, Herr BUDDECKE: Sie haben doch aus Aorten die Glycoproteide extrahiert, haben Sie an gesunden und kranken Aorten unterschiedliches Eiweiß in den Glycoproteinkomplexen gefunden?

Literatur

SHATTON, J. und M. SCHUBERT, J. biol. Chem. **211**, 565 (1954). — SCHUBERT, M., Federation Proc. **17**, 1099 (1958). — BUDDECKE, E. und M. SCHUBERT, Hoppe-Seyler's Z. Physiol. Chem. **325**, 189 (1961). — FRIMMER, M. und E. BUDDECKE, Z. Naturforsch. **19b**, 789 (1964). — BUDDECKE, E., KRÖZ, W. und E. LANKA, Hoppe-Seyler's Z. Physiol. Chem. **331**, 196 (1963).

Herr BUDDECKE (Tübingen):
Wir haben Chondroitin-6-Sulfat-Proteine aus der menschlichen Aorta isoliert. Das Untersuchungsgut bestand aus verschiedenen Altersklassen, aber wir haben keine Unterschiede zwischen normalen und arteriosklerotischen Aorten gemacht.

Herr HAUSS (Münster):
Aber das Eiweiß haben Sie untersucht, an dem dieses Chondroitinsulfat hing — auch in alten Aorten und jungen Aorten?

Herr BUDDECKE (Tübingen):
Nein, das haben wir nicht untersucht.

Herr HAUSS (Münster):
Das Chondroitinsulfat war mengenmäßig unterschiedlich, aber nicht in der Qualität?

Herr BUDDECKE (Tübingen):
Darüber kann ich keine Auskunft geben, denn die Frage, was eine normale Aorta oder eine arteriosklerotische Aorta ist, können wir als Nichtmorphologen nicht entscheiden. Aus diesem Grunde sind m. E. auch alle Untersuchungen auf diesem Sektor mit außerordentlichen Fehlerquellen belastet. Die Bezugsgröße wird doch in der Regel das Trockengewicht des Gewebes sein. Wenn sich aber bei einer pathologisch veränderten Aorta größere Anteile calcifizierter Stellen finden, müßten diese für die Berechnung des Gewichtes eigentlich ausgeschaltet werden. Anderenfalls kommt man bei Bezug auf das Trockengewicht zu Ergebnissen, die widersprechend sind. Ich sehe bisher keine experimentellen Möglichkeiten, um hier zu einer klaren Aussage zu kommen, zumindestens nicht bezüglich des absoluten Gehaltes an Chondroitinsulfat-Protein in normalen und arteriosklerotischen Aorten.

Herr HAUSS (Münster):
Qualitätsunterschiede haben Sie nicht untersucht?

Herr BUDDECKE (Tübingen):
Nein.

Herr LINDNER (Hamburg):
Die physikalisch-chemischen und kolloidchemischen Untersuchungen am Bindegewebe, die vor allem von SCHADE (s. o.) inauguriert wurden, haben klar ergeben, daß die sogenannten Zustandsänderungen, die unter den Gesamtbegriff der *Entmischung* fallen, wie bereits heute mehrfach betont wurde, physikalisch-chemischen Gesetzmäßigkeiten entsprechen und in Sekunden oder Minuten in vivo ablaufen können, wahrscheinlich völlig unabhängig von Zellen, wie an zellarmen oder zellfreien in-vivo- bzw. in-vitro-Untersuchungen festgestellt wurde. Neben den bekannten Depolymerisierungen, Aggregationen und Desaggregationen können erhebliche Kräfte im physiologischen Stoffaustausch durch Kontraktions- und Retraktionswirkungen der Makromoleküle der Grundsubstanz wirksam werden, die gleich einer Saug- und Pumpenbewegung durchaus zur aktiven Fortbewegung im

Rahmen des Stoffaustausches beitragen können. Es ist außerordentlich nützlich, gerade kolloidchemische Untersuchungen zur Erklärung uns bisher nicht ausreichend erklärbarer physiologischer und pathologischer Vorgänge an den sogenannten Grundsubstanzen heranzuziehen.

Herr GRIES (Berlin):

Gestatten Sie mir eine Bemerkung zur Frage der *Funktion der Mucopolysaccharide*. Neben der erwähnten unspezifischen Reaktion gibt es hochspezifische Aufgaben. Als Beispiel seien die Ergebnisse von LUDWIG*) erwähnt, der zeigte, daß der *Exophthalmus* nach Gabe von *thyreotropem Hormon* auf einer Vermehrung von Hyaluronsäuren im Retrobulbärraum beruht. Durch diese Vermehrung kommt es zu einer Einlagerung von Wasser und Elektrolyten. Als weiteres Beispiel von vielen anderen sei noch auf die mechanischen Aufgaben der Mucopolysaccharide an der Knorpelgrundsubstanz hingewiesen. Es wurde erwähnt, daß es beim HURLER-*Syndrom* einen pathologischen Eiweißkörper gäbe. Wir wissen, daß beim HURLER-Syndrom auch Störungen des Kollagenstoffwechsels auftreten. Hat man Vorstellungen darüber, ob zwischen beiden ein Zusammenhang besteht? Wir wissen außerdem, daß die Mucopolysaccharide, die an Kollagen gebunden sind, einen Einfluß auf die Abbaufähigkeit, aber auch auf andere Eigenschaften, wie z. B. die Hitzestabilität des Kollagens, haben.

Herr GREILING (Aachen):

Darüber gibt es noch keine exakten Ergebnisse. Die Untersuchungen von DORFMAN und Mitarb.**), über die ich berichtet habe, haben gezeigt, das beim HURLER-Syndrom die Aminosäurezusammensetzung des Mucopolysaccharid-Protein-Komplexes verändert war. Es gibt aber noch keine Anhaltspunkte dafür, daß so etwas auch bei anderen Kollagen-Krankheiten vorliegt. Wir haben beispielsweise bei einem EHLERS-DANLOS-Syndrom den Aminosäurespiegel des Blutserums untersucht. Dabei haben wir festgestellt, daß die quantitative Aminosäureverteilung dem normalen Serum entsprach. Der Defekt in der Kollagensynthese ist deshalb wahrscheinlich auch an der RNS-Matritze zu suchen. Das sind aber alles noch Spekulationen.

Herr HARTMANN (Hannover):

Herrn BUDDECKES Experimente bedeuten, daß für die physikalisch-chemischen Eigenschaften eines Bindegewebes nicht nur die Menge der einzelnen Mucopolysaccharide wichtig ist, sondern auch ihr makromolekularer Status. Hier eröffnet sich eine neue Erkenntnis. Noch eine Frage dazu: Die *Vernetzungsvorgänge*, von denen Sie gesprochen haben, finden ja extracellulär statt. Sind sie von den Zellen gesteuert oder noch weitgehend extracellulären Einflüssen, etwa dem Ionenmilieu, ausgesetzt?

Herr BUDDECKE (Tübingen):

Das Polysaccharidprotein wird — soviel wir heute aus autoradiographischen Untersuchungen wissen — in der Zelle synthetisiert, der genaue Ort ist jedoch

---

*) LUDWIG, A. W., BOAS, N. F. und L. J. SOFFER, Proc. Soc. exp. Biol. Med. **73**, 137 (1950). — LUDWIG, A. W., Proc. Soc. exp. Biol. Med. **85**, 424 (1954).

**) DORFMAN, A., Connective Tissue: Intercellular Macromolecules Proc. of a Symposium sponsored by the NY Heart Association. 155 (Boston, 1964).

noch nicht geklärt. Es wird dann aus der Zelle ausgeschleust, möglicherweise über einen umgekehrten pinozytotischen Prozeß, und verbleibt dann als Strukturelement im Extrazellulärraum. Es ist jedoch auch weiterhin möglich, den makromolekularen Zustand dieses Chondroitinsulfat-Proteins zu beeinflussen, sei es durch Wirksamwerden von Enzymen, die zu einer Depolymerisation führen, oder durch Änderung des Elektrolytgehaltes im Gewebe. In diesem Falle würden sich der Ionisationsgrad der Carboxyl- und Sulfatgruppen und damit die Aufweitung des makromolekularen Knäuels und sein Quellungszustand ändern. Alles das sind Faktoren, die das Molekulargewicht und Molekülvolumen als entscheidende Größen für den Anteil des gebundenen Wassers im Bindegewebe beeinflussen. Für Knorpelgewebe haben wir die Molekulargewichte vom Chondroitinsulfat-Protein in Abhängigkeit vom Lebensalter gemessen und dabei festgestellt, daß von der Geburt bis zum 6. bzw. 8. Dezennium eine kontinuierliche Abnahme des Molekulargewichtes stattfindet. Es ist interessant festzustellen, daß die aufgrund dieser Molekulargewichtsabnahme berechenbare und voraussagbare Abnahme des Wassergehaltes tatsächlich vorhanden ist, wie ältere Untersuchungen beweisen. Es ergibt sich also, daß die Alternsvorgänge im Knorpelgewebe und wahrscheinlich generell im Mesenchym nicht nur ein chemisches, sondern auch ein makromolekulares Problem darstellen. Denn es erfolgt nicht nur eine Veränderung der Mengenrelation Chondroitinsulfat-/Keratansulfatgehalt, sondern auch das Chondroitinsulfat-Protein selbst unterliegt einer makromolekularen Veränderung im Sinne einer Abnahme des Molekulargewichtes.

Herr HARTMANN (Hannover):
Aber erklärt das denn die Abnahme des Wassergehaltes ? Das kommt doch auch auf die Menge der wasserhaltenden Moleküle an. Sie muß dann doch stark abnehmen.

Herr BUDDECKE (Tübingen):
Auch die Menge der Moleküle nimmt ab. Im *Diskus intervertebralis* z. B. nimmt der Gehalt der Gesamtmucopolysaccharide, der beim Neugeborenen ca. 32% des Trockengewichtes ausmacht, auf 17—20% zwischen dem 6. und 8. Lebensjahrzehnt ab.

Herr GRIES (Berlin):
Ich glaube, es spielt außerdem eine Rolle, welches Mucopolysaccharid im Einzelfall vorliegt. Die Hyaluronsäuren sind z. B. besonders gut quellfähig und in der Lage, sehr viel Wasser zu binden. Allein eine relative Abnahme der Hyaluronsäuren würde schon einiges ausmachen.

Herr BUDDECKE (Tübingen):
Bei der Haut gewiß.

Herr HAUSS (Münster):
Wir haben in Münster in Zusammenarbeit mit dem Institut für organische Chemie (Dir.: Prof. MICHEEL) versucht, aus der *Aorta* in toto die *Eiweißpolysaccharidkomplexe* zu gewinnen. Wir haben diese Eiweiße bei der Arteriosklerose und bei Gesunden untersucht. Dabei wurde festgestellt, daß in der gesunden und in der kranken Aorta die Eiweiße der Glycoproteide genau gleich sind, was die

Aminosäurenverteilung anbelangt. Ein Unterschied wurde nur im *Talosamingehalt* gefunden. Diese Diskrepanz mag darauf beruhen, daß bei der Auswertung, die ja einen großen Eingriff in das makromolekulare Gefüge darstellt, Talosamin unterschiedlich freigesetzt wurde.

Ich möchte Herrn BUDDECKE noch fragen: Sie haben doch Unterschiede in der *Polysaccharid*-Molekülgröße beim *Knorpel* gefunden. Halten Sie es für möglich, daß man solche Unterschiede auch an der Aorta finden wird?

Herr BUDDECKE (Tübingen):
Ja, das halte ich allerdings für möglich. Die Mitarbeiterin von Prof. MICHEEL, Frau KLEMER, hat Chondroitinsulfat-Proteine aus der Aorta untersucht, aber für das Molekulargewicht keine Angaben über Altersveränderungen bzw. Veränderungen bei Arteriosklerose gemacht.

Herr HAUSS (Münster):
Es waren keine Unterschiede da.

Herr BUDDECKE (Tübingen):
Wenn man Chondroitinsulfat-Proteine in nativem Zustand und für die Bestimmung des Molekulargewichtes aus dem Gewebe isolieren will, dann darf man nicht mit den sonst für die Isolierung von Mucopolysacchariden üblichen aggressiven chemischen Methoden vorgehen. In alkalischem Milieu z. B. kommt es einerseits zu einer Zerlegung des Chondroitinsulfat-Proteinkomplexes in Polysaccharide und Peptide (unter β-Elimination der O-glykosidisch an Serin gebundenen Chondroitinsulfatketten, wie Herr GREILING erklärte), andererseits zu einer Epimerisierung des N-Acetalgalaktosamins zu N-Acetyltalosamin. Das *Talosamin* muß man — glaube ich — als Kunstprodukt ansehen. Dennoch besteht grundsätzlich keine Schwierigkeit, solche Untersuchungen auch an der menschlichen Aorta durchzuführen. Es ist jedoch zu beachten, daß die Aorta postmortal autolytischen Veränderungen ausgesetzt ist, die ebenfalls das Molekulargewicht der Chondroitinsulfat-Proteine beeinflussen können. Wir haben den Proteasegehalt von Aorten an Sektionsgut untersucht und festgestellt, daß der Proteasegehalt so hoch ist, daß uns solche Untersuchung an der Aorta nicht aussichtsreich erscheint, weil durch die Proteasen auch der Chondroitinsulfat-Proteinkomplex zerstört wird. Möglicherweise ist das ein Hindernis, das Molekulargewichtsbestimmungen an solchen Komplexen nutzlos macht.

Herr HAUSS (Münster):
Sie haben doch wohl die Aorten mit Calciumchlorid behandelt? Sprengt das die Mucopolysaccharid-Proteinbildung nicht?

Herr BUDDECKE (Tübingen):
Sicher nicht. Wir extrahieren in der Regel in der Kälte bei pH 7 unter Anwendung mechanischer Desintegrierung und physiologischer Lösungsmittel.

Herr OTT (Bad Nauheim):
Ist jede Veränderung der Grundsubstanz Manifestation einer veränderten Tätigkeit der Bindegewebszelle oder ist etwas bekannt darüber, ob Grundsubstanzveränderungen auch eintreten können, ohne daß wir immer eine veränderte

Bindegewebszelltätigkeit annehmen müssen? Letzten Endes lautet die Frage: Lebt die Grundsubstanz für sich oder ist sie immer restlos in Abhängigkeit von der Zelltätigkeit?

Herr BUDDECKE (Tübingen):
Wie Herr DELBRÜCK schon sagte, sind die Zellen die Stoffwechselzentren des Bindegewebes, auch wenn sie nur in geringer Anzahl vorhanden sind. Dieses Gesetz gilt uneingeschränkt und bedeutet, daß alle extracellulären Elemente *in* der Zelle synthetisiert werden und daß sie auch während ihres extracellulären Daseins kein Eigenleben führen, sondern ständig von der Zelle her kontrolliert werden. Die Zelle bestimmt also, wann ein Molekül der Intercellularsubstanz wieder abzutreten hat und durch ein neu synthetisiertes ersetzt wird.

Herr OTT (Bad Nauheim):
Aber *Alterung* oder Vernetzung der *Interzellularsubstanz* wäre doch auch ohne Zutun von Lebensvorgängen denkbar.

Herr HARTMANN (Hannover):
Natürlich, z. B. wenn die Zelle nicht programmgemäß nachliefert und nichts abgebaut wird, ist dieses makromolekulare System notwendig einer von Zelleinflüssen unabhängigen Vernetzungsreaktion unterworfen, wie jedes Kolloid, das altert.

Herr STAUBESAND (Freiburg):
Darf ich vielleicht eine ganz laienhafte Frage an die Herren Pathologen richten: Kann man überhaupt von einer „normalen" Aorta sprechen? Ist es möglich, eine normale Aorta von einer nicht normalen zu unterscheiden?

Herr LINDNER (Hamburg):
Ja.

Herr STAUBESAND (Freiburg):
Ich möchte mir noch eine propädeutische Bemerkung erlauben. Sie, Herr BUDDECKE, haben eben davon gesprochen, daß bestimmte Substanzen durch Pinozytose ausgeschleust werden können. Da wir uns um möglichst klare Definition bemüht haben, möchte ich darum bitten, daß wir sie auch hier gebrauchen. Der Ausdruck *Pinozytose* ist vorbehalten für einen Vorgang lichtmikroskopischer Größenordnung. Er geht auf Untersuchungen von LEWIS in der Gewebekultur zurück. Die Vorgänge, die Sie eben im Sinne hatten, bezeichnet man besser mit dem von ODOR geprägten Terminus *Mikropinozytose*. Ohne auf Einzelheiten eingehen zu wollen, sei nur betont, daß der Unterschied zwischen beiden Phänomenen durchaus nicht nur in der Größenordnung der Abläufe liegt, sondern daß prinzipielle biologische Differenzen zwischen beiden Erscheinungen bestehen (vgl. STAUBESAND).

Literatur

LEWIS, 1928, 1930. — ODOR, 1956. — SAUBESAND, 1965.

Herr HARTMANN (Hannover):
Zurück zur Frage des Stofftransportes im Bindegewebe durch die „Transitstrecke". Er hängt doch sehr stark vom Wassergehalt ab.

Herr STORCK (Endbach):
Mich interessiert die Frage, ob die Diffusibilität im Bindegewebe bei *oedematösen Zuständen* oder bei entzündlichen Zuständen verändert wird, sowohl für wasser-, wie für chemisch gelöste, wie für kolloid gelöste Substanzen.

Herr BUDDECKE (Tübingen):
Der Faktor, der neben dem Molekulargewicht den Quellungszustand der Mucopolysaccharid-Proteinkomplexe in erster Linie beeinflußt, ist der Ionisationsgrad der Carboxyl- und Sulfatgruppen. Wenn 80% der Sulfat- und Carboxylgruppen ionisiert sind, dann ist die maximale Hydratation erreicht. Jede Veränderung des pH im Gewebe wird also eine Veränderung im Quellungszustand des Gewebes zur Folge haben, in dem Sinne, daß bei größerer Alkalität eine stärkere Quellung des Gewebes stattfindet und bei Säuerung eine Schrumpfung. Des weiteren beeinflußt der Elektrolytgehalt, vor allem die Zugabe von Neutralsalzen, den Quellungszustand. Wenn man die Größe eines Chondroitinsulfat-Moleküls in Abhängigkeit von der anwesenden Ionenkonzentration untersucht, stellt man fest, daß bei einer Konzentration in der Größenordnung von 0.25×10^{-2} m ein Quellungsmaximum erreicht wird. Oberhalb oder unterhalb dieses Konzentrationsbereiches ist das Molekül weniger stark hydratisiert, also kleiner. Das bedeutet natürlich, daß der Wassergehalt eines Gewebes auch durch den Elektrolytgehalt gesteuert wird. Ich möchte sogar vermuten, daß das sogenannte Kochsalzoedem nicht dadurch bedingt ist, daß das Kochsalz durch direkte osmotische Kräfte zusätzliche Gewebsflüssigkeit festhält, sondern daß hier ein Regelmechanismus vorliegt, bei dem das Kochsalz primär die Knäuelung und Aufweitung der Makromoleküle beeinflußt, die dadurch die Fähigkeit erhalten, zusätzliches Wasser im extrazellulären Raum festzuhalten.

Herr HARTMANN (Hannover):
Zur klinischen Frage von Herrn STORCK möchte ich auch als Kliniker etwas sagen. Sie haben sich gewundert, und davon geht Ihre Frage aus, warum beim Oedem so relativ wenig Gewebsschäden auftreten. Das liegt wahrscheinlich daran, daß zwar die *Transitstrecke* vergrößert wird, daß aber die Diffusionsstörung deswegen nicht so schwerwiegend ist, weil der Wassergehalt größer wird und dann große Lücken da sind, durch die die Stoffe gut hindurchdiffundieren können. Anders ist es beim *Myxoedem*, wo ja primär die Vermehrung der Mucopolysaccharide vorhanden ist. Dort haben wir auch Ernährungsstörungen des Gewebes, das ist der Unterschied.

Herr STORCK (Endbach):
Ist nun die Diffusibilität größer im oedematösen Gewebe?

Herr HARTMANN (Hannover):
Ja, natürlich, aber dafür ist auch die Transitstrecke größer, das gleicht sich offenbar aus — die Verlängerung der Strecke, aber gleichzeitig die Erleichterung der Diffusionsgeschwindigkeit.

Herr JUNGE-HÜLSING (Münster):
Sie ist vielleicht größer, weiter, aber auch besser passierbar für Stoffe, die gewebsfremd sind und unter normalen Bedingungen nicht diffundieren könnten.

Herr HARTMANN (Hannover):
Ich denke, wir gehen dann auf das *Eiweiß der Bindegewebe* über. Wir haben vier Typen von Eiweißen kennengelernt: Die Eiweiße, die mit Mucopolysacchariden verbunden sind; dann die Eiweiße, die in das Bindegewebe physiologischerweise insudieren, also etwa Serumeiweißkörper. Dann bleiben zwei große Gruppen, nämlich die Eiweiße, die in die beiden genannten Gruppen nicht gehören und auch nicht Kollageneiweiße sind, und schließlich die verschiedenen Typen von Kollageneiweißen. Ich möchte Herrn DEICHER fragen, was man bisher über die bindegewebseigenen, aber nicht vom Blut stammenden und auch nicht der Kollagengruppe zugehörigen Eiweiße weiß.

Herr DEICHER (Marburg):
HADDING und Mitarb.*) haben mit physiologischen Puffern Extrakte aus dem *Nucleus pulposus* hergestellt und mit diesen Substanzen immunisiert. Dabei hat sich herausgestellt, daß im Nucleus pulposus immer Serumproteine vorhanden waren. Wenn man aber die Antikörper gegen Serumproteine herausabsorbiert — vielleicht darf man in Parenthese noch sagen, daß eine gewisse Präferenz vorhanden war, es waren nämlich vorwiegend Glycoproteine der $\alpha 1$- und $\alpha 2$-Gruppe und Antikörperproteine, die hier nachgewiesen wurden — wenn man also mit Serum absorbierte, so erhielt man mindestens eine im $\alpha 2$-β-Bereich wandernde Fraktion, die nicht Serumprotein war und gegen die eindeutig Antikörper gebildet wurden.

Herr FRICKE hat diese Untersuchungen später weitergeführt. Vielleicht kann er selber dazu noch etwas sagen. Jedenfalls gibt es offensichtlich im Bindegewebe Proteine, die Antigencharakter haben und die nicht Serumproteine sind.

Ich möchte aber noch zu der Frage der Serumproteine etwas sagen, was von der klinischen Seite her interessiert. Was passiert, wenn Antikörperproteine im Bindegewebe vorhanden sind?

Antikörperproteine sind prinzipiell jederzeit in der Lage, mit ihrem homologen Antigen zu reagieren. Eine solche Antigen-Antikörper-Reaktion im Bindegewebe mit ihren Folgen — Komplementbindung, Histaminfreisetzung usw. — wäre in der Lage, eine sehr erhebliche Störung des Milieus hervorzurufen; und in der Tat sehen wir bei gewissen Krankheiten solche Antigen-Antikörper-Komplexe im Bindegewebe. Als Beispiel sei hier die chronische Glomerulonephritis genannt.

Herr HARTMANN (Hannover):
Herr FRICKE, wie ist augenblicklich der Stand unseres Wissens über bindegewebseigene Proteine, die nicht Kollagenproteine sind?

Herr FRICKE (Hannover):
Bindegewebseigene Proteine kommen in Geweben möglicherweise als Komplexverbindungen mit Polysacchariden (Glycosaminoglycans) vor. Das von SCHUBERT

---
*) HADDING, U., HARTMANN, F. und R. FRICKE, Z. Rheumaforsch. **22**, 149 (1963).

beschriebene Chondromucoprotein stellt eine solche Polysaccharid-Protein-Komplexverbindung dar. Bei Präparationen von Hyaluronsäure und Keratansulfat sind ebenfalls an Polysaccharid gebundene Peptidkomponenten beschrieben worden. Bindegewebseigene Proteine sind durch immunologische Untersuchungen entdeckt worden. In *Knorpel, Sehnen* und *Zwischenwirbelscheiben* sind drei Antigene nachgewiesen worden. Diese löslichen Antigene sind weder Serumproteine, noch lösliches Kollagen. Aus Zwischenwirbelscheiben haben wir ein Nichtserum- und Nichtkollagenprotein isoliert (Abb. 68). Der Proteinanteil von etwa 50% enthält

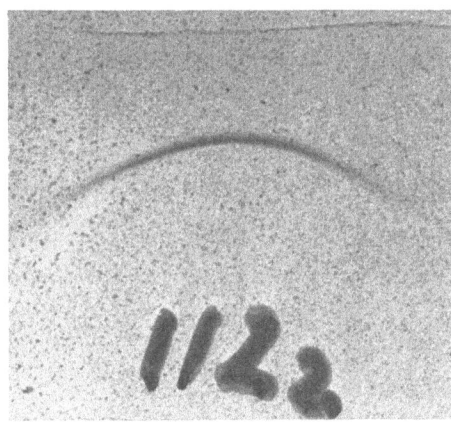

Abb. 68. Immunodiffusion von Nichtserum und Nichtkollagenprotein aus menschlicher Zwischenwirbelscheibe. Das Antiserum gegen Extrakte menschlicher Zwischenwirbelscheibe ist abgesättigt mit menschlichem Normalserum

nur eine geringe Menge Tyrosin. Seine Kohlenhydratkomponenten sind Glucosamin und Galaktose. Es findet sich gebundenes Sulfat. Man kann annehmen, daß es sich bei dem isolierten Antigen um die native Form von *Keratansulfat, gebunden an Protein*, handelt. Somit liegt es als Glykoprotein vor und nicht als Polysaccharid-Peptidverbindung. Die Antigenität beruht auf dem Proteinanteil.

Ein weiteres bindegewebseigenes Protein wurde aus Rinderaugenlinsen isoliert. Dieses Glycoprotein ist ein an Kollagen gebundenes Antigen mit den Kohlenhydratkomponenten Glucosamin, Galaktose, Fucose und Mannose.

Literatur

SCHUBERT, M., Fed. Proc. **17**, 1900 (1958). — FRICKE, R., Atti X Congr. Lega Intern. Contro Reumatismo; Minerva Medica **2**, 806 (1961). — FRICKE, R. und R. W. JEANLOZ, Sympos. Intern. Biochem. et Phys. Tissu Conjonctif, (im Druck).

Herr HARTMANN (Hannover):

Es kämen natürlich auch Enzymproteine in Frage, denn offenbar ist es kein lösliches Kollagen. Wie weit ist man überhaupt mit der Antigenität der Kollagene, der löslichen Kollagene zur Zeit?

Herr FRICKE (Hannover):

WAKSMAN lehnt eine Antigenität von Kollagen ab. ROTHBARD und WATSON haben mit Hilfe fluoreszierender Antikörper eine Kollagenantigenität beobachtet. GROSS wiederum bestreitet, daß Kollagen antigen wirksam sei und weist auf begleitende Verunreinigungen mit Serumproteinen hin. Letzteres ist ein großes

Problem bei der Präparation von Protein-Polysaccharid-Komplexen, die Verunreinigungen mit Albumin aufweisen können, wie z. B. Präparationen des Chondromucoproteins von SCHUBERT.

Literatur

ROBERT, L. und Z. DISCHE, Biochem. Biophys. Res. Comm. **10**, 209 (1963). — WAKSMAN, B. U. and H. L. MASON, J. Immunology **63**, 427 (1949) — ROTHBARD, S. and R. F. WATSON, J. Exp. Med. **116**, 337 (1962). — GRILLO, H. C. and J. GROSS, J. Surg. Res. **11**, 69 (1962). — SCHUBERT, M., Fed. Proc. **17**, 1900 (1958).

Herr HARTMANN (Hannover):
Ich glaube, auch von STEFFEN gibt es da noch Untersuchungen.

Herr DEICHER (Marburg):
Vielleicht sollte man noch Untersuchungen von ROBBINS und Mitarb.[*] aus dem Arbeitskreis von WATSON erwähnen, die eindeutig gezeigt haben, daß Kollagen im Prinzip Antigencharakter hat. Es ließ sich nämlich folgendes zeigen: Wenn man *Fibroblastenkulturen*, die kollagene Fasern bilden, mit einem Antikörper, der durch Immunisierung von Kaninchen mit Kollagen gewonnen werden konnte, versetzt, wird die Kollagenfaserstruktur, die in der Gewebekultur entsteht, durch diesen spezifischen Kollagenantikörper vollständig zerstört. Die Querstreifungsperiode der Kollagenfibrillen ist nicht mehr nachweisbar, man sieht nur noch Knäuel und Niederschläge, die offensichtlich diesen Antigen-Antikörper-Komplexen entsprechen.

Herr BUDDECKE (Tübingen):
Ich wollte nur eine ganz kurze Bemerkung zur Nomenklatur machen. Die von M. SCHUBERT als Chondromucoprotein bezeichnete Verbindung ist identisch mit dem Chondroitinsulfat-Protein, das ich erwähnt habe. Einen großen Teil der Untersuchungen habe ich mit SCHUBERT zusammen gemacht.

Herr GREILING (Aachen):
Kürzlich ist von der MEYERschen Arbeitsgruppe[**] bewiesen worden, daß auch Keratansulfat als kovalente Proteinverbindung vorliegt.

Herr HÖRMANN (München):
Zur Immunchemie des Kollagens:
F. O. SCHMITT[***] hat die Vorstellung entwickelt, daß an den Enden der Kollagenmoleküle freie Peptide hängen, in denen vor allem das Tyrosin angereichert ist, und er hat zeigen können, daß diese Peptide durch Enzymeinwirkung abgespalten werden können. Dabei hat sich herausgestellt, daß damit auch die immunologischen Eigenschaften des Kollagens betroffen werden. Dieselben sollen hauptsächlich an diese Endpeptide gebunden sein.

---

[*] ROBBINS, W. C., WATSON, R. F., PAPPAS, G. D. and K. R. PORTER, J. Biophys. Biochem. Cytol. **1**, 381 (1955).

[**] K. MEYER, J. biol. Chem. **240**, 1005 (1965).

[***] SCHMITT, F. O., DRAKE, M. P., KUBIN, A. L. PFAHL, D. und P. F. DAVISON, Proc. Nat. Acad. Sci. **51**, 493 (1964).

Herr HARTMANN (Hannover):

Es sind aber leider keine präzipitierenden Antikörper, daran liegt es wahrscheinlich, daß so wenige Autoren sich damit beschäftigt haben. Aber STEFFEN ist es doch gelungen, Antikörper gegen Hydroxamkollagen zu erzeugen.

Herr HÖRMANN (München):

Das ist ein denaturiertes Kollagen, das man weiter mit Hydroxylamin abgebaut hat. Es entstehen Bruchstücke mit Molekulargewichten in der Größenordnung von 15000. Dieses Material enthält Hydroxamsäuregruppierungen, die determinierend für die immunchemischen Eigenschaften sind. Die Antikörper sind also gegen die Hydroxamgruppen gerichtet. Außerdem hat STEFFEN aber unter Verwendung von Adjuvantien auch Antikörper einerseits gegen natives und andererseits auch gegen denaturiertes lösliches Kollagen herstellen können.

Herr HARTMANN (Hannover):

Was ist mit Speciesunterschieden oder Unterschieden im verschiedenen Bindegewebe?

Herr HÖRMANN (München):

Es gibt Unterschiede zwischen den Kollagenen einzelner Species. Immunchemisch scheinen sie nicht alle gleich zu sein.

Herr HARTMANN (Hannover):

Aber Antigenunterschiede je nach Sitz des Bindegewebes, aus dem diese Kollagene stammen, die gibt es bisher nicht?

Herr HÖRMANN (München):

Das kann ich nicht so genau sagen.

Herr HARTMANN (Hannover):

Dann wollen wir uns jetzt der Frage der *Fibrillogenese* zuwenden.

Herr MERKER (Berlin):

Wie Sie heute morgen schon gehört haben, gilt es von morphologischer Seite als sicher, daß das Eiweißkollagen in üblicher Weise an dem Ergastoplasma an den Ribosomen des endoplasmatischen Reticulums synthetisiert und in die Hohlräume des endoplasmatischen Reticulums eingebracht wird. Problematisch wird der genaue Ausschleusungsmechanismus, und in Analogie zu anderen eiweißsezernierenden Drüsenzellen könnte man annehmen, daß dieser Weg via Golgi-Apparat vor sich geht, also Einschleusung in den Golgi-Apparat, dann Abgabe nach außen. Tatsächlich hat der *Fibroblast* einen gut ausgebildeten Golgi-Apparat. Andererseits sehen wir immer wieder eine zisternenartige Aufblähung des endoplasmatischen Hohlraumsystems, und man hat den Eindruck, daß die zisternenartigen Hohlräume sich nach außen öffnen und ihren Inhalt unter Umgehung des Golgi-Apparates direkt abgeben können. Eine dritte Möglichkeit ist die Polymerisation innerhalb der Zelle und unter Verlust der äußeren Zellmembran eine Abstoßung nach außen.

Auch hier gibt es wieder Anhaltspunkte. Wir finden innerhalb des Fibroblasten filamentäre Elemente innerhalb des Cytoplasmas, wie es auch Fräulein GIESEKING nachgewiesen hat. Die Frage ist nur, ob das wirklich Tropokollagen ist, was wir dort sehen. Theoretisch ist es möglich, daß es auch kontraktile Proteine sein können. Wir wissen, daß die Fibroblasten sich durch eine amöboide Beweglichkeit auszeichnen, und der Arbeitskreis AMBROSE[*)] hat deshalb unter der Oberfläche des Fibroblasten kontraktile Proteine gefordert. Dieses Problem ist keineswegs geklärt. Wir möchten doch annehmen, daß entweder via Golgi-Apparat oder durch ein direktes Öffnen der endoplasmatischen Hohlräume nach außen das Sekretionsprodukt freigesetzt wird.

Die *Polymerisation* der *Fibrillenvorstufen* im extracellulären Milieu hat man unterteilt in sogenannte Nucleation, die Schaffung eines Kernfadens, an den sich die Tropokollagenmoleküle anlagern und dadurch allmählich die entsprechende, für die jeweilige Lokalisation gewebetypische Fibrillendicke erzeugen. Was oft nicht berücksichtigt wird, ist der nächste Schritt, nämlich die Bildung der Textur aus diesen Fibrillen. Auch sie ist typisch und funktionsabhängig. Wir müssen also unterscheiden zwischen Synthese, Ausschleusung, Nucleation, Polymerisation bzw. Dickenwachstum und Texturbildung.

Zum *Oedem* möchte ich noch sagen: Eigenartigerweise scheint sich die Kittsubstanz innerhalb der Fasern zwischen den Fibrillen anders zu verhalten als zwischen den Fasern. Wenn wir das elektronenmikroskopische Bild eines Oedems ansehen, sind die einzelnen Fibrillenbündel auseinandergedrängt, aber der Abstand der Fibrillen untereinander innerhalb der Fasern ist sehr wenig verändert.

Herr HARTMANN (Hannover):
— der Fibrillen, das sagt nichts über die Größe der Poren im Netzwerk.

Herr GRIES (Berlin):
Wir haben zur Frage der *Fibrillogenese* untersucht, wann beim *Hühnerembryo* zum ersten Mal eine deutliche Hydroxyprolinsynthese beginnt und haben diesen Zeitpunkt mit dem Auftreten der ersten Filamente, wie von Fräulein GIESEKING mitgeteilt, verglichen. Sie stellte fest, daß am 13. Brütungstag diese als *Primärfibrillen* bezeichneten Strukturen auftreten. Wir fanden, daß die Synthese des Hydroxyprolins schon sehr viel früher beginnt, und zwar bei Embryonen ab 7. Tag. CHAPMAN[**)] beschrieb bei Granulomen, daß ab 7. Tag diese Primärfibrillen in den Fibroblasten auftreten. Wir konnten bei Granulomen etwa 5 Tage vorher den Beginn der Hydroxyprolinbildung feststellen, d. h. bereits ab 3. Tag.

Bei *Granulomen* ist erwartungsgemäß schon viel eher mit einer Faserbildung zu rechnen als beim Embryo, weil aus der Umgebung des Granuloms faserbildende Zellen einwandern können. Interessant scheint mir, daß der zeitliche Zusammenhang zwischen Beginn der Hydroxyprolinsynthese und Auftreten dieser Primärfibrillen in beiden Fällen etwa gleich ist.

Herr HARTMANN (Hannover):
Es wurde ja heute morgen schon einmal die Frage gestellt, ob die Filamente oder das Tropokollagen außerhalb der Zelle ohne neue energetische Vorgänge, ohne

---
*) AMBROSE, E. J., Exper. Cell. Res. Suppl. 8, 54 (1961).
**) CHAPMAN, J. A., J. Biophys. Biochem. Cytol. 9, 639 (1961).

Mitwirkung von Enzymen, polymerisieren könnten. Ich weiß nicht, ob die Frage schon befriedigend beantwortet ist.

Herr HÖRMANN (München):

Es ist bis jetzt in vitro noch nicht gelungen, das *Kollagen* so zu *altern*, daß es unter denaturierenden Bedingungen unlöslich bleibt. Man kann erreichen, daß es säureunlöslich wird, aber es wird nicht unter denaturierenden Bedingungen unlöslich. Es löst sich immer noch in Harnstoff oder auch in warmem Wasser. Nur wenn dies nicht mehr der Fall ist, sind die Fibrillen unter denaturierenden Bedingungen unlöslich, und erst dann haben sich kovalente Quervernetzungen eingebaut. Gerade das ist aber in vitro ohne Zusatz besonderer vernetzender Agentien wie Formaldehyd usw. noch nicht gelungen.

Herr HARTMANN (Hannover):

Nun ist es aber doch so, daß sowohl bei ihren Ausfällungsexperimenten wie auch in der Gewebekultur in Anwesenheit von Zellen die Fibrillen nur eine bestimmte Dicke erreichen und niemals zu echten kollagenen Fibrillen werden, wie wir sie am lebenden Menschen kennen.

Ich wollte Sie fragen: Welches sind die Abbruchsreaktionen, die zu diesen Polymerisationsgrenzen führen? Es ist eine Polymerisation, die nicht unendlich ist, sondern sowohl in der Länge als in der Breite irgendwo abbricht, beim in vitro-Versuch und in der Gewebekultur. Es sieht ja so aus, daß in menschlichen Bindegeweben, in denen dickere Fibrillen auftreten, irgendwelche kontrollierenden Vorgänge, die mit Zellen zusammenhängen, diese Abbruchsreaktion verhindern. So könnte man es interpretieren. Dann möchte ich doch noch gerne wissen, was Sie, Herr HÖRMANN, zum Polymerisationsvorgang meinen.

Herr HÖRMANN (München):

Wir haben uns mit der Frage beschäftigt, aus Lösung Fibrillen herzustellen, die möglichst dick und lang sind; und da stellte sich heraus, daß reines Kollagen am schlechtesten geeignet ist. Das Kollagen sollte also noch irgendwelche Verunreinigungen haben. Als Verunreinigungen, die zur Ausbildung dicker und langer Fibrillen geeignet sind, erweisen sich vor allen Dingen niedrigmolekulare Substanzen, etwa Aminosäuren, wirksam. Wir haben dazu einige Versuche gemacht, die in der nächsten Zeit veröffentlicht werden.

Bezüglich der Tatsache, daß man bei einer *künstlichen Abscheidung von gelöstem Kollagen* nur eine endliche Fibrillendicke erreichen kann, möchte ich sagen, daß man in solchen Versuchen immer von einer vorgegebenen Proteinkonzentration in Lösung ausgeht, und daß diese im Laufe der Fibrillenabscheidung immer mehr zurückgeht, bis alles Kollagen abgeschieden ist. Die Fibrillen können somit aus Mangel an Substanz nur eine gewisse Dicke erreichen, die umgekehrt proportional der Anzahl der Fibrillen und damit der Anzahl der ursprünglich gebildeten Keime ist. Im wachsenden Gewebe dagegen haben wir eine ständige Nachlieferung von Kollagenvorstufen, die sich an bereits vorgebildete Kollagenfasern anlagern können und somit Anlaß zu einem ständigen Dickenwachstum geben.

Herr SCHWARZ (Berlin):

Wir bezeichnen im allgemeinen die Bildung der Fibrillen außerhalb der Zelle als eine Art Kristallisation. Diese Vorgänge dürften ohne Enzyme funktionieren.

Sowohl bei der Rekonstitution — also in vitro-gelöstem Kollagen und dessen Ausfällung zu Fibrillen — als auch bei der sogenannten Erstausstattung in der Embryogenese kommt es in allen Organen immer zu einer bestimmten Fibrillendicke. Über diese Dicke kommen wir in vitro nicht hinaus. Man kann durch langes Stehenlassen der Lösungen noch eine minimale Verdickung der Fibrillen erreichen, aber die spielt praktisch keine Rolle; dagegen wächst der Querschnitt der Fibrille in vivo bis zu erheblichen Dicken, z. B. bei Känguruhschwanz-Fibrillen. Das konnten wir in vitro bisher nicht nachmachen. Im lebenden Organismus muß also etwas vorhanden sein, was ein Dickenwachstum der Fibrillen bewirkt. Dieser Faktor ist in den einzelnen Organen noch dazu ganz verschieden ausgeprägt und in seinem Aufbau unbekannt.

Herr LINDNER (Hamburg):

Es geht um die Frage der extracellulären Polymerisierung des Kollagens. Ich habe dazu an Herrn MERKER und an Fräulein GIESEKING eine Frage: WASSERMANN hat 1956 in Mosbach und dann 1959 in Wiesbaden auf dem Internisten-Kongreß ein elektronenmikroskopisches Bild gezeigt, auf dem man die Fortsetzung der Fibrillenperiodik durch die heute wiederholt besprochene interfibrilläre Kittsubstanz hindurch von einer Fibrille zur anderen erkennen konnte. WASSERMANN hat aus diesem geschlossen, daß die sauren Mucopolysaccharide als Matrize für die extracelluläre *Polymerisation* und Reifung der Kollagenfibrillen dienen könnten. Wir wissen aus in vitro-Untersuchungen, daß MPS die Aggregation löslichen Kollagens zu Kollagenfibrillen mit typischer Periodik fördern, daß diese Wirkung aber offenbar nicht spezifisch ist, da sie auch von anderen Stoffklassen erreicht wird und möglicherweise auch nicht dem entspricht, was von K. MEYER als die *Matrizenfunktion* der Kittsubstanz bezeichnet und angesehen wurde.

Meine Frage geht dahin, ob Sie ähnliches bei Ihren Unterschungen irgendeinmal gesehen haben oder ob das von WASSERMANN gezeigte Bild nicht, wie ich meine, einen Artefakt darstellt?

Literatur

HARTMANN, F., Verh. Dtsch. Ges. inn. Med. 1959, 27—53. — MEYER, K., Amer. J. Med. 1, 676—679 (1946). — MEYER, K., In: W. H. HAUSS und H. LOSSE, Struktur und Stoffwechsel des Bindegewebes. (Stuttgart 1960). — WASSERMANN, F. In: Chemie und Stoffwechsel von Binde- und Knochengewebe. (7. Coll. Ges. Physiol. Chemie (Berlin-Göttingen-Heidelberg 1956, S. 1—19).

Herr MERKER (Berlin):

Wir haben solche Bilder nie gesehen. Die ersten Fibrillen mit Querstreifung sind ja oft so unregelmäßig und nicht im Register, daß man also darüber gar nichts sagen kann. Die Texturprägung kommt erst später zustande, am Anfang liegen tatsächlich die Fibrillen relativ wirr durcheinander.

Fräulein GIESEKING (Münster):

Außerdem ordnen sich die Fibrillen innerhalb eines Fibrillenbündels oft so an, daß die *Richtung des Querstreifungsmusters benachbarter Fibrillen entgegengesetzt* ist.

Herr SCHWARZ (Berlin):

Darin sehe ich keine Besonderheiten. Wenn ein Kristallisationsvorgang vorliegt, warum sollen dann nicht benachbarte Kristalle in umgekehrter Richtung verlaufen.

Anders ist es, wenn eine normale und eine gegenläufige Periodizität in einer Fibrille vorliegt. Das wäre dann ein Fehler im Kristallisationsprozeß selbst.

Herr BETHGE (Hamburg):
FITTON-JACKSON *) hat noch 1960 gesagt, daß die Oberfläche der Zellmembran bei der *Fibrillogenese* eine wesentliche Rolle spiele. Ich möchte gerne wissen, wie man heute dazu steht.

Herr MERKER (Berlin):
Es bestehen sicher sehr enge Beziehungen, man spricht direkt von einer marginalen Kondensation der Grundsubstanz, von marginalen Filamenten. Fräulein GIESEKING hat ja Ähnliches berichtet.

Herr LENNERT (Kiel):
Ich wollte fragen, welche Bedeutung die Mastzellen bei der Fibrillogenese haben. Sicher ist ja, daß man sie nicht immer zur Fibrillogenese braucht. Das haben Sie auch gezeigt. Aber es gibt ein Naturexperiment, nämlich die *Mastzellen*reticulose, wobei es zu einer generalisierten Faserneubildung zusammen mit der Mastzellproliferation (Leberzirrhose, Milzzirrhose u. a.) kommt, so daß man den Eindruck nicht los wird, daß das irgendwie zusammenhängt. Welche Antwort weiß man darauf?

Herr MERKER (Berlin):
In der Kultur und im embryonalen Gewebe, die wir untersucht haben, spielen Mastzellen sicher keine Rolle bei der Fibrillenbildung. Wie weit sie an anderen Stellen noch Bedeutung haben, kann ich nicht sagen.

Herr LINDNER (Hamburg):
Diese Diskussion zeigt erneut die Verschiedenheit der Mastzellen und ihres Gehaltes an verschiedenen Bestandteilen. Bei der Bedeutung, welche das *Heparin* bei der chemischen Analyse der Mastzellen gewonnen hat, denkt man bei der von Herrn LENNERT gestellten Frage natürlich zuerst an Heparin und dessen Einfluß auf die Faserbildung. Wir wissen aber aus in vitro-Untersuchungen, daß Heparin die Kollagensynthese und -polymerisierung hemmt, also nicht fördert. Man denkt ferner an *Hyaluronsäure*, da ASBOE-HANSEN **) sehr lange schon ohne endgültigen Beweis behauptet hat, daß Mastzellen Hyaluronsäuren bilden.

Diese Meinung ist heute praktisch widerlegt.

Man denkt ferner an den gelegentlichen Nachweis von Kollagenfaserteilen in *Mastzellen*. Hier kann es sich praktisch nur um phagocytiertes Material und nicht um echte Synthesen handeln, die bisher meines Wissens nie nachgewiesen wurden, auch nicht mit ^{3}H-Prolin bei eigenen Untersuchungen.

Es muß sich also um Mechanismen handeln, welche wir bisher noch nicht übersehen, denn die Beobachtungen von Herrn LENNERT über den auffällig starken

---

*) FITTON-JACKSON, S., Bone as a tissue. Herausgeber: K. Rodahl, J. T. Nicholson, E. M. Brown, (New York 1960).
) ASBOE-HANSEN, G., Ann. Rheum. Dis. **9, 149—151 (1950); In: Connective tissues, (New York) 1954, 123—441.

Fasergehalt in lokaler und wahrscheinlich auch in kausaler Beziehung zu den Mastzellen bei der Mastzellenreticulose ist sicher, der Mechanismus ist aber nach wie vor nicht klar.

Herr GRIES (Berlin):
Ich möchte fragen, ob bei der *Mastzellenreticulose* die Mastzellen immer nur Heparin bilden oder etwa auch andere Mucopolysaccharide, die zufällig eine ähnliche Metachromasiereaktion zeigen ?

Herr LENNERT (Kiel):
Das haben wir untersucht, das ist sicher kein „hochdifferenziertes" *Heparin*, es ist sicher viel weniger sulfatiert. Man kann mit der Toluidinblau-pH-Reihe nachweisen, daß hier kein „ausgereiftes" hochsulfatiertes Heparin vorliegt.

Herr HARTMANN (Hannover):
Es tritt jetzt die Frage in den Vordergrund, welche Faktoren eigentlich den Status eines bestimmten Bindegewebes kontrollieren. Wir haben auf der einen Seite die Gewebszüchtungsversuche und die in vitro-Versuche mit einem ganz bestimmten und fast invariablen Status und haben auf der anderen Seite die Skala von verschiedenen Möglichkeiten des Fibrillenstatus, wie er in den verschiedenen Organen des Organismus vorliegt. Die Frage ist nun: Welches sind die Kontrollmöglichkeiten und welcher Status ist kontrolliert, der in der *Cornea*, in der über das ganze Leben Durchsichtigkeit und diese feinen Fibrillen mit viel Kittsubstanz erhalten bleiben, oder der Status der *Achillessehne*, in der die Fibrillen ungewöhnlich dick, fest und parallel gepackt bleiben ? Oder sind beide Zustände kontrolliert ? Was machen sie, wenn diese Kontrolle versagt ? Darüber wird nachher Herr DAHMEN noch etwas sagen.

Aber zunächst sollten wir die Möglichkeiten durchgehen, die der Kontrolle eines solchen Bindegewebsstatus in Hinblick auf die Funktion dienen. Ich glaube, Herr GRIES, dazu sollten Sie etwas beitragen.

Herr GRIES (Berlin):
Eine ganze Reihe von Hormonen sind beschrieben worden, die einen Einfluß auf die *Kollagensynthese* oder besser gesagt, auf den Kollagengehalt eines Gewebes haben können. Ich möchte an einem Beispiel zeigen, wie verschieden ein Hormon im Stoffwechsel angreifen kann, und zwar am Modell der *Schilddrüsenhormone*. Wir haben Ratten thyreoidektomiert. Bei thyreoidektomierten Tieren kann ebenso das Fehlen des Schilddrüsenhormons wie möglicherweise die resultierende *TSH-Überproduktion* für die auftretenden Veränderungen verantwortlich sein.

Zunächst bestimmten wir als Indikator für den Kollagenabbau Hydroxyprolin im Harn. Wir stellten fest, daß bei der Hypothyreose der Kollagenabbau stark verlangsamt wird. Die Hydroxyprolinausscheidung ist auf mehr als die Hälfte der Normalausscheidung reduziert. Wenn allein der Abbau verlangsamt würde und die Synthese unverändert bliebe, müßte das Kollagen im Gewebe zunehmen. Sowohl in der Klinik als auch im Tierexperiment besteht dafür kein Anhalt. Bei der Hypothyreose verändert sich die Kollagenmenge der Haut, bezogen auf ein Gramm trockenes Gewebe, nicht erkennbar. Wir können aus diesem Versuch schließen, daß bei der Hypothyreose nicht nur eine Verlangsamung des Kollagenabbaus, sondern auch in etwa gleichem Maße eine Verlangsamung der Kollagensynthese stattgefunden hat.

Die Verlangsamung der Kollagensynthese bei der Hypothyreose konnte von uns darüber hinaus im Baumwollgranulom der Ratte nachgewiesen werden.

Dieses Beispiel soll zeigen, daß Veränderungen des Kollagenstoffwechsels vielfältig sein können und daß sich mehrere Angriffspunkte bieten.

Gleichzeitig mit der Hemmung der Synthese und des Abbaus von Kollagen bei der Hypothyreose kommt es zu einer von uns in Übereinstimmung mit früheren Beobachtungen nachgewiesenen echten Vermehrung von Mucopolysacchariden und einer Steigerung der Mucopolysaccharidsynthese. Die Veränderungen im *Mucopolysaccharidgehalt* und Kollagengehalt des Gewebes laufen also nicht immer streng gleichsinnig, wie man vermuten könnte, sondern es kommt zu isolierten Veränderungen der Menge einzelner Bindegewebsbestanddteile. Bei der Hypothyreose tritt jedenfalls eine echte Mengenvermehrung der Mucopolysaccharide ohne gleichzeitige Vermehrung des Kollagens auf.

Wenn die Mucopolysaccharide einen Einfluß auf die Bildung von Kollagenfasern haben, ist dieser Einfluß wahrscheinlich weniger von der absoluten Menge der Mucopolysaccharide im Gewebe abhängig, sondern vom Gehalt an bestimmten Mucopolysaccharidbestandteilen.

Literatur

KOWALEWKI, K., Acta endocrinol. **28**, 124 (1958). — BERENCSI, G., KROMPECHER, S. und M. B. LASZLO, Acta anat. **57**, 5 (1964). — GRIES, G. und J. LINDNER, Med. Pharm. exper. (im Druck).

Herr HARTMANN (Hannover):
Herr BUDDECKE, zu der Frage: Nicht die Mucopolysaccharidsynthese schlechthin fördert die Fibrillogenese, sondern es muß etwas Spezifisches im Mucopolysaccharidmuster geschehen.

Herr SCHWARZ (Berlin):
Zur Kontrolle der Kollagenbildung: Eine Möglichkeit gibt es, Kollagen unkontrolliert zu erzeugen, das ist die *Gewebekultur*. Sonst wird die Kollagenbildung überall im Organismus kontrolliert, und zwar nicht nur genetisch, sondern auch hormonell, also durch Einflüsse verschiedener Art, möglicherweise auch durch peristatische Faktoren, die wir noch nicht kennen. Das Problem ist, wie wir alle diese Faktoren experimentell erfassen können. Bis heute ist immer nur von der Induktion durch die Hormone auf den genetischen Ort gesprochen worden. Das ist auch zunächst der wichtigste Punkt. Aber später dürfen wir natürlich nicht vergessen, daß es noch andere Induktoren geben kann, die für den Aufbau des für jedes Organ spezifischen Bindegewebes eine Rolle spielen. Nur dann können wir zu einer Vorstellung kommen, warum das Bindegewebe in der Lunge anders ist, als in der Leber und in der Sehne.

Herr BUDDECKE (Tübingen):
Zum Einfluß von Hormonen möchte ich noch folgendes sagen: Die hormonelle Kontrolle eines Biosynthesevorganges kann auch bei gleichem Hormonspiegel im Organismus an verschiedenen Organen unterschiedlich sein, und zwar über folgenden Mechanismus:

Herr LINDNER hat gezeigt, daß alle Gewebe, in denen eine intensive Synthese stattfindet, auch einen hohen Gehalt an β-Glucuronidase haben. Wir haben dieses

Ferment aus Arteriengewebe isoliert und festgestellt, daß es u. a. auch Steroidglucuronide spaltet. Das würde bedeuten, daß Steroidhormone, die bereits in der Leber durch Glucuronid konjugiert wurden und sich auf dem Wege zur Ausscheidung befinden, jetzt in einem Organ, wo die β-Glucuronidase-Konzentration besonders hoch ist, erneut zur Wirkung gebracht werden können. Das kann natürlich von Organ zu Organ oder in einem regenerierenden Gewebe ganz verschieden sein.

Herr GRIES (Berlin):
Ich möchte das Beispiel der allgemeinen Proteinsynthese im Vergleich zur *Kollagensynthese* unter *Schilddrüsenhormonwirkung* anführen. SOKOLOW und KAUFMANN*) haben nachgewiesen, daß innerhalb ganz kurzer Zeit nach Gabe von Schilddrüsenhormon die Proteinsynthese gesteigert wird. Ganz Ähnliches kann man auch bei der Kollagensynthese sehen. Sie wird akut gesteigert.
Der Einfluß von Hormonen kann im übrigen unmittelbar oder mittelbar erfolgen. Gibt es bereits Untersuchungen, die darüber Auskunft geben?

Herr HARTMANN (Hannover):
Wenn man unterscheidet, ob nur die *Synthese vom Kollagen* gemeint ist, also auch lösliche Kollagene oder die Fibrillogenese, d. h. die Polymerisation, haben Sie sicher recht, wenn man nur die Synthese betrachtet. In diesem Falle würde ich keinen Unterschied zwischen der Induktion irgendwelcher anderer Eiweiße und der Induktion der Bildung von Kollagen sehen.

Herr GRIES (Berlin):
Es gibt Untersuchungen über die Unterschiede zwischen dem Verhalten von neutrallöslichem Kollagen und unlöslichem Strukturkollagen unter dem Einfluß bindegewebsaktiver Substanzen (HOLZMANN und Mitarb.)**). Nach diesen Befunden ist durchaus eine verschiedenartige Einwirkung von hormonellen Faktoren auf die Vorstufen und das unlösliche Kollagen möglich.

Herr STORCK (Endbach):
Die Vielschichtigkeit, von der sie eben sprachen, wird noch unterstrichen durch die Tatsache, daß etwa bei STH-Überschuß oder bei Thyroxin-Überschuß das ganze *lymphatische System* mit anspricht. Es kommt dabei zu proliferativen Erscheinungen. Auch von da aus können gewisse Einflüsse auf die Entstehung eines rheumatischen Geschehens vorstellbar sein.

Herr HOFFMEISTER (Hamburg):
Vielleicht darf man den allgemein von der Genetik vertretenen Standpunkt auch auf die Synthese von Mucopolysacchariden und Kollagen nebeneinander anwenden, wenn man bejaht, daß beide Stoffe in der gleichen Zelle synthetisiert werden. Dann könnte man — ähnlich wie das für andere Beispiele bewiesen wurde — fordern, daß das Verhältnis der Proteinkomponente des Mucopolysacchyrids zu Kollagen bei der Synthese konstant ist.

---

*) SOKOLOW, L. u. S. KAUFMANN, J. biol. Chem. **236**, 795 (1961).
) HOLZMANN, H., KORTING, G. W., HAMMERSTEIN, F., STECHER, K. H., DURRUTI, M., IWANGOFF, P. und K. KÜHN, Naturwiss. **51, 310 (1964).

Herr HARTMANN (Hannover):

Nein, Sie bringen etwas durcheinander. Dieses Kollagen ist ja nicht das Eiweiß, das mit den Mucopolysacchariden nativ verbunden ist. Die beiden sind voneinander unabhängig.

Herr HOFFMEISTER (Hamburg):

Es wird unter Umständen am gleichen Strukturgen synthetisiert. Das ist das Wichtige.

Herr HARTMANN (Hannover):

Nein, das ist eine etwas vereinfachte Auffassung von einem sehr komplizierten Geschehen.

Herr HOFFMEISTER (Hamburg):

Eine Zelle hat eine Funktion. Ich möchte hier als Beispiel das Pankreas anführen. Es wurde behauptet, daß die Pankreasenzyme unter verschiedener Belastung verschieden stark ausgeschwemmt werden. Das hat sich aber experimentell nicht bestätigen lassen. Man weiß heute, daß alle Pankreasenzyme in einem konstanten Verhältnis zueinander synthetisiert werden. Entweder produziert das Pankreas wenig oder viel Enzymprotein-Gemisch; alle Enzyme werden aber jeweils im gleichen Verhältnis zueinander synthetisiert.

Herr HARTMANN (Hannover):

Das ist beim Menschen sicher anders.

Herr HOFFMEISTER (Hamburg):

Die Regulatorgene rufen den jeweiligen Funktionsstand der Zelle ab, und wenn der Funktionszustand heißt, es werden gleichzeitig Mucopolysaccharide und Kollagen gebildet, dann werden sie im konstanten Verhältnis gebildet.
(Schema von JACOB und MONOD *)).

Herr HAUSS (Münster):

Ich habe eine Frage an die Biochemiker betreffend die *Polysaccharidproduktion:* Die Strukturgene lenken doch zunächst die Eiweißproduktion, also die Produktion von Fermenten, und erst Fermentveränderungen können Änderungen der Polysaccharidproduktion bewirken. Es muß doch wohl meines Erachtens immer so sein, daß der erste Schritt nach einer Änderung des Strukturgens die Änderung eines Fermentes oder von Fermentketten bewirkt, und daß daraufhin erst Änderungen der Polysaccharid-Produktion bewirkt werden können.

Herr GRIES (Berlin):

Die *Mucopolysaccharidsynthese* erfolgt über mehrere Stufen, d. h. also durch mehrere Fermente bzw. Fermentsysteme. Als weiterer limitierender Faktor spielt z. B. die Menge an Bausteinen eine Rolle für die Geschwindigkeit der Produktion.

---

*) JACOB und MONOD, Angew. Chemie **78**, 694 (1966).

Herr GREILING (Aachen):

Ich wollte die Elektronenmikroskopiker fragen, wie sie zu dem Befund von SCHMITT*) stehen, daß Adenosintriphosphat eine künstliche Fibrillogenese hervorrufen kann. Aus demselben Arbeitskreis stammen ja auch die Untersuchungen, daß Heparin und Chondroitinsulfat die Fibrillen aus einer Kollagenlösung zum Auskristallisieren bringen, wie sie sagen. Ich wollte fragen: Sind diese Untersuchungen in jüngster Zeit auch einmal mit *gereinigten* bindegewebsspezifischen Proteinkomplexen durchgeführt worden?

Herr HÖRMANN (München):

Man hat eine ganze Menge von Verbindungen einwirken lassen, aber von spezifischen Proteinen ist mir nichts bekannt.

Zur Steuerung der Kollagensynthese hätte ich noch ganz gern etwas gesagt. Vielleicht läßt sich manches durch einen einfachen Rückkopplungsmechanismus erklären, der in der Weise ablaufen könnte, daß Kollagenabbauprodukte die Kollagensynthese stimulieren und daß umgekehrt, wenn wenig Kollagenabbauprodukte auftreten, auch die Kollagensynthese verringert ist. Wir haben ein Beispiel im Lathyrismus. Hier besteht ein relativ hoher Kollagenabbau und entsprechend auch eine hohe Kollagensynthese. Wenn wir aber Cortison einwirken lassen, ist ein geringerer Kollagenabbau feststellbar und die Kollagensynthese geht zurück, denn sonst würde ja das ganze Gewebe vom Kollagen überschwemmt werden. Ich glaube, eine rein genetische Erklärung ist unnötig; einfache Rückkopplungsmechanismen, wie wir sie in sehr vielen Fällen haben, würden vielleicht zur Erklärung ausreichen.

Herr HARTMANN (Hannover):

Aber irgendwo müßte die Stellgröße doch gestellt und kontrolliert werden.

Herr HÖRMANN (München):

Es genügt ja, wenn irgendeine Enzymstelle blockiert wird.

Herr GRIES (Berlin):

Wir wissen vom *Cortisol,* daß es die Kollagenbildung herabsetzt, wenn ein bestimmter Dosierungsbereich angewandt wird. Wir sprechen immer von Kollagensynthese, als sei sie etwas absolut Eigenständiges, und betrachten dabei gar nicht die Zellen, die die Synthese der Kollagenvorstufen machen. Ich glaube, wir besichtigen viel zu selten die anteilmäßige Menge an Zellen, die Kollagen zu bilden vermögen. Ich glaube, daß gerade dieser Vergleich zwischen Histologie und chemischer Gewebsanalyse in vielen Fällen neue Erkenntnisse bringen würde.

Herr HARTMANN (Hannover):

Wir wollen die Diskussion abschließen mit einigen Beispielen zu der Frage, wie sich unter krankhaften Bedingungen der Status eines Bindegewebes abwandeln kann. Dazu möchte ich Herrn DAHMEN ums Wort bitten.

Herr DAHMEN (Münster):

Bei den Untersuchungen degenerativ veränderten Bindegewebes bin ich ausgegangen einmal von spontanen Sehnenrupturen, also Kontinuitätstrennungen ohne äußeren Einfluß, zum anderen von *Meniskusdegenerationen,* ohne daß vorher

---

*) SCHMITT, F. O., Rev. Modern Physics **31**, 379 (1959).

ein Trauma vorgelegen hat, und von *Diskusprolaps*material, das operativ gewonnen werden konnte. Zum Vergleich wurde entsprechendes gesundes Gewebe von Menschen der gleichen Altersgruppe genommen. Man kann dabei makroskopisch feststellen, daß das gesunde Gewebe in allen drei Fällen eine feste Konsistenz hat, während das degenerativ veränderte Gewebe eine geringere Konsistenz hat. Wenn wir das Gewebe histologisch betrachten (Abb. 69a und b), dann finden wir

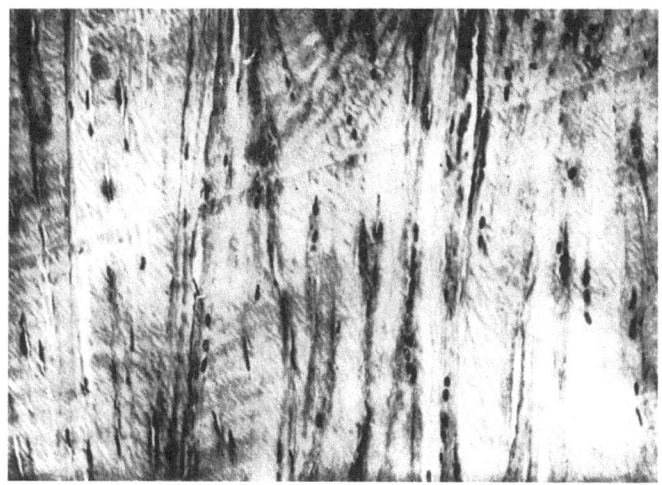

Abb. 69a. Meniskus (Haematoxylin-Eosin, Vergr. 100 : 1).
Beim gesunden Meniskus laufen die Faserbündel zum Teil schräg gegeneinander.

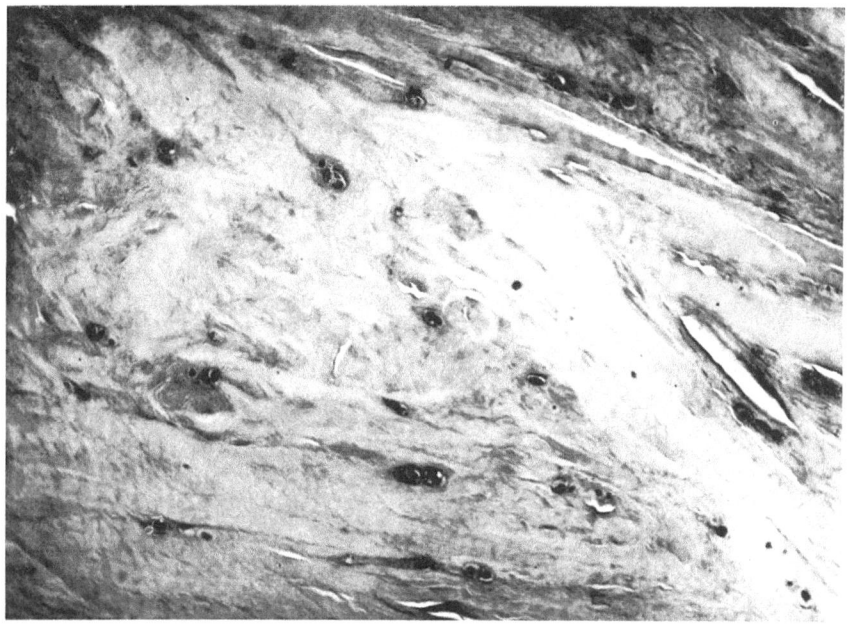

Abb. 69b. Meniskusdegeneration (Haematoxylin-Eosin-Färbung, Vergr. 210 : 1).
Die Fasern sind verquollen und teilweise in Auflösung begriffen.

im einfachen lichtmikroskopischen Bild die Faserverquellungen, hier am Beispiel der Meniskusdegeneration, und eine Zellverminderung pro Blickfeld. Damit geht auch eine Änderung in der Dichte des Gewebes einher, und wir finden eine deutliche Minderung der Doppelbrechung im polarisierten Licht gegenüber dem gesunden Gewebe. Auf Abb. 70a sieht man Meniskusgewebe im polarisierten Licht mit

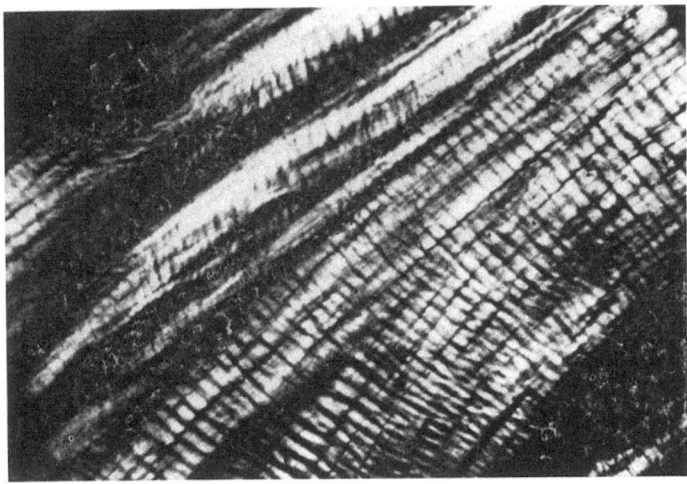

Abb. 70a. Meniskus (ungefärbt, polarisiertes Licht, Vergr. 100:1). Man erkennt die regelmäßige Doppelbrechung der leicht gewellt liegenden Faserbündel.

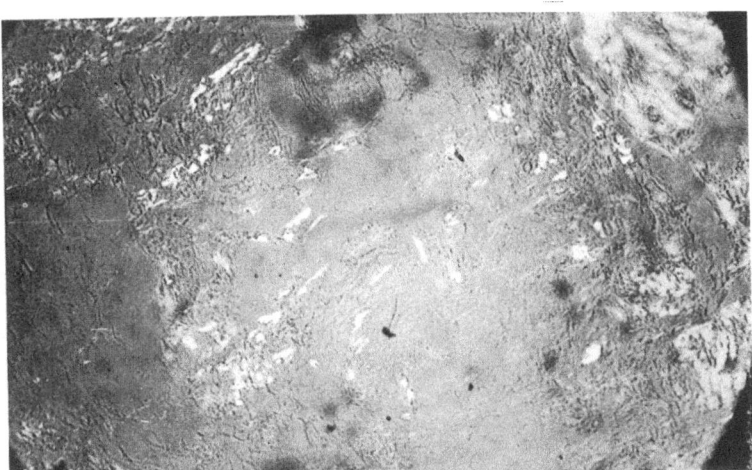

Abb. 70b. Meniskusdegeneration (ungefärbt, polarisiertes Licht, Vergr. 100:1). Die doppelbrechenden Substanzen sind nur noch in einer unregelmäßigen, aufgelockerten Anordnung zu erkennen.

relativ regelmäßiger Verteilung der einzelnen Faserbündel mit einer relativ gleichmäßigen Doppelbrechung. Im Gegensatz dazu (Abb. 70b) aus einem makroskopisch völlig matschigen weichen Bezirk eine Aufhebung der Struktur und eine unregelmäßige Anordnung der noch erkennbaren Fasern, die nur eine geringe Doppelbrechung aufweisen. Die Werte des Gangunterschiedes liegen bei ungefähr

7—12 mµ bei gesunden, gegenüber 1—5 mµ im degenerativ veränderten Gewebe. Wenn wir das Gewebe elektronenmikroskopisch untersuchen, sehen wir im gesunden Gewebe immer eine regelmäßige Lagerung der einzelnen ziemlich gleichförmig dicken Kollagenfibrillen zu Bündeln, die auch eine gewisse räumliche Struktur erkennen lassen. Bei den Vergleichen z. B. zwischen dem Meniskusgewebe und dem *Sehnengewebe* könnte man aus der unterschiedlichen Häufigkeit der quer- und schräg- bzw. längsgetroffenen Fibrillenbündel annehmen, daß die einzelnen Fibrillenbündel zwar ein Scherengittermuster darstellen, daß aber dieses Scherengittermuster eine ungleiche Dichte, eine ungleiche Häufung hat, so daß man beim

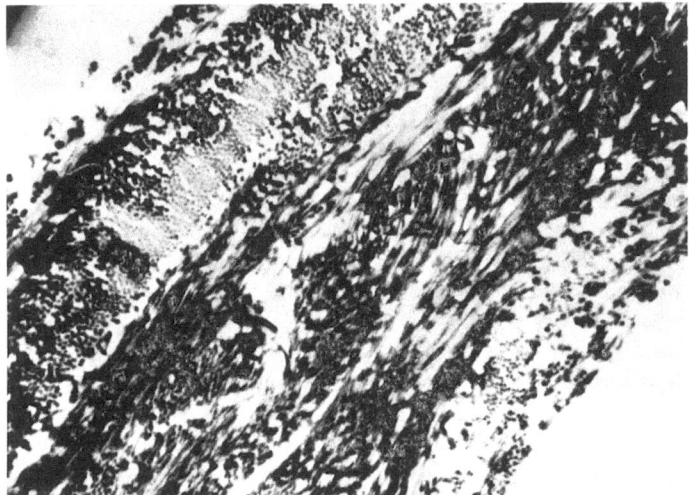

Abb. 71. Normaler Meniskus, Mensch. (Elektronenoptische Vergr. 8000 : 1). Die Aufnahme läßt gut die geordnete und gerichtete Lagerung der Fibrillen in Bündeln mit der Bevorzugung einer Verlaufsrichtung erkennen.

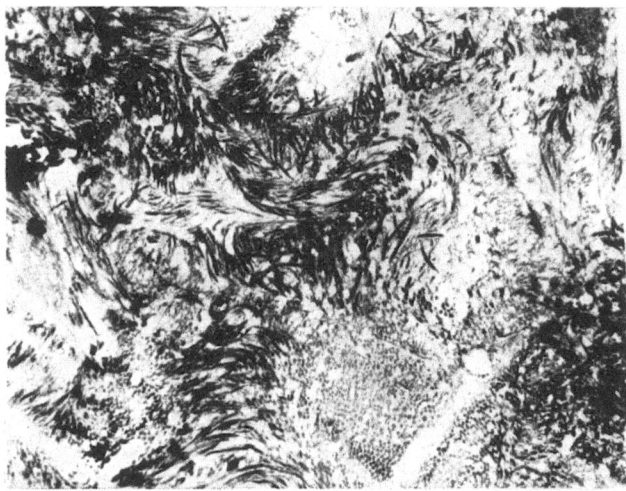

Abb. 72. Meniskusdegeneration. (Elektronenoptische Vergr. 8000 : 1). Man sieht die wirbelähnliche Anordnung der Kollagenfibrillen. Die normale Struktur ist nur noch in den Randgebieten zu erkennen.

Meniskus mehr das Scherengittermuster mit einer Art Matratzenfederung vergleichen kann, während wir bei den Sehnen eine mehr längsverlaufende Struktur haben (Abb. 71).

Vergleicht man mit diesen Befunden die degenerativ veränderten Gewebe (Abb. 72), sieht man eine völlig unregelmäßige, wenn auch manchmal noch relativ dichte Anordnung in einem Grenzgebiet. Die Kollagenfibrillen haben hier keine regelmäßige Dicke. Zählt man die einzelnen Kollagenfibrillen in ihrer Dickenverteilung aus, erkennt man ein völlig unterschiedliches Verteilungsmuster der

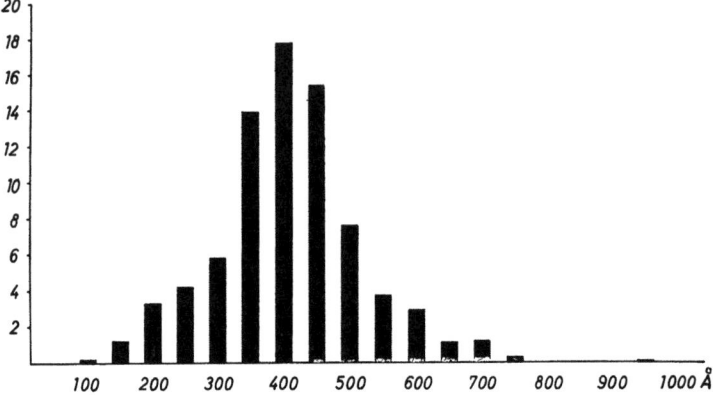

Abb. 73. Dicke der Kollagenfibrillen nicht krankhaft veränderter Menisken. Man sieht eine gleichmäßige Verteilung um einen Mittelwert von 400 Å.

Fibrillendichte. Wir haben im *Normalfall* z. B. bei den Meniskuskollagenfibrillen eine Dickenverteilung um ein Maximum zwischen 400—500 AE (Abb. 73). Bei degenerativ verändertem Gewebe sieht man eine zweite Häufung, die etwa zwischen 50—100 AE liegt (Abb. 74).

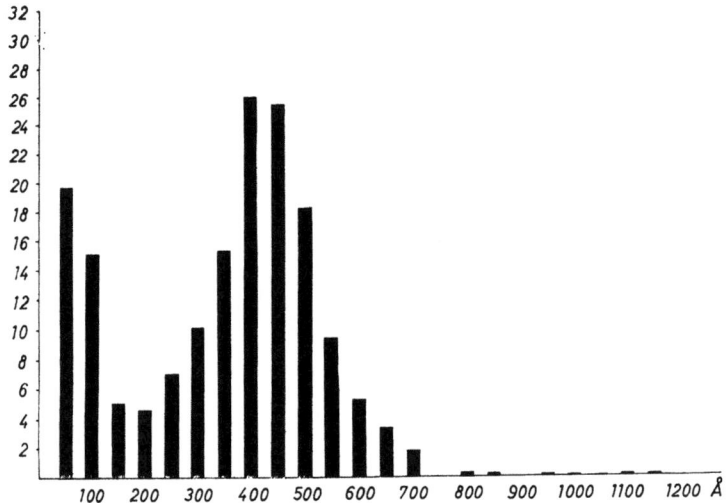

Abb. 74. Dicke der Kollagenfibrillen degenerierter Menisken. Neben dem Maximum bei 400 Å findet man ein zweites bei 50 Å.

Zusammen mit Herrn HÖHLING vom Institut für Medizinische Physik in Münster haben wir dann auch noch die röntgenspektrographischen Untersuchungen sowohl im Weitwinkel- als auch im Kleinwinkelbereich durchgeführt. Wir konnten bei degenerativ verändertem Gewebe eine allmähliche Aufhebung der normalen Reflexlinien des gesunden Gewebes feststellen, die sich kontinuierlich bis zu dem auch makroskopisch erkennbaren matschigen Gewebe vollzog, so daß man bei diesem Gewebe nur noch eine ringförmige Streuung als Ausdruck für die völlige Aufhebung der normalen Ordnung feststellen konnte. Gleichzeitig ließ sich auch die elektronenmikroskopisch gefundene Anhäufung von dünnen Fibrillen nachweisen. Um der Frage nachzugehen, wieweit es sich bei diesen dünnen Fibrillen um Regenerationsprodukte handeln konnte, haben wir die Versilberungsmethoden

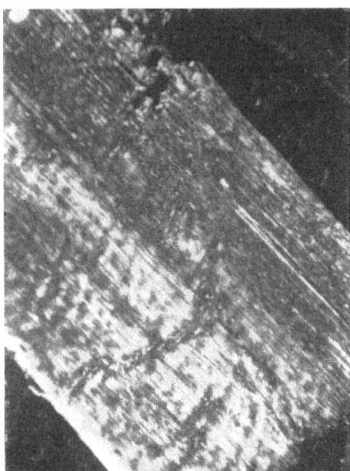 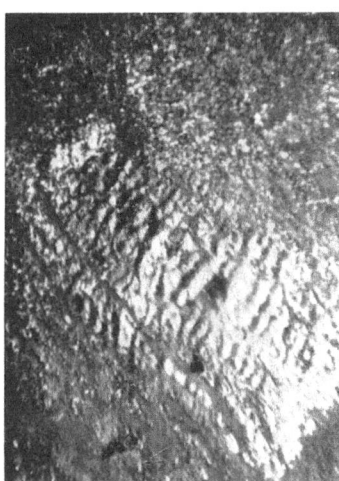

Abb. 75 a u. b. Kaninchensehne nach elektrischer Dauerreizung des Muskels (ungefärbt, polarisiertes Licht, Vergr. a) 60 : 1; b) 160 : 1). Die Doppelbrechung ist unregelmäßig. Man erkennt doppelbrechende körnige Strukturen.

in einer Abwandlung nach den Angaben von DETTMER und SCHWARZ*) durchgeführt und fanden bei den dünnen Kollagenfibrillen, die eine gewisse *Versilberung* zeigten, immer eine Innenversilberung im Gegensatz zu jugendlichen Fibrillen, die eine Außenversilberung zeigen. Zur Ergänzung wurden Mucopolysacchariddarstellungen mit der PAS-Astrablau-Färbung durchgeführt. Wir finden beim gesunden Gewebe immer eine gleichmäßige Rotfärbung als Ausdruck einer relativ gleichförmigen Verteilung überwiegend neutraler Mucopolysaccharide.

Degenerativ verändertes Gewebe zeigt eine unregelmäßige Blaufärbung, während die Rotfärbung sich nicht mehr so gleichförmig darstellt. Diese unregelmäßige Anfärbung, insbesondere die fleckige Blaufärbung, ist meiner Ansicht nach ein Hinweis auf das Auftreten bzw. eine Demaskierung von sauren Mucopolysacchariden oder sauren Gruppen, die charakteristisch für das degenerativ veränderte Bindegewebe ist.

Wir sind dann der Frage nachgegangen, ob und inwieweit mechanische Ursachen für die degenerativen Veränderungen verantwortlich gemacht werden können. Aus der klinischen Erfahrung weiß man, daß eine bestimmte Dauerfehl-

---

*) DETTMER und SCHWARZ, Z. Mikroskop. 61, 423 (1952/53).

belastung, wie sie etwa beim Bergmann gegeben ist, wenn er überwiegend in hockender Tätigkeit arbeitet, sehr früh zur *Meniskusdegeneration* führen kann. Wir haben versucht, derartige mechanische Belastungen lokal nachzuahmen. Dabei sind wir von den Untersuchungen von KÖSTERS*) sowie von BORSAY, CSIPAK und DETTRE**) ausgegangen. Bei den Versuchen wurde einmal eine rhythmische Dauerreizung der Gastrocnemius-Muskulatur beim Kaninchen durchgeführt, um die Achillessehne einer maximalen Belastung zu unterziehen (2 × tgl. 10 Minuten). Dabei haben wir feststellen können, daß sich hier geringe Minderungen der Doppelbrechung zeigten (Abb. 75a und b), daß auch geringe Strukturänderungen des Fibrillenbündelmusters aufgetreten waren (Abb. 76). Wir haben weiter versucht, den Stoffwechsel der *Sehne* zu mindern. Sie wissen ja, daß nur ein Viertel

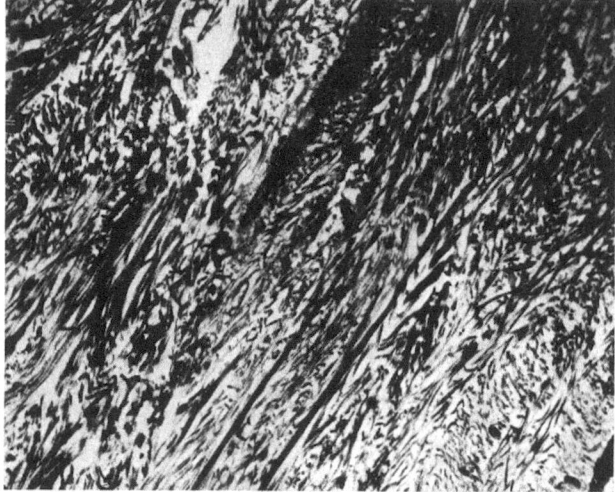

Abb. 76. (Elektronenoptische Vergr. 8000 : 1). Die Lagerung der Fibrillen ist an einer Stelle unregelmäßig, an der anderen noch erhalten. Zwischen den dickeren Fibrillen eine Menge feinster Fibrillen.

der Sehne von Gefäßen aus dem Sehnenansatz, ein Drittel von Gefäßen aus dem Muskel versorgt wird und der Rest von Gefäßen des Parathenon. Wir haben bei Kaninchen die Achillessehnenscheide gespalten und dann mit Supramidfäden bzw. mit Klips ein Stück der Sehne von der proximalen und distalen Versorgung abgeschlossen und die Sehnenscheide entsprechend wieder geschlossen. Dabei konnten wir feststellen, daß unter dieser Minderung der Durchblutung bei erhaltener Belastung der Sehne sich entsprechende Veränderungen nachweisen ließen, wie wir sie bei den degenerativen Veränderungen des Bindegewebes beschrieben haben. Die Versuche wurden noch ergänzt, indem wir Störungen des Stoffwechsels mit einer mechanischen Schädigung, einer Quetschung der Sehne, kombiniert haben. Wir haben dabei keine qualitativen, wohl aber quantitative Unterschiede zu den vorigen Untersuchungen feststellen können, die bis zur spontanen *Sehnenruptur* führten. Es war also genau der Befund gegeben, wie wir ihn bei der menschlichen spontanen Sehnenruptur gefunden haben (Abb. 77a und b).

---

*) KÖSTERS
**) BORSAY, CSIPAK und DETTRE

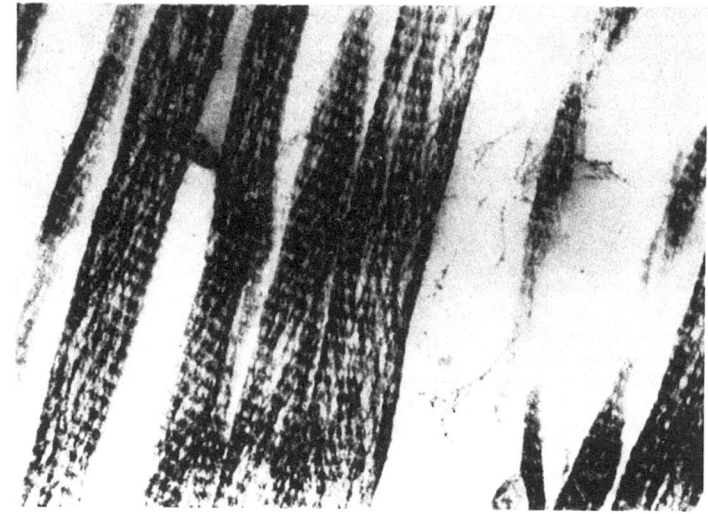

Abb. 77a. (Elektronenoptische Vergr. 20000 : 1). Man sieht die dickeren Fibrillen in dünnere zerfallen.

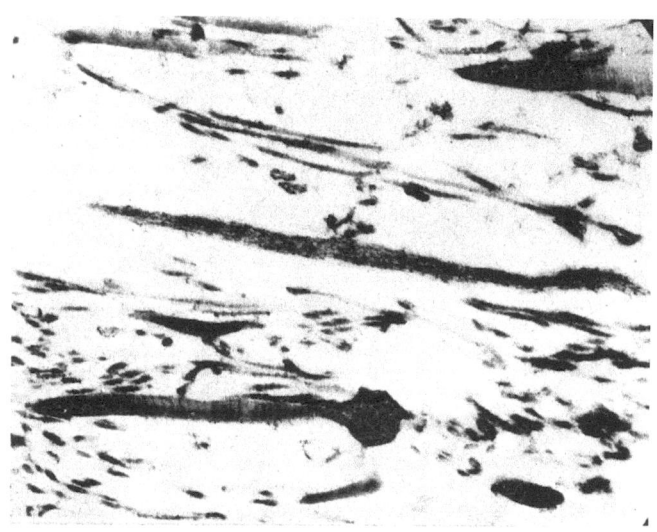

Abb. 77b. (Elektronenoptische Vergr. 20000 : 1). In der Mitte des Bildes sieht man den Zerfall einer dicken Fibrille in viele kleine Fibrillen. Die insgesamt an einer Stelle eine Massendichteverteilung aufweisen, die der Querstreifungsperiode entspricht.

Abb. 78 zeigt aus dem gesunden Bereich Fibrillen mit einer relativ gleichmäßigen und deutlichen Querstreifung. In diesem Zusammenhang möchte ich darauf hinweisen, daß wir bei dem degenerativ veränderten Gewebe eine geringe Minderung der Länge der Querstreifungsperiode gefunden haben und auch eine geringere Differenzierung, kenntlich an der Zahl der möglichen auszählbaren Querstreifen.

Auf Abb. 79 erkennt man die Aufhebung der Struktur, das Bild stellt degenerativ verändertes Gewebe dar. Wir sehen keine regelmäßigen Kollagenfibrillenbündel, sondern eine lockere Struktur. Zwischen den einzelnen Bündeln erkennt man eine

122 Bildungs- u. Differenzierungsvorgänge am Binde- u. Stützgewebe

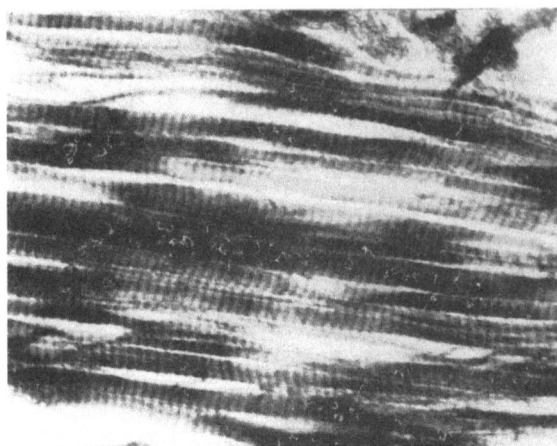

Abb. 78. (Elektronenoptische Vergr. 20000 : 1; lichtoptische Nachvergrößerung 35000 : 1). Man erkennt eine gleichmäßige Lagerung der Kollagenfibrillen.

Menge feiner und feinster Kollagenfibrillen, die keine Außenversilberung aufweisen, also nicht als jugendliche Formen anzusprechen sind. Abb. 77a und b zeigen eine erhaltene Kollagenfibrille mit der entsprechenden Querstreifung und

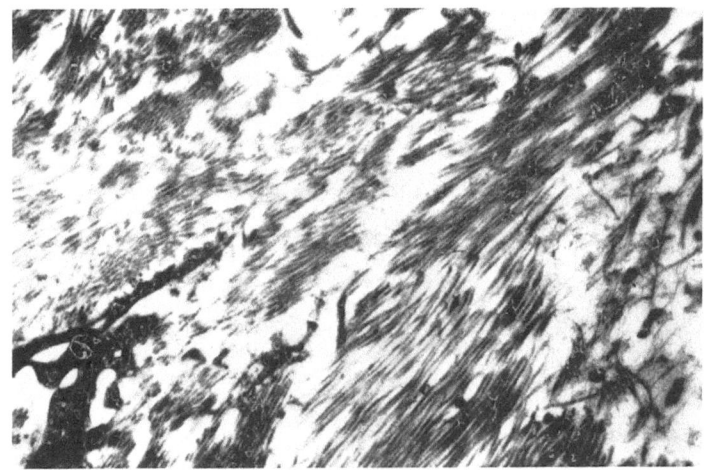

Abb. 79. Elektronenoptisches Bild einer Sehne (Elektronenoptische Vergr. 8000 : 1). Die regelmäßige Lagerung der Kollagenfibrillen ist zum Teil noch erhalten. Man sieht zwischen den „normal" dicken Kollagenfibrillen eine Menge feinster Fibrillen.

daneben im gleichen parallelen Verlauf und der Dicke dieser Kollagenfibrille entsprechend eine Struktur, die aus einzelnen kleineren Fibrillen oder fibrillenähnlichen Substanzen besteht, bei der wir noch in gewissen Abständen eine Dichteverteilung erkennen können, die der Länge der Makroperiode entspricht. Wir haben daraus geschlossen, daß es im Rahmen des degenerativen Vorganges zu einer Aufspaltung oder Aufsplitterung der vorhandenen großen Kollagenfibrillen kommt, und daß dadurch auch die erhöhte Zahl von dünnen Kollagenfibrillen in der Kollagenfibrillendickenverteilung zu erklären ist. Auf weiteren Abbildungen wurde wieder die unregelmäßige Verteilung der sauren und neutralen Komponenten der Mucopolysaccharide mit der kombinierten PAS- und Astrablau-Färbung bei den experimentell erzeugten degenerativen Veränderungen des Gewebes deutlich, im Gegensatz zur einförmigen Rotfärbung bei der normalen Kaninchensehne.

Herr HARTMANN (Hannover):

Das waren Beispiele für abweichenden Differenzierungsstatus, und ich möchte fragen: Wie würden Sie Ihre Ergebnisse unter dem Gesichtspunkt des Themas „Differenzierung und Bildung" interpretieren? Das ist ja eine wichtige Frage.

Herr DAHMEN (Münster):

Ich würde so sagen: Es ist fast eine *Entdifferenzierung*. Ich habe, um dieser Frage nachzugehen, auch Kaninchenembryonen untersucht im Abstand von 8 Tagen Tragzeit, 14 Tagen, drei Wochen, vier Wochen, zwei Wochen post partum und vier Wochen post partum. Ich konnte dabei feststellen, daß entsprechend dem Lebensalter eine deutliche Kollagenfibrillendickenzunahme nachzuweisen war, was den Untersuchungen von SCHWARZ[*], PAHLKE und LINKE[**] usw. entspricht. Man konnte auch bei diesen relativ dünnen Fibrillen nur eine Außenversilberung nachweisen, wodurch diese sich als jugendliche Fibrillen ausweisen, aber keine Innenversilberung, so daß die im degenerativen Prozeß entstehenden dünnen Fibrillen im Gegensatz hierzu nicht als Regenerationsprodukte aufzufassen sind. Es ist auch so, daß im reifenden Gewebe eine relativ große Menge an Blaufärbung bei entsprechender PAS- und Astrablau-Kombination nachzuweisen ist. Es gibt also saure Gruppen innerhalb der Mucopolysaccharide, die im Laufe der Reifung, so beim etwa zwei Wochen alten Kaninchen, schon fast völlig geschwunden waren. Daraus könnte man schließen, daß es sich bei diesen degenerativen Prozessen um einen destruktiven Prozeß handelt, der aber vom Körper nicht wieder rückgängig gemacht werden kann. Ich möchte deshalb annehmen, es müssen hierbei irgendwelche isolierten Stoffwechselvorgänge als Ursache eine Rolle spielen.

Herr LETTERER (Tübingen-Pamplona):

Ich möchte Herrn DAHMEN fragen, auf welche Weise es zu diesen eigentümlichen Veränderungen an der Färbbarkeit und vor allem zu der *Auflösung der Kollagenfasern* kommt. Bei dem Experiment, in dem eine Sehnenligatur gemacht wurde, sprachen Sie davon, daß es zu einer Degeneration kommt. Die Pathologen würden das als eine Nekrose bezeichnen. Nun ist die Frage, wie es zu einer Nekrose und warum es zu einer Lösung des Kollagens kommt. In einem Infarkt etwa kommt es zur Koagulation des Eiweißes und nicht zu einer Lösung desselben. Zu einer Lösung kommt es erst dann, wenn ein Infekt hinzukommt und unter Umständen Leukozyten einwandern und durch sie eine Lösung eintritt. Es müssen doch irgendwelche fermentativen Prozesse vor sich gehen, welche es erreichen, daß das Kollagen gelöst wird. Ist das nun eine Kollagenase — wollen wir einmal sagen — oder ist das etwas, was in der Faser liegt, oder etwas, was von den umliegenden Zellen ausgeht? Das ist am ganzen Prozeß völlig unklar. Ich halte dieses Experiment für außerordentlich

---

[*] SCHWARZ, Z. Zellforsch. **38**, 78 (1953); —, mit PAHLKE, Z. Zellforsch. **38**, 475 (1953).
[**] PAHLKE, Z. Zellforsch. **39**, 421 (1954); LINKE, Z. Zellforsch. **42** (1955).

instruktiv. Es sollte weiter verfolgt werden, damit man daraus vielleicht auf pathologische Prozesse beim Menschen irgendwelche Rückschlüsse ziehen kann.

Wir haben beim Arthusphänomen ganz zufällig oder eigentlich als Nebenbefund etwas beobachtet, was Ihren Bildern außerordentlich gleicht. Ich möchte nicht etwa behaupten, daß ich insofern eine Parallele ziehe, als da etwa eine immunologische Brücke zwischen Ihren und unseren Experimenten zu schlagen wäre — das kommt gar nicht in Frage — sondern es sind irgendwelche chemischen Umsetzungen oder Veränderungen in der Faser, die in beiden Fällen gleich oder sehr ähnlich sind.

Wenn man einen Haematoxylin-Eosin-Schnitt von einem Arthusphänomen macht, dann sieht man ganz vorwiegend nur ein Oedem und nicht viel mehr. Aber es entsteht ein sehr eigentümliches Bild — Ihre Bilder ähneln rein formal diesem Befund. Es fällt auf, daß gewisse Verklumpungen und Zusammenballungen von Kollagenfasern vorhanden sind. Wenn man das mit van Gieson färbt, sieht man, daß diese Stellen kein Fuchsin annehmen, sondern sich nur mit Pikrinsäure färben, während die übrigen noch eine normale Reaktion zeigen. Bei einer PAS-Reaktion sieht man, daß diese Stellen sich rot färben, während die PAS-Reaktion am gewöhnlichen und nur durch Oedem auseinandergezogenen kollagenen Gewebe nicht eintritt. Bei einer Kresylviolettfärbung wird an diesen eigentümlichen Stellen eine Metachromasie erzeugt, während sie am übrigen Bindegewebe nicht auftritt. Die betreffende Gewebspartie versilbert sich auch nicht, während das übrige Gewebe eine bräunlich-schwarze Färbung annimmt. Leider haben wir versäumt, Astralblaufärbungen zu machen und nach sauren und neutralen Mucopolysacchariden zu forschen. Wahrscheinlich hätten wir an diesen gleichen Schnitten ähnliche Befunde bekommen wie Sie. Mir ist das jetzt deutlich geworden, nachdem ich Ihre Färbungen gesehen habe *).

Wir haben außerdem noch polarisationsoptisch untersucht. Dabei findet man eine ganz deutliche Störung des Polarisationsverhaltens an diesen Stellen. Es muß also eine weitgehende Strukturzerstörung eingetreten sein und gleichzeitig eine Lösung und Lockerung bzw. eine Dissoziation der Mucopolysaccharide einerseits und der Eiweiße andererseits. Etwas Ähnliches scheint mir auch bei Ihren Befunden vorzuliegen. Diese Probleme sollten doch weiter untersucht werden. Wir haben auch vor, das am Arthusphänomen noch weiter zu studieren, denn da stellt sich die Frage, wie es bei der hyperergischen Entzündung ist. Wird das Kollagen irgendwie gestört oder nicht? Denken Sie an die ALBERTINI-Untersuchungen einerseits und an die Behauptungen von MOVAT und anderen andererseits. Die einen meinen, daß Kollagen durch die allergische Reaktion überhaupt nicht tangiert wird, die anderen vertreten die Ansicht, es geht zugrunde. Die Frage, die mich an Ihren Untersuchungen besonders interessiert: Wie stellen Sie sich die Pathogenese vor? Ihr Bild zeigt im Sinne der Pathologie keine *Degeneration*, sondern eine *Sehnennekrose*. Es fragt sich nur, wie diese Nekrose sich entwickelt.

Herr DAHMEN (Münster):
Zum Begriff *Degeneration:*
Wir sind zunächst von dem rein klinischen Begriff Degeneration ausgegangen, glaubten uns aber später dazu berechtigt, weil sich durch Versuche bei Kaninchen

---

*) Die demonstrierten Buntbilder finden sich reproduziert in: LETTERER, Morphologie der Immunopathischen Reaktionen. Handb. Allgem. Pathologie VII 2, 73, 74 (Berlin-Heidelberg-New York 1966).

mit der Dauerreizung der Sehnen ähnliche Veränderungen erzeugen ließen und zum anderen sie auch bei den Tendopathien von SCHNEIDER und CORRADINI lichtmikroskopisch beschrieben sind. Wir haben bei den HOMANNschen Einkerbungen, die wir gelegentlich bei der sogenannten Epicondylitis durchgeführt haben, Material entnommen und ebenfalls elektronenmikroskopisch zwar geringfügige, aber auch entsprechende Veränderungen mit Auftreten von dünneren Fibrillen und Lockerung des Kollagenfibrillenbündelmusters gefunden, so daß wir allein aus dem Aspekt heraus sagen möchten, es handelt sich bei diesen Tendopathien um Vorstadien eines degenerativen Prozesses, die im Extrem bis hin zu einer spontanen Sehnenruptur führen können, wie wir sie z. B. bei Dauerbelastungen kennen, als sogenannte Trommlerlähmung, Ruptur der M. extensor pollicis longus Sehne. Ich habe mich bewußt an den klinischen Begriff *Degeneration* gehalten, um eine Abgrenzung gegenüber den reinen Altersveränderungen zu bekommen.

Literatur

ALBERTINI, Schweiz. Z. Pathol. Bact. **6**, 317 (1943), Z. Rheumaforschg. **20**, 1 (1961).
MOVAT, Canad. Med. Assoc. J. **83**, 683, 747, 797 (1960).
SCHNEIDER und CORRADINI, Z. Orthop. **84**, 278, 333 (1954).

Herr LETTERER (Tübingen-Pamplona):

Es scheint daraus hervorzugehen, daß da eine Polyaetiologie vorliegt, die zu den gleichen Endeffekten führt, und daß die Nekrose einerseits und die Degeneration andererseits zu denselben Veränderungen führt. Selbst mit der Gefahr, für dogmatisch gehalten zu werden, möchte ich sagen, daß der Begriff Degeneration von VIRCHOW so absolut richtig limitiert worden ist, daß wir ihn heute noch sehr gut gebrauchen und auch im Anschluß an dieses Symposium noch sehr gut verwenden können.

VIRCHOW[*] sagt, die Zelle ändert ihre chemische Konstitution, d. h. also, die chemische Zusammensetzung der Struktur wandelt sich. Wenn man das anwendet, was wir heute von den verschiedenartigen Abweichungen in der Protein- und Mucopolysaccharidbildung gehört haben, so kann man das ohne weiteres übernehmen. Es kann sein, daß eine auch genbedingte Abweichung im Eiweiß- und Kollagenaufbau, die wir dann eigentlich als Degeneration zu bezeichnen haben, zu derartigen Dingen führt. Das ist das eine. Das andere wäre, daß eine akute Ernährungsstörung, wie sie bei der Unterbindung einer Sehne vorliegt, etwas Ähnliches hervorruft. Das größte Rätsel dabei ist, wie es zur Lösung der Faser und der Struktur kommt. Entweder es strömen von außen her Fermente ein, welche die Nekrose auflösen, oder in der Nekrose selbst werden Fermente aktiviert, welche zur Faserlösung führen. Es ist ein ganzes Bündel von Fragen, die hier angeschnitten werden. Es wäre durchaus wert, diesem Ganzen weiterhin nachzugehen, wobei ich an die Herren Kliniker immer wieder den Wunsch richten muß: Achten Sie genau, wie Herr STAUBESAND heute mehrmals moniert hat, auf eine exakte und saubere Terminologie, denn sie ist, wenn sie nicht in der richtigen Form verwendet wird, unter Umständen die größte Gefahr für die Deutung eines Krankheitsbildes.

---

[*] VIRCHOW, Die Cellularpathologie in ihrer Begründung auf physiologische und pathologische Gewebelehre. 3. Aufl., 273, 408 (Berlin 1862); LETTERER, Allgemeine Pathologie, Grundlagen und Probleme (Stuttgart 1959).

3.

Gelenkkapsel, Knorpel und Knochen

(Bau, Funktion und Rolle der Gelenkkapsel bei pathologischen Gelenkprozessen, normaler Bau des Knorpels, arthrotische Veränderungen, Osteoidproblem, Rolle der Osteozyten, Verkalkungsprozesse)

Diskussionsleiter: Herr Dettmer, Bad Bramstedt

Ich möchte vorschlagen, mit dem Gespräch über die Gelenkkapsel zu beginnen und Herrn Cotta bitten, über die Kapsel einige morphologische Bemerkungen zu machen.

Herr Cotta (Berlin):
Betrachtet man ein Gelenk, bestehend aus dem umgebenden Kapselbandapparat, aus der Synovialflüssigkeit, dem Knorpel und dem Knochen als morphologisch funktionelle Einheit, dann spielt die Gelenkkapsel als stoffwechselaktivster Anteil eine entsprechende Rolle. Sie ist der Träger der sekretorischen und der resorptiven Funktionselemente.

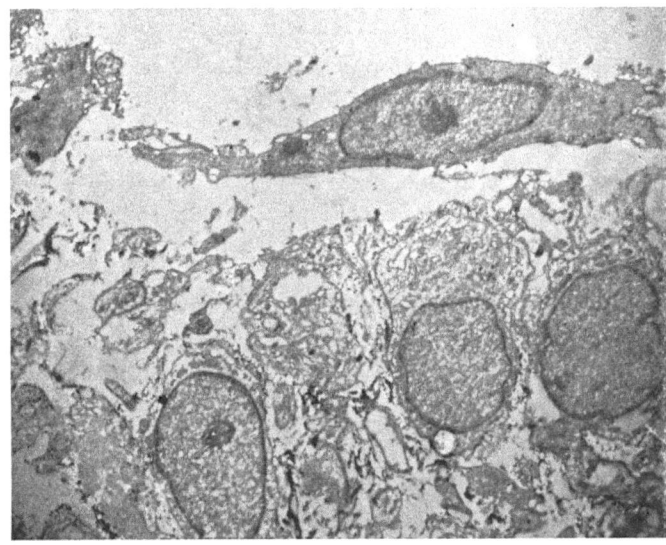

Abb. 80. Kniegelenkkapsel, Mensch, Übersicht, synoviale Zellschicht. Vergr. 4800 : 1

Die lichtoptischen Untersuchungen reichen nicht aus, um drei für uns entscheidende Fragen zu klären. Die erste Frage ist die der *Innenauskleidung des Gelenks.* Gibt es eine *kontinuierliche Synovialmembran oder nicht?* Zweitens die Frage der *Bildungsstätte* und der *Sekretionsform der Synovialflüssigkeit* und drittens die Frage nach der *morphologischen Beschaffenheit der Kapselkapillaren.* Wir haben nun mit Herrn Dettmer submikroskopische Untersuchungen zur Klärung dieser Fragen durchgeführt, wobei wir normale menschliche Kniegelenkskapseln von jungen Sportlern, bei denen eine Meniskektomie erforderlich war, entnommen haben.

Abb. 80 zeigt einen Ausschnitt aus der Innenschicht einer menschlichen Kniegelenkskapsel. Oben liegt eine abgeschilferte Synovialzelle, außerdem erkennt man dicht aneinandergereihte Bindegewebszellen, die zum Teil mit cytoplasmatischen Ausläufern eng miteinander verzahnt sind. Wir haben Serienschnitte gemacht und konnten überall das gleiche Bild finden. Eine kontinuierliche Synovialmembran, wie man das bisher behauptet hat, gibt es u. E. nicht. Es finden sich lediglich eng aneinandergereihte, zum Teil auch eng verzahnte Bindegewebszellen. Auch die *präformierten Saftstraßen* und *Diffusionswege*, von denen man häufig spricht, müßten bei einer submikroskopischen Untersuchung auf alle Fälle zu sehen sein.

Abb. 81 zeigt eine Zelle aus der Innenauskleidung der synovialen Kapselschicht. Auffallend sind die Fältelung der Zellmembran zur Schaffung einer möglichst

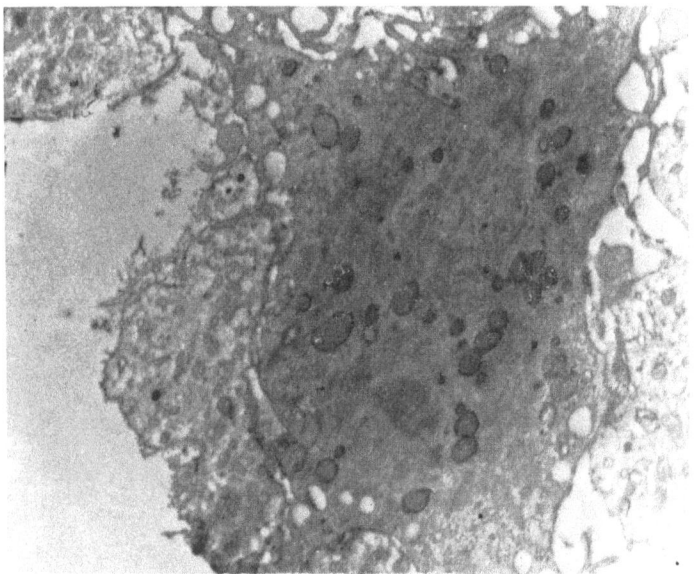

Abb. 81. Kniegelenkkapsel, Mensch, Innenauskleidung der synovialen Kapselschicht. Vergr. 25600 : 1

großen Oberfläche zum Lumen hin und dann die elektronendichten Körper, die *Ribosomen*, die mit der *Bildung der Mucopolysaccharide* und auch mit der *Bildung der Proteine* in Zusammenhang gebracht werden.

Die dritte Frage ist die nach der *Morphologie der Kapillaren*. Man behauptete früher, daß sie *Lücken* haben müssen, ähnlich wie man sie in den Sinus der Leber oder überhaupt in den endokrinen Organen oder in den Tubuli und Glomeruli der Nieren findet; aber wir fanden in der Gelenkkapsel — jedenfalls in der normalen menschlichen Gelenkkapsel — den gleichen Kapillartyp, der gestern von Herrn STAUBESAND hier demonstriert wurde.

Abb. 82 zeigt eine Kapselkapillare. Um das Lumen herum findet sich ein *lückenloser Endothelschlauch*. Man sieht die Überlappung der Endothelzellen und in dem Plasma der Endothelzellen typische Hinweise für einen *Membranvesiculationsmechanismus*. Von RUSKA, MOORE sowie von STAUBESAND und auch von LEWIS wird

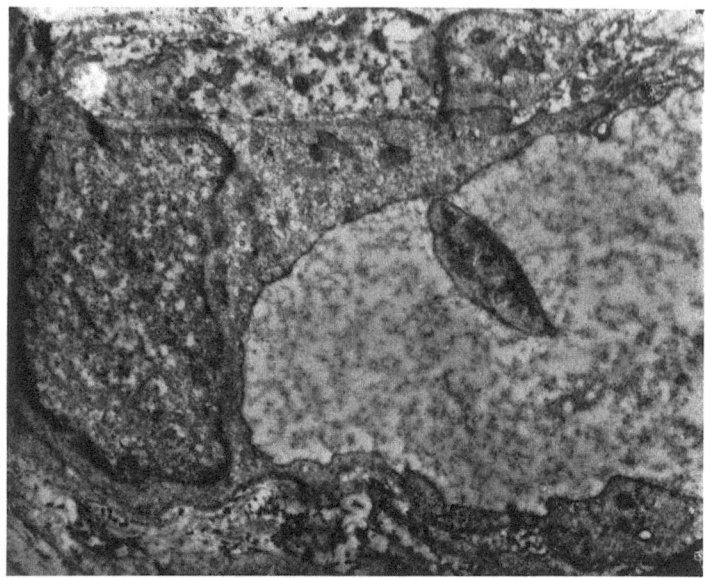

Abb. 82. Kniegelenkkapsel, Mensch, Kapselkapillare.   Vergr. 29250 : 1

dieser Vorgang auch als *Pinozytose*, *Cytopempsis* oder in der anglo-amerikanischen Literatur auch als *transmission by cells* bezeichnet. Es finden sich zahlreiche kleine Bläschen, die im Cytoplasma des Endothels verteilt sind.

Abb. 83 zeigt ebenfalls eine Übersicht über eine Kapillare. Das Lumen ist hier etwas enger. Auch hier findet sich keine Lücke im Endothel des Kapillarlumens.

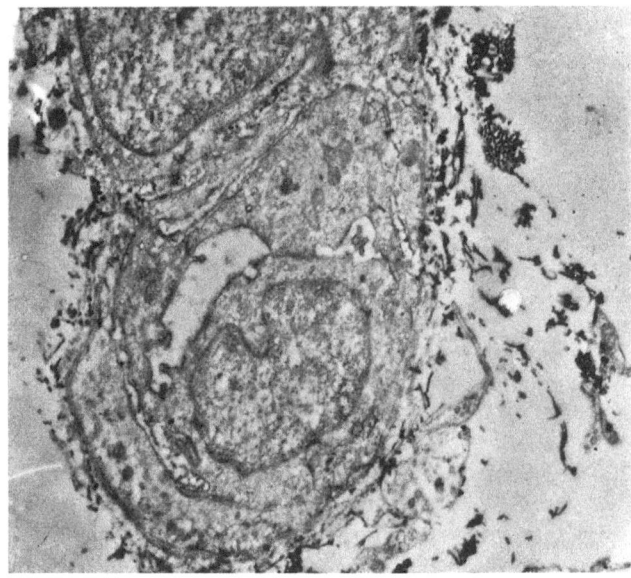

Abb. 83. Gelenkkapsel, Mensch, Kapillare.   Vergr. 15000 : 1

Dieser morphologische Befund weist darauf hin, daß die Stoffe, die aus dem Kapillarlumen in die Synovialiszellschicht gelangen, durch die Endothelzelle hindurch transportiert werden mit Hilfe der *Mikropinozytose*, also praktisch zum Teil ein Bestandteil des Stoffwechsels dieser Zelle werden und wohl auch durch diese Zelle selektiv gesteuert werden können.

Ich möchte jetzt einige weitere Aufnahmen zur Diskussion stellen. Wir haben nämlich in letzter Zeit auch versucht, pathologische Prozesse an der Gelenkkapsel submikroskopisch zu untersuchen, wobei wir uns in erster Linie mit dem jugendlichen Reizknie beschäftigt haben. Die Pädiater haben vielfach darauf hingewiesen,

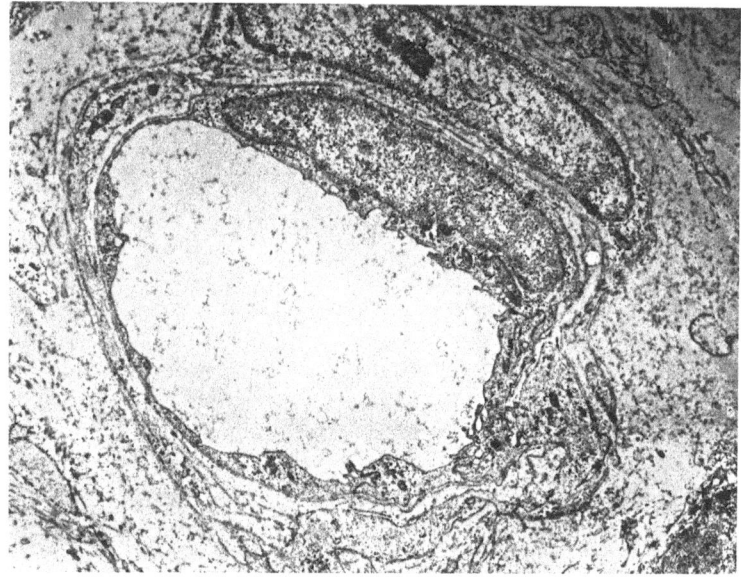

Abb. 84. Gelenkkapsel, Mensch, „jugendliches Reizknie", Kapillare   Vergr. 29000 : 1

daß es sich hier um eine rheumatoide Entzündung handelt, aber wir wissen praktisch über diese Veränderung am Gelenk noch sehr wenig. Wir kennen nur die immer wiederkehrenden Ergüsse, die durch therapeutische Maßnahmen außerordentlich schwer zu beeinflussen sind.

Die Schwierigkeit besteht für uns darin, von diesen Gelenken Material zu gewinnen.

An diesen Gelenken haben wir, besonders was die Kapselkapillaren anbetrifft, ganz eigenartige Befunde festgestellt, auf Abb. 84 sieht man eine Übersicht aus einer solchen Kapsel. Sie bietet zunächst nichts Außergewöhnliches im Vergleich zu den obengenannten Bildern.

Abb. 85 zeigt einen Ausschnitt aus Abb. 84. Hier findet man im Plasmalemm der Endothelzelle ganz eindeutige Fensterbildung, die unter Umständen eine gewisse Diffusion von Stoffen durch die Epithelzelle zulassen. Auch die Synovialzellen bei diesen Reizzuständen bieten im Vergleich zu normalen Kapselzellen ein verändertes Bild. Auffallend ist die hochgradige Zunahme der Differenzierung des endoplasmatischen Reticulums.

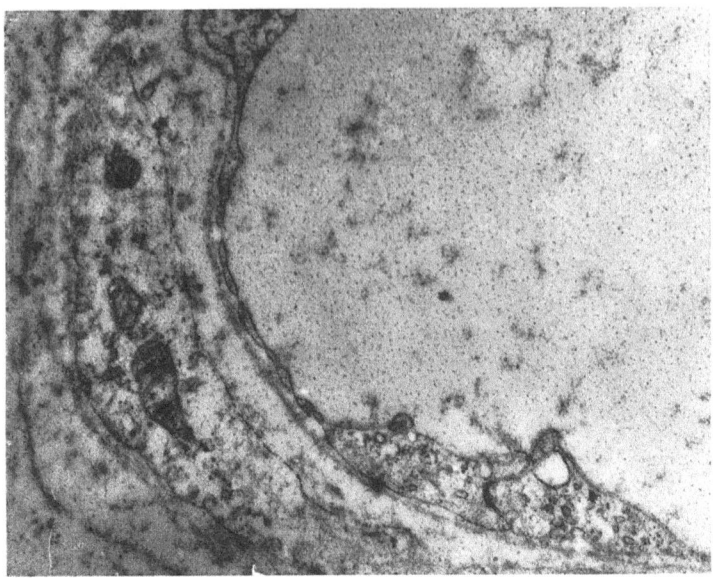

Abb. 85. Gelenkkapsel, Mensch, Ausschnitt aus Abb. 84.   Vergr. 55000:1

Bei der Untersuchung pathologisch veränderter Gelenkkapseln dürften sich in der Zukunft noch neue Gesichtspunkte ergeben, hier stehen wir aber erst am Beginn der Arbeit.

Literatur

COTTA, H., Arch. orthop. Unfall-Chirurgie **54**, 443—494 (1962). — COTTA, H. und N. DETTMER, Z. Orthop. **96**, Heft 2, 186—196 (1962). — LANG, J., Verh. Dtsch. orthop. Ges. **46**, 126—131, 327—366 (1959). — LEWIS, W. H., Bull. Johns Hopk. Hosp. **49**, 17—27 (1931). — MOORE, D. H. and H. RUSKA, J. biophys. biochem. Cytol. **3**, 457 (1957). — STAUBESAND, J., Klin. Wschr. **38**, 1248 (1960).

Herr DETTMER (Bad Bramstedt):
Zum Problem der *Kapillaren* möchte ich noch folgendes sagen: Es gibt amerikanische Autoren, die an der Gelenkkapsel von Meerschweinchen unter normalen Bedingungen auch Poren gesehen haben, Poren oder Fenster, das ist aus den Abbildungen nicht ganz klar zu entnehmen. Sie erinnern sich an die gestrige Diskussion über Kapillartypen. Bei den Fensterkapillaren haben wir noch eine Brücke, die praktisch aus der inneren und äußeren Zellmembran der Endothelzellen besteht, bei den Porenkapillaren haben wir echte Poren. Ich glaube, es ist gestern schon klar geworden, wie wenig man aus einem morphologischen Bild, speziell aus einem elektronenoptischen Bild, das ja nur einen äußerst geringen Ausschnitt einer Kapillare wiedergibt, über die Funktion der ganzen Kapillare sagen kann. Denken Sie nur daran, daß etwa die kolloiden Goldpartikel offenbar von einer so dichten und wohl strukturierten Barriere wie der Basalmembran bei ihrer Wanderung durch das Gewebe nicht aufgehalten werden. Es wäre jetzt sinnvoll, wenn man sich einmal mit anderen Methoden über das Verhalten der Gefäße in der

Gelenkkapsel orientiert, und dazu möchte ich Herrn BRÅNEMARK bitten, etwas zu sagen.

Herr BRÅNEMARK (Göteborg):
Zuerst einmal muß man sich klar machen, daß wir in der Kapsel ein ganz besonderes Gefäßsystem haben. Wir haben in der intimalen Schicht des Synovialgewebes eine besondere Gefäßanordnung mit Gefäßen, die aus der Knorpelknochengrenze stammen, und die in bestimmter topographischer Weise im Synovialgewebe angeordnet sind. Abb. 86 zeigt diese prinzipielle Anordnung. Das gilt nicht nur

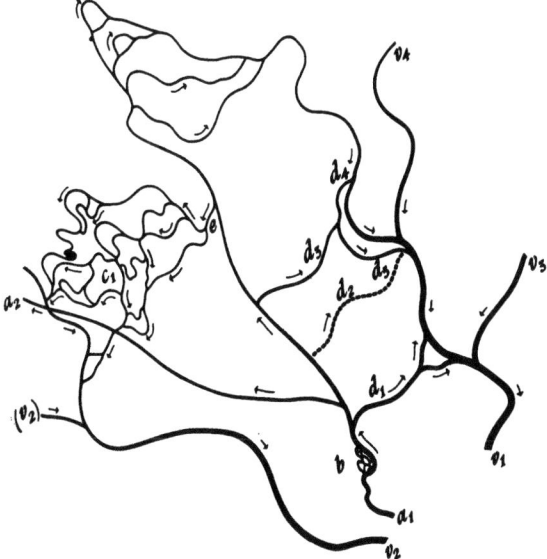

Abb. 86. Diagrammatic representation of architecture of synovial capillary bed. a_1. Arteriole. a_2. Arteriolar branch to neighbouring plexus. b. Small network in arteriolar loop. c_1. Net-like capillary system. c_2. Loop-like capillary system. d_{1-3}. Short-circuit vessels. (Broken line indicates passage of plasma and platelets only.) d_{4-5}. Branches form short-circuit vessels. v_1. Collecting venule. v_{2-4}. Venular connections from neighbouring capillary plexuses.
(Nach LINDSTRÖM, J.: Microvascular Anatomy of Synovial Tissue. Acta Rheum. Scand. suppl. 7, 1963).

für Tiere (Kaninchen und Hunde), sondern auch für Menschen. Die Untersuchungen sind mikroangiographisch und intravitalmikroskopisch gemacht, am Menschen bei Arthrotomie zusammen mit unseren Kollegen in Heinola (Finnland) und LINDSTRÖM*) die experimentellen Untersuchungen. Man sieht an der Knochenknorpelgrenze die arteriolaren Gefäße, die sich dann auf diese typische Weise mit Kurzschlüssen verzweigen und in Venolen übergehen. Diese Gefäßabschnitte stehen miteinander in Kommunikation. Solch eine Gefäßarchitektur haben wir im glatten Synovialgewebe, aber auch in den Synovialvilli und -falten haben wir dasselbe Arrangement.

Abb. 87: Es gibt *keine* Kommunikationen zwischen diesen synovialen Gewebegefäßen und den außen liegenden Gefäßen in den fibrösen Anteilen der Kapsel. Das ist sehr wichtig im Hinblick auf die Lokalisation der Gewebsveränderungen bei

---

*) LINDSTRÖM, J., Acta rheumat. Scand. **1966** (im Druck).

primär chronischer Polyarthritis (p.c.P.) und auch für das günstige Resultat von Synovektomien.

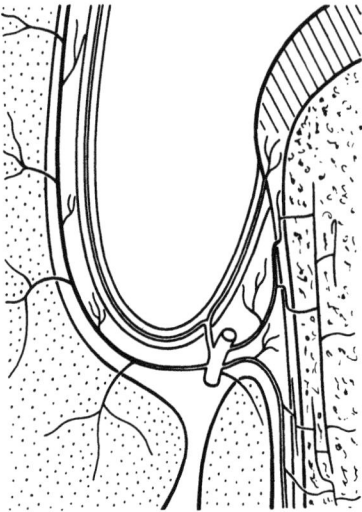

Abb. 87. Diagrammatic representation of vascular topography in the capsule of the knee joint in the rabbit, according to vitalmicroscopic observations. (Nach LINDSTRÖM, J. and BRANEMARK, P.-I.: Capillary Circulation in the Joint Capsule of the Rabbits Knee: A Vital Microscopic Study. Arthr. & Rheum. 5, 3, 226—236, 1962).

Abb. 88 zeigt folgendes: Falls wir die Gefäße bei verschiedenen lokalen Gewebstemperaturen untersuchen, dann finden wir verschiedene Strömungsverhältnisse. Wir haben ja hier Gefäße, die keine kontraktilen Elemente in der Wand haben. Und doch ist es so, daß man Lumenveränderungen sehen kann. Vielleicht können die Perizyten eine Verengung des Lumens direkt machen oder es könnte auch via einer Volumenveränderung in der Endothelzelle, durch Perizyten induziert, gemacht werden. Die alte Streitfrage vom Endothelzellsphinkter ist noch nicht gelöst worden, falls wir das als ein funktionelles Problem betrachten.

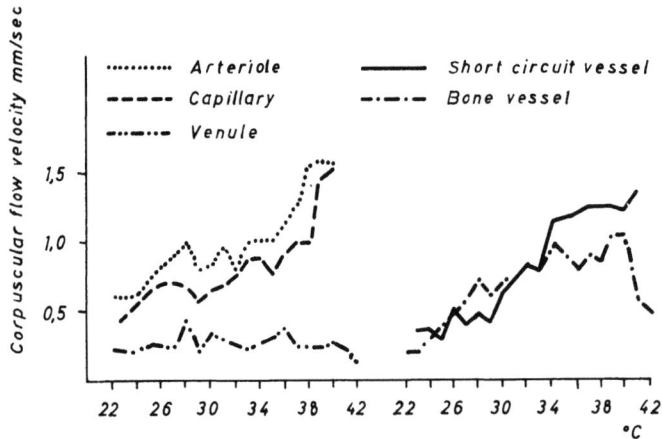

Abb. 88. Diagram illustrating relationship between local surface temperature and corpuscular flow velocity in various components of the synovial capillary bed. (Nach LINDSTRÖM, J.: Microvascular Anatomy of Synovial Tissue. Acta rheum. Scand. Suppl. 7, 1963).

Abb. 89 zeigt den Temperatureinfluß auf die Kapillarbettfunktion. Die normale Temperatur im Gelenk ist 36°—37°. Wir können bei Hypotermie relativ schwache Veränderungen im Durchmesser und in der Strömungsgeschwindigkeit der Kapillaren sehen, aber wenn wir über 41° kommen, bekommen wir einen abrupten

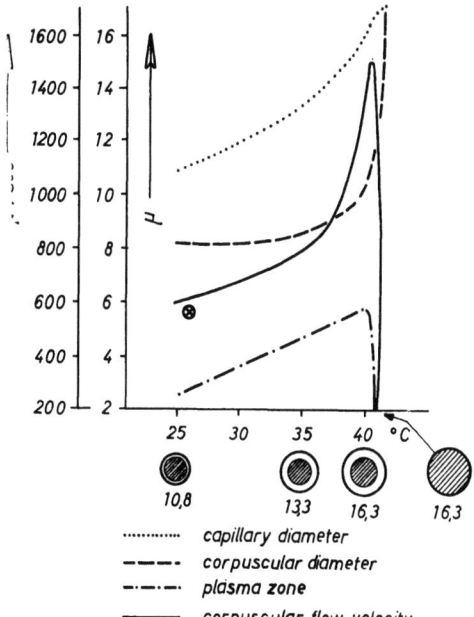

Abb. 89. The effects of temperature on rheology in joint circulation. (Nach LINDSTRÖM, J.: Rheological Analysis of Synovial Microcirculation. Bibl. anat. 7, 404—409, 1965).

Abfall der Strömungsgeschwindigkeit, also schwere Veränderungen in der Zirkulation des Synovialgewebes. Dabei ist es so, daß die Kapillaren stufenweise vom Apex bis zur Basis ausgeschaltet werden.

Abb. 90 könnte erklären, warum wir die avasculären Villi im Gelenkgewebe von primär chronischer Polyarthritis haben. Hier sind Kurzschlüsse vorhanden. Das haben wir auch intravital beim Menschen untersucht, daß wir normalerweise die bogenförmigen Kapillaren haben und bei den rheumatoiden Veränderungen nur Gefäße an der Basis. Die anderen sind ausgeschaltet.

Ich möchte auch gerne zu der Frage der Blut-Synovia-Barriere etwas sagen. Natürlich ist theoretisch gesehen ein Vergleich mit der Blut-Liquor-Barriere sehr interessant. Auch wollte ich noch sagen, man sollte den Lücken-Poren-Fenstern in der Kapillarwand nicht soviel funktionelle Bedeutung beimessen. Auch zu der Frage der Spezifität der Fibrozyten oder Fibroblasten — es ist ja doch bisher eine offene Frage, ob wir wirklich Synoviozyten oder Synovioblasten haben oder Fibroblasten oder mehr unspezifische Zellen. Das ist ja auch aus den Regenerationsversuchen klar geworden, daß das doch bisher eine offene Frage ist.

Ich wollte zur Kapillarfunktion auch noch sagen, daß man die innere Schicht mit Gefäßen wegnehmen kann, ohne die äußeren fibrösen Kapselgefäße zu beschädigen. Man macht dann eine Incision an der Knorpelknochengrenze, und danach bekommt man beim Kaninchen und bei Hunden — wenn man eine totale Synovektomie macht — eine beinahe komplette Regeneration des Kapillarsystems, das genauso aussieht, wie wir es beim normalen schon gesehen haben, und zwar so, daß auch die Temperatureinflüsse, die Reaktion von Gefäßen und die Zirkulation bei Temperaturveränderungen ebenfalls ungefähr normal sind. Elektronenmikroskopisch scheinen die Zellen an der Innenseite auch normal. Das ist ja beim

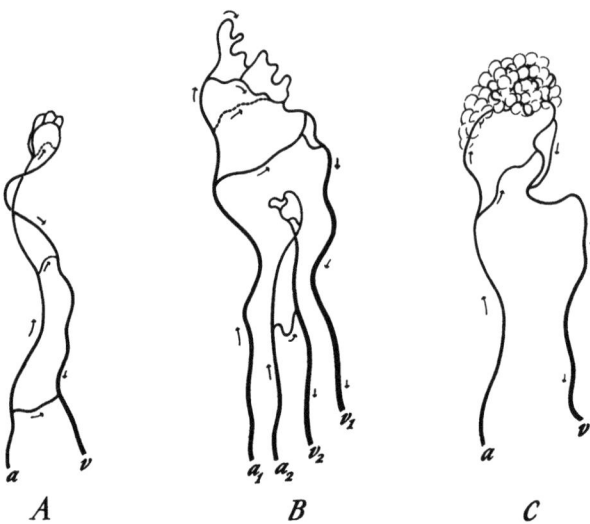

Abb. 90. Various types of capillary systems in synovial villi. a. Arteriole. v. Venule. (Nach LINDSTRÖM, J.: Microvascular Anatomy of Synovial Tissue. Acta rheum. Scand. Suppl. 7, 1963).

Menschen mit Biopsiemethoden von Japanern gezeigt worden. Leider kann man ja nicht Biopsien ohne Arthrotomie machen. Die Japaner machen das durch ein Gonioskop. Die große Schwierigkeit, vor der wir stehen, ist folgende: Wenn wir klinisch diese *Synovektomien* machen, dann können wir die Spezifität der regenerierenden Zellen nicht analysieren, denn wir wollen das günstige Synovektomieresultat durch Biopsien nicht riskieren.

Aber Regenerationsfragen werden vielleicht noch erörtert.

Herr HARTMANN (Hannover):

Ich möchte noch zu den avaskulären Villi eine Frage stellen: Sind sie wirklich avaskulär oder sind die Kapillaren nur nicht eröffnet, strukturell aber vorhanden?

Herr BRÅNEMARK (Göteborg):

Nein, im Apex dieser pathologischen, hypertrophischen (oder hypotrophischen) Villi gibt es keine Kapillarstrukturen. Auch im Elektronenmikroskop kann man sie nicht finden. Ich glaubte das auch nicht, als wir das bei der Operationsmikroskopie sahen, sondern nahm wie Sie an, daß doch Kapillaren da sein müßten, wenigstens strukturell. Aber es gibt keine.

Herr COTTA (Berlin):

Ich möchte in diesem Zusammenhang an die Untersuchungen von LANG[*]) erinnern. Er hat sich sehr ausführlich mit der Morphologie der *Kapselkapillaren*

---

[*]) LANG, J., Verh. dtsch. orthop. Ges. **46**, 126—131, 324—326 (1959).

befaßt und festgestellt, daß in den Villi, die ja auch ohne pathologische Prozesse in einer Gelenkkapsel vorliegen können, Kapillaren bis in die Apex hineingehen. Sie sind lediglich im funktionslosen Zustand korkenzieherartig gewunden und werden erst bei einer Hyperplasie oder bei einer stärkeren Durchblutung entfaltet und darstellbar. LANG hat zahlreiche Bilder von Durchströmungsversuchen angefertigt.

Herr LETTERER (Tübingen-Pamplona):
Ich habe über dieses spezielle Objekt keine eigenen Erfahrungen, aber das erinnert sehr an die *Herzklappe*. Die Herzklappe gilt als gefäßlos. Aus der Embryogenese geht hervor, daß sie zunächst Gefäße hat, wenn sie ausgebildet wird. Sie werden dann verschlossen, bleiben aber offenbar doch öffnungsfähig; denn in dem Augenblick, in dem eine Endocarditis sich entwickelt und die kleinen Wärzchen auf dem Klappenrand organisiert werden müssen, ist die Kapillare wieder da. Der pathologische Anatom benutzt dieses Merkmal als ein sehr brauchbares Signum für die stattgehabte Organisation einer Endocarditis. In demselben Augenblick, in dem eine Klappe vascularisiert ist, können wir auf das Vorhandensein oder Gewesensein einer Endocarditis schließen. Es ist also, wie Herr HARTMANN sagt, eine potentielle Vaskularisierung vorhanden, die nur in der Ruhephase geschlossen wird. In demselben Augenblick, in dem sie funktionell aus irgendeinem Grunde gebraucht werden, sind die Kapillaren wieder da. Es wäre sehr interessant zu erfahren, ob nicht bei entzündlichen Veränderungen oder irgendwelchen Belastungen die Gelenkkapsel dann so vascularisiert wird, daß die Kapillaren wiederkommen. Wenn Herr BRÅNEMARK sagt, sie hat keine, dann ist das aus dem Vergleich mit anderen Geweben zunächst ein bißchen zweifelhaft. Es wäre vielleicht doch so, daß man die Frage dann am besten klären könnte, wenn man krankhaft verändertes Kapselgewebe untersucht.

Herr SCHWARZ (Berlin):
Zur *Herzklappenversorgung* möchte ich noch etwas sagen. Gefäße sind in der embryonalen Herzklappe vorhanden, weil und soweit Muskulatur vorhanden ist. Sobald diese Muskulatur rückgebildet wird, verschwinden auch die Gefäße. Geht die Muskulatur nicht ganz zurück, dann bleibt auch ein Teil der Gefäße erhalten. Wir haben also eine enge Beziehung der Gefäßversorgung der Herzklappen mit der Muskulatur. Ich glaube, daß man das so ohne weiteres auf die Villi der Gelenkkapsel nicht übertragen kann.

Herr BRÅNEMARK (Göteborg):
Wir haben auch im Kapillarmikroskop beobachtet, wie ein *Knochenmark* zunächst ganz inaktiv war — man sieht fast keine Kapillaren — nach 24 Stunden mit einem sehr großen Kapillarbett versehen war mit hoher Strömungsgeschwindigkeit und einer Verengung, was sehr dramatisch aussehen kann. Aber bei den Villi der Kapsel ist es so, daß man für primär chronische Polyarthritis typische Veränderungen sehen kann mit sakkulär dilatierten Venolen mit sehr verlangsamter Strömungsgeschwindigkeit oder einer Stase. Man sieht am Rand zwischen vaskuliertem und nichtvasculiertem Apexgewebe bogenförmige Gefäße und auch einige der typischen Granulationskapillaren.

Es ist sehr wichtig, hier zwischen *primär* und *sekundär* avaskularen Villi zu unterscheiden. Die meisten p.c.P. Villi, und besonders die hypertrophischen mit avaskulärem Apex, sind vom Beginn ganz normal vaskularisiert, aber die Apexgefäße sind durch die obenerwähnten Kurzschlüsse weggeschaltet worden, und dann ist die Endothelwand zurückgebildet, so daß wir keine Elemente davon mehr finden können. Diese Villi sind aber im Apex sekundär avaskuliert. Auch normale Villi, besonders die kleinsten, können doch von Anfang an avaskulär sein, also primär avaskuläre Villi. Das ist von uns durch Lebendbeobachtung im Mikroskop festgestellt worden.

Herr HARTMANN (Hannover):
Ich hatte die Frage gestellt, Herr BRÅNEMARK, wegen der starken funktionellen Abhängigkeit von der Temperatur. Vom Therapeutischen her muß man sich ja überlegen, ob solche Vorgänge reversibel sind. Sie haben Kniegelenke untersucht?

Herr BRÅNEMARK (Göteborg):
Ja, aber auch andere Gelenke.

Herr HARTMANN (Hannover):
Haben Sie einmal Temperaturen von 25° im Kniegelenk gefunden?

Herr BRÅNEMARK (Göteborg):
Ja. Wir haben auch *intraartikuläre Temperaturen* registriert, um die kalorische Reaktion zu studieren. In einigen Fällen haben wir 27° gefunden.

Herr HARTMANN (Hannover):
Das ist aber extrem selten.

Herr BRÅNEMARK (Göteborg):
Ja, sehr selten.

Herr HARTMANN (Hannover):
Ich denke, die Temperatur folgt im allgemeinen der Rektaltemperatur; aber kleine Gelenke — das wollte ich sagen — können in der Nacht, besonders bei primär chronischer Polyarthritis, bis auf 22° heruntergehen. Diese Temperaturabhängigkeit kann durchaus für den lebenden Menschen relevant sein. Das wollte ich nur ergänzend sagen.

Herr BRÅNEMARK (Göteborg):
Ja, bei Rheumatikern sieht man sehr oft, auch in den großen Gelenken, etwa bei Kniegelenken, 28°/29°. Ich würde sagen, Temperaturen zwischen 28° und 33° sind ganz typisch. Bei einem Patienten mit 27° im Kniegelenk haben wir den Saunaeffekt untersucht, und da fanden wir, daß die intraartikuläre Temperatur von anfangs 27° nach Sauna bis 37° anstieg. Der Patient bekam erhebliche Schmerzen. Er ist — obwohl Finne — während der letzten 2 oder 3 Jahre nicht mehr in die Sauna gegangen, weil er diese Post-Sauna-Symptome bekam.

Herr HARTMANN (Hannover):
Man kann sagen, die kranken Gelenke, vor allem die kleinen, verhalten sich poikilotherm. Das ist ein Kriterium der krankhaften Gelenkdurchblutung.

Herr BRÅNEMARK (Göteborg):

Es ist möglich, die Gelenkdurchblutung und die Reaktionsfähigkeit der Gelenkzirkulation zu beurteilen mit einer Methode, die wir benutzen und *kalorische Reaktion* nennen. Das bedeutet, daß kalorische Stimulantien, also Heizung und Abkühlung, lokal am Gelenk appliziert werden und die intraartikulären und periartikulären Temperaturen bei primär chronischer Polyarthritis registriert werden. Im normalen Falle bekommt man beim Aufwärmen unmittelbar eine Erhöhung der Temperatur und beim Abkühlen eine Senkung der Temperatur. Bei der primär chronischen Polyarthritis registriert man aber merkwürdigerweise eine initial inverse Reaktion, so daß man beim Aufwärmen eine initiale Senkung über ein bis zwei Minuten und danach eine Erhöhung bekommt und beim Abkühlen eine initiale Erhöhung und dann eine Senkung. Wenn man solch einen Fall mit einer typischen kalorischen Reaktion mit intraartikulärem Cortison behandelt, kann man eine Veränderung in der Temperaturbeantwortung sehen, die in etwa 18 Stunden ganz normalisiert wird. Bei der Untersuchung von gesunden Studenten gab es einen Fall, der eine in diesem Sinne pathologische Reaktion hatte. Es war ein Mädchen, welches eine ganz schwere Heredität für primär chronische Polyarthritis hatte. Das ist vielleicht eine Information über eine schon vorhandene pathologische Reaktionsfähigkeit im Mesenchym.

Herr DETTMER (Bad Bramstedt):

Wir haben uns jetzt mit den inneren Anteilen der Kapsel, also mit Zellen der inneren Synovialiszellschicht und den Kapillaren, beschäftigt. Man sollte noch einen kurzen Blick auf die äußeren, auf die Faserschichten, werfen und die Frage stellen: Wie sieht unter normalen Bedingungen diese Faserschicht aus? Haben wir schon irgendwelche Anhaltspunkte, wie sie sich unter pathologischen Bedingungen verändert?

Dazu möchte ich Herrn DAHMEN bitten, etwas zu sagen.

Herr DAHMEN (Münster):

Wir haben die *Gelenkkapseln* sowohl bei den normalen Gelenken, wie bei den arthrotischen Gelenken, wie auch bei rheumatisch veränderten Gelenken untersucht. Bei den letzteren konnten wir das Material bei *Synovektomien* am Kniegelenk gewinnen. Bei der Kollagenstruktur der Gelenkkapsel haben wir bei gesunden Gelenken praktisch überall entsprechende Verhältnisse gefunden, wie wir sie auch von den Kollagenstrukturen der übrigen Bindegewebe, in der Sehne und in der Bandscheibe, kennen. Wir fanden wieder bei gesunden Geweben eine gleichmäßige Verteilung der Zellen, eine gleichmäßige Verteilung der Kollagenfasern und auch eine regelmäßige Doppelbrechung. Beim gesunden Kapselgewebe im elektronenmikroskopischen Schnitt (Abb. 91) sieht man eine dichte Bündelung der einzelnen Kollagenfibrillen, die eine relativ gleichmäßige Dicke aufweisen. Auch findet man wieder eine gleichförmige Verteilung der Kollagenfibrillendicke um einen Mittelwert von etwa 400 bis 450 AE.

Wenn wir im Gegensatz dazu das rheumatisch veränderte Gewebe untersuchten, so fanden wir eine leichte Strukturunregelmäßigkeit bereits im Lichtmikroskop. Die Zellstrukturen waren hier zum Teil wesentlich dichter, zum Teil etwas lockerer.

138 Gelenkkapsel, Knorpel und Knochen

Die Polarisationsmikroskopie zeigte eine etwas unregelmäßige Verteilung der doppelbrechenden Strukturen, die möglicherweise durch die entzündliche Reaktion zu erklären sind.

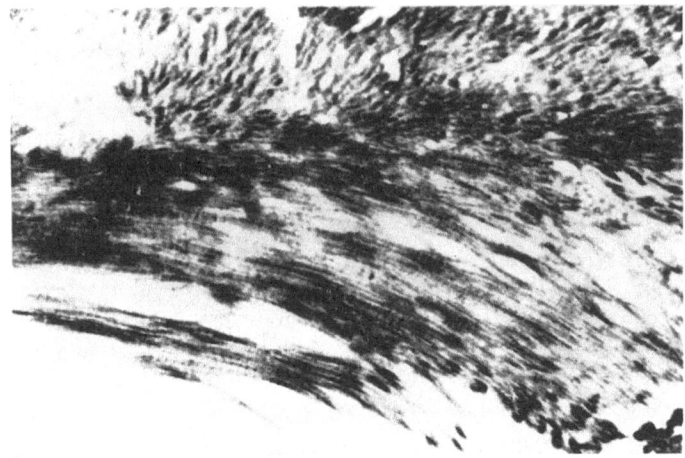

Abb. 91. Elektronenoptisches Bild einer gesunden Gelenkkapsel. (Elektronenoptische Vergr. 20000 : 1). Die gebündelt dichte Packung der Kollagenfibrillen ist gut zu sehen, ebenso die regelmäßige Querstreifung.

Das elektronenmikroskopische Bild (Abb. 92) zeigt eine etwas aufgelockerte Struktur und ebenfalls eine Menge von feinen und feinsten dünnen Fibrillen. Wir haben versucht, diese Fibrillen in ihrer Struktur und ihrer Alterungsveränderung zu untersuchen. Dabei zeigte sich bei der Anwendung der Versilberungsmethode von DETTMER und SCHWARZ*), die wir für Blockschnitte etwas

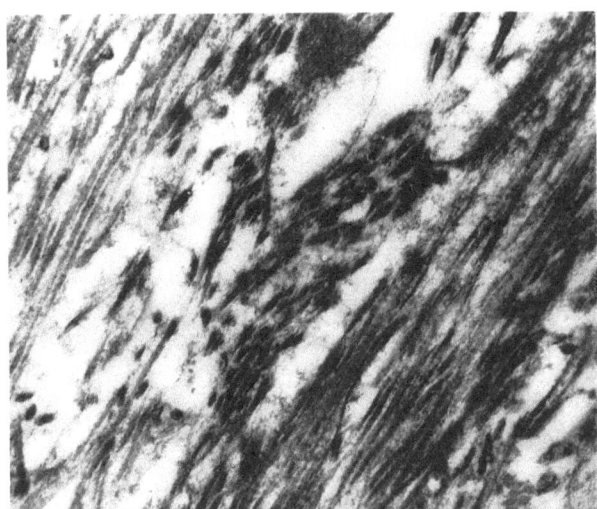

Abb. 92. Elektronenoptisches Bild der Gelenkkapsel (Elektronenoptische Vergr. 8000 : 1). Die regelmäßige Lagerung der Kollagenfibrillen ist zum Teil noch erhalten. Man sieht zwischen den „normal" dicken Kollagenfibrillen eine Menge feinster Fibrillen.

---

*) DETTMER und SCHWARZ, Z. Mikroskop. **61**, 423 (1952/53).

geändert haben, daß eine überwiegende Außenversilberung zu finden war, daß also diese Fibrillen als Neubildungen aufzufassen waren im Gegensatz zu den dünnen Fibrillen, die wir bei den sogenannten degenerativen Veränderungen gefunden haben, die entsprechend den reifen Fibrillen eine überwiegende Innenversilberung zeigten, Abb. 93 stellt die Dickenverteilung der Fibrillen dar. Wir haben einmal

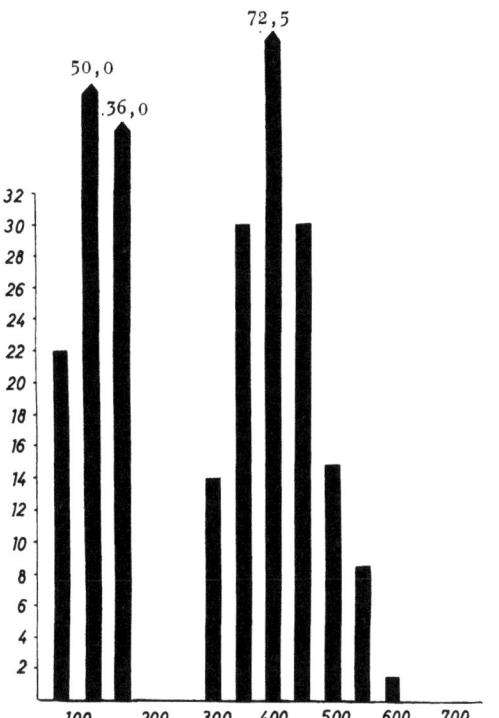

Abb. 93. Dickenverteilung der Kollagenfibrillen rheumatischer Gelenke. Man sieht, daß neben der normalen Verteilung der Kollagenfibrillen isoliert eine Menge feiner Fibrillen auftritt.

wieder das entsprechende Spektrum des Normalbereiches und zusätzlich dazu finden wir jetzt eine Anhäufung von feinsten Fibrillen. Sie ergeben aber nicht die gleichmäßige Doppelkurve, wie wir sie bei den degenerativen Veränderungen gefunden haben.

Im Gegensatz dazu zeigt Abb. 94 die Veränderungen bei *arthrotischen Gelenken*. Eine Verdickung der Gelenkkapsel findet sich ebenfalls wieder, aber die Doppelbrechung war praktisch normal. Elektronenmikroskopisch fiel eine ziemlich gleichförmige Bündelung der Kollagenfibrillen auf. Bei einem Patienten von 69 Jahren fanden wir aber eingelagert oder angelagert an die einzelnen Kollagenfibrillen eine Menge von ziemlich elektronendichten kleinen Körnchen, möglicherweise Kalkeinlagerungen. Wir sind aber nicht in der Lage zu sagen, welcher Art diese Körnchen sind.

Abb. 95 zeigt die Verteilung der Fibrillendicken. Wir finden zwar eine geringe Ausweitung nach links in Richtung der dünneren Fibrillen, aber gleichzeitig eine Ausweitung der Fibrillendickenverteilungskurve auch zur Seite der dickeren Fibrillen. Möglicherweise ist das aber dadurch zu erklären, daß es sich bei den Patienten mit Arthrosen, die wir operierten, um relativ alte Menschen handelte, im

Alter zwischen 50 und 65 Jahren. Wir wissen ja, daß im Laufe der Alterung die Dicke der einzelnen Kollagenfibrillen zunimmt, so daß diese Verschiebung oder Ausweitung der Kurve zur Seite der dickeren Fibrillen möglicherweise als Alterungsprozeß aufzufassen ist.

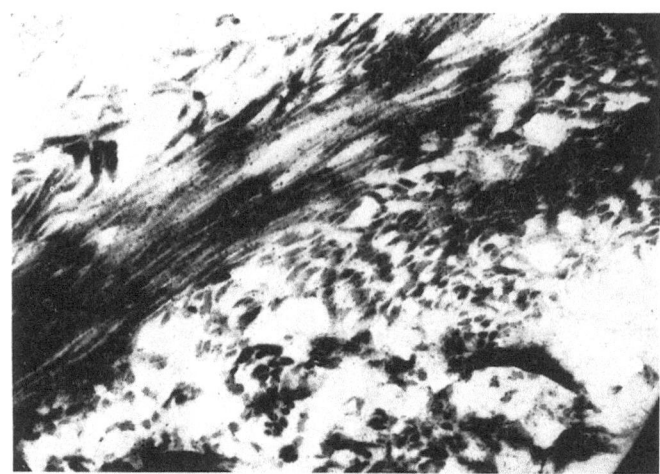

Abb. 94. Kapselgewebe eines arthortischen Gelenks. In der Grundsubstanz und an den Kollagenfibrillen beobachtet man körnige Einlagerungen (Elektronenoptische Vergr. 20000 : 1).

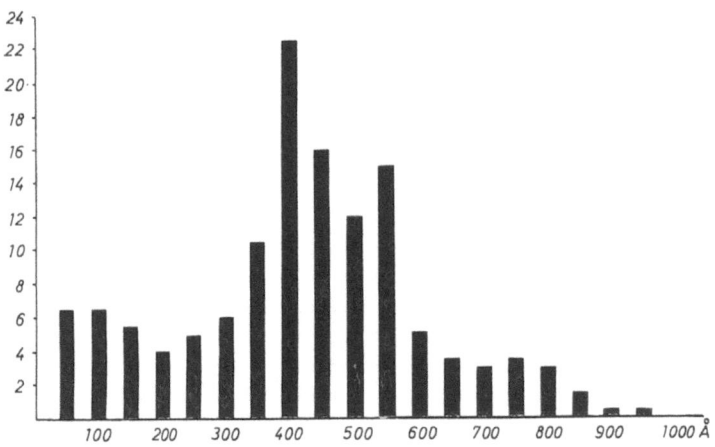

Abb. 95. Dicke der Kollagenfibrillen aus den Gelenkkapseln arthrotischer Gelenke.

Herr PLIESS (Hamburg):
Von welcher Schicht aus erfolgt die *Regeneration* der inneren Schicht? Es wurde erwähnt, daß man sie experimentell entfernen kann.

Herr BRÅNEMARK (Göteborg):
Die experimentellen und auch die klinischen Erfahrungen zeigen, daß die Gefäße aus der Knorpelknochengrenze kommen. Das ist auch klinisch interessant, denn da

haben wir ja den Herd für die ersten Veränderungen, die Exostosen usw. Wir kommen vielleicht auf dieses Problem zurück, wenn wir den funktionellen Zusammenhang zwischen Knorpel und Knochenmark und Gelenk besprechen. Zur Frage von *Synovektomie* und Regeneration wollte ich noch folgendes sagen:

Man kann ja klinisch Synovektomien auch chemisch machen mit Osmiumtetroxyd z. B. Das haben wir auch experimentell gemacht. Dann bekommt man dieselben regeneratorischen Vorgänge, da ist also kein Unterschied zwischen chirurgischen und chemischen Maßnahmen. Man kann aber auch mit Cortison eine Synovektomie erreichen, und zwar dadurch, daß in einigen Cortisonpräparaten, die intraartikulär benutzt werden, ein Lösungsmittel vorhanden ist, das eine Gewebeschädigung macht und eine Ausschaltung aller Synovialgewebsgefäße erzielt, so daß das gute Resultat von manchen Cortison-Injektionen vielleicht nicht eine ,,Antientzündung" ist, sondern wirklich eine chemische Synovektomie.

Herr DETTMER (Bad Bramstedt):
Vielleicht können wir wirklich das Regenerationsproblem in toto noch einmal besprechen, wenn wir uns auch mit der Frage der Regeneration des Knorpels beschäftigen.

Herr LINDNER (Hamburg):
Folgende Frage an Herrn COTTA: MAJNO und ENGEL[*] haben beim amerikanischen Rheumatologen-Kongreß 1963 in Boston über tierexperimentelle sowie auch über normale und rheumatisch veränderte menschliche Synovia-Befunde berichtet und behauptet, sie könnten eindeutig eine normale Synoviazelle von einer rheumatisch erkrankten Zelle unterscheiden. Ich möchte gerne wissen, ob Sie diese Befunde kennen und ob Sie aufgrund Ihrer eigenen Erfahrungen diese Befunde bestätigen können und ebenfalls meinen, daß man eine normale Synoviazelle von einer rheumatisch erkrankten eindeutig unterscheiden kann.

Herr COTTA (Berlin):
Ich kenne einige dieser Bilder. Wir haben bisher nur ganz wenige Kniegelenkskapseln untersuchen können, wo wir klinisch, serologisch und auch histologisch den sicheren Beweis erbringen konnten, daß es sich um eine rheumatische Entzündung gehandelt hat. Die Zellen, die wir gefunden haben, unterscheiden sich nicht wesentlich von denen der normalen Synovia, aber ich kann darüber noch nichts Definitives sagen.

Herr GUSEK (Hamburg):
Ich habe noch eine Frage an Herrn COTTA: Es sind so oft die *Poren* oder *Fenster* der Kapillaren erwähnt worden. Messen Sie diesen Poren, die Sie in den *Kapillaren* finden, einen so großen Wert zu, daß Sie sie zu differentialdiagnostischen Entscheidungen heranziehen können? Wir wissen ja, daß diese Poren rein funktionelle Phänomene sind. Sie können sie in dem gleichen Gewebe finden oder nicht, je nach experimentellen Bedingungen, beispielsweise nach einer harmlosen Narkose. In einem Gewebe, das normalerweise — wenn Sie es ohne Narkose entnehmen — keine Poren aufweist, finden Sie bei Entnahme nach einer Narkose die Poren.

---

[*] MAJNO und ENGEL, Congr. Amer. Soc. Rheum. Boston 1963.

Meine Frage ist: Wie haben Sie Ihr Gewebe entnommen und messen Sie wirklich den Poren irgendwelche wesentliche Unterscheidungsbedeutung bei?

Herr COTTA (Berlin):

Wir haben unser Gewebe bei Arthrotomien entnommen. Nach Eröffnung der synovialen Schicht haben wir aus dem Gebiet, das uns gut zugänglich war, Synovia entnommen und haben das Präparat innerhalb von 60 Sekunden mit Osmiumsäure fixiert. Zur Frage der Poren: Wenn wir die normale Kapillarmorphologie, wie sie gestern hier abgehandelt worden ist, berücksichtigen, so hat man bisher festgestellt, daß es Poren-Kapillaren nur bei bestimmten Typen oder bestimmten Organkapillaren geben soll, z. B. in den Sinus der Leber, in den endokrinen Organen, in den Glomeruli und Tubuli der Nieren. Wir haben bei unseren zahlreichen Untersuchungen an normalen menschlichen Gelenkkapseln keine Poren und keine Unterbrechungen des Plasmalemms der Kapillaren gefunden. Herr STAUBESAND stellte an Herrn JUNGE-HÜLSING gestern die Frage, ob er das Ferritin auch im Plasma gefunden hat. Wenn nun, wie Herr JUNGE-HÜLSING meinte, ein gewisser Reiz auf dieses Gewebe ausgeübt wird, dann besteht die Möglichkeit, daß sich durch diesen Reiz auf das Kapselgewebe Lücken im Plasmalemm bilden, durch die unter Umständen ein Einwandern von Ferritin in das Plasma ohne Einschluß in die von Herrn STAUBESAND gezeigten Vesikel stattgefunden haben kann. Aber ob wir dem nun eine besondere Bedeutung beimessen sollen oder nicht, das kann ich an der kleinen Zahl der Untersuchungen bisher noch nicht sagen.

Herr DETTMER (Bad Bramstedt):

Vielleicht kann man zur Frage der Poren- oder Fensterkapillaren noch folgendes sagen: Es ist ja doch eine statistische Frage in elektronenmikroskopischen Bildern, und wenn wir noch nicht so sicher sagen können, was das funktionell zu bedeuten hat, so sollte man zunächst das einmal als Befund registrieren und dann späterhin mit funktionellen Methoden vergleichen, um dann vielleicht doch zu einer Aussage über die Bedeutung dieser Poren oder Fenster in den Kapillaren zu kommen.

Herr BRÅNEMARK (Göteborg):

Wir versuchen jetzt, bei Entzündungsprozessen intravitalmikroskopisch Kapillaren zu beobachten und den Durchtritt von gewissen Substanzen und Korpuskeln festzustellen und dann dieselbe Kapillare herunterzunehmen und elektronenmikroskopisch zu studieren. Wir können aber noch keine Resultate vorlegen.

Herr SCHULZE (Oldenburg):

Ich möchte an Herrn BRÅNEMARK eine Frage stellen. Er hat dieses merkwürdige *Temperaturverhalten* in den Gelenken *bei der primär chronischen Polyarthritis* beschrieben. Mich würde es interessieren, ob das eine Eigentümlichkeit der p. c. P. ist, oder ob es so etwas z. B. auch bei der Arthrose gibt.

Herr BRÅNEMARK (Göteborg):

Wir haben auch bei Arthrosen entsprechende Untersuchungen gemacht, dort gibt es aber keine entsprechenden Veränderungen, merkwürdigerweise auch nicht beim Lupus erythematodes disseminatus.

Herr DETTMER (Bad Bramstedt):

Darf ich nun Herrn OTTE bitten, etwas über Aufbau und Wachstum des Gelenkknorpels zu sagen.

Herr OTTE (Hamburg):

Von der Funktion her gesehen läßt sich das Gelenk als Organ charakterisieren, eine Bezeichnung, die soeben auch Herr COTTA gebraucht hat. Es handelt sich um ein Organ, dessen differente Gewebskomponenten vor allem eine spezifische Leistung hervorzubringen haben, nämlich die Schaffung und Erhaltung der fast reibungslosen Glätte der artikulierenden Oberflächen. Das Substrat dieser Leistung wird vom *Gelenkknorpel* repräsentiert, dessen lebenslängliche Integrität zugunsten einer ungestörten Funktion es also zu sichern gilt.

Der Knorpel steht somit im Zentrum des Gelenkorgans, und die bisher besprochenen Strukturen, die fibröse und vor allem die synoviale Schicht der Gelenkkapsel sind und enthalten in erster Linie Einrichtungen zur Sicherung seines Unterhaltes. Die Organisation des Gelenkorgans zur Stoffwechselversorgung des Knorpels hat man sich, dem Schema (Abb. 96) entsprechend, folgendermaßen vorzustellen:

Die *Versorgungsbasis* stellt wie für alle anderen Organe das zirkulierende Blut dar, das am Gelenk zwei grundverschiedene Verteilersysteme speist: Das synoviale und das subchondrale Kapillarnetz. Das unterscheidende Merkmal ist vor allem die vielfach größere Transitstrecke und die Heterogenität der „synovialen Trift". Die

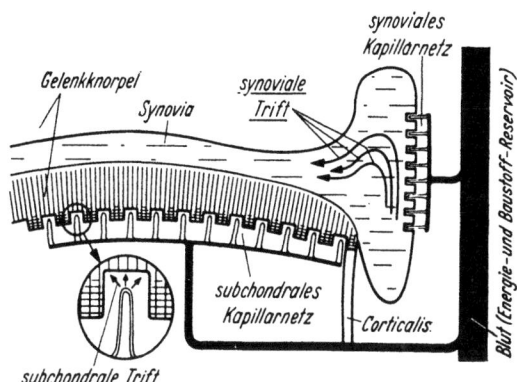

Abb. 96. Schematische Darstellung der Organisation zur nutritiven Versorgung des Gelenkknorpels (nach OTTE, Z. Orthop. 95, 202 (1961).

Distanz vom Kapillarlumen bis zur konsumierenden Knorpelzelle hat eine makroskopische Größenordnung und erreicht an großen Gelenken mehrere Zentimeter. Allein aus physikalisch-chemischen Gründen kann das Prinzip der Diffusion kein hinreichender Transportmechanismus zur Überwindung derartiger Entfernungen sein. In dem relativ geringen Konzentrationsgefälle reicht die effektive Fortbewegung der Moleküle durch die Wärmebewegung nicht aus. Es bedarf also eines auxiliären Konvektionsmechanismus. Er besteht darin, daß die Gelenkflüssigkeit durch die Funktion ständig umgewälzt wird. Die Betätigung der Gelenke ist also offensichtlich ein von der Natur einkalkulierter Faktor im Organisationsplan. Im fixierten Gelenk herrscht in bezug auf diese Zusatzkonvektion ein Kreislaufstillstand mit den dem Kliniker bekannten schädlichen Folgen.

Bei der subchondralen Trift ist die Diffusionsstrecke zwar kürzer, doch wird die Effektivität der Versorgung durch die schlecht durchdringbare verkalkte Basalschicht des Knorpels stark eingeschränkt. Weitere Gesichtspunkte seien hier zunächst zurückgestellt.

In Abb. 97 sind die Etappen und Medien der synovialen Trift zusammengestellt. Es sind gewissermaßen die Parameter für das Leben des Gelenkknorpels. Sie beginnen — wie für alle Gewebe — schon in qualitativen und quantitativen Normabweichungen der Blutzusammensetzung. Es folgt das komplizierte System der Kapillarwand und die komplexe Physiologie der Permeabilität, bzw. die verwirrend große Zahl ihrer Störungsmöglichkeiten. Bei der Passage des Synovialgewebes können unter entzündlichen Bedingungen riesige Zellansammlungen als Konkurrenten um das Substrat auftreten und der Trift eigene Stoffwechselprodukte beimengen, so daß der Versorgungsstrom quantitativ und qualitativ beeinträchtigt

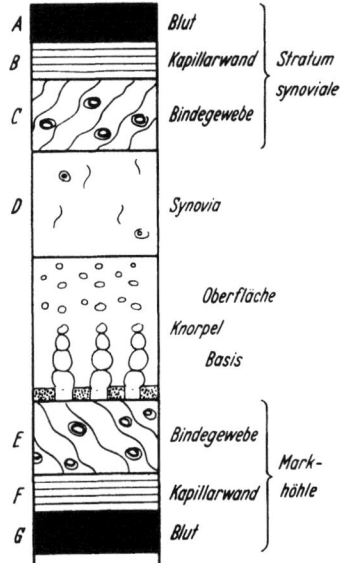

Abb. 97. Schematische Darstellung der verschiedenen Medien auf der Transitstrecke zwischen Blut und Gelenkknorpel. A bis D = synoviale Trift. G bis E = subondrale Trift (nach OTTE, 1961).

wird. Das gleiche gilt auch für den Fall, daß die Gelenkflüssigkeit einen großen Zellgehalt aufzuweisen hat. Die Gelenkruhe mit dem Stagnieren der Gelenkflüssigkeit ist bereits erwähnt. Darüberhinaus gibt es qualitative Veränderungen der Gelenkflüssigkeit, welche die Diffusion beeinflussen. Wesentlich ist sicher die Viskosität. Man muß weiterhin bedenken, daß zwischen den beiden Gelenkknorpeln nur ein dünner Flüssigkeitsfilm vorhanden ist, der evtl. sogar eine nur monomolekulare Schicht darstellt. Ob unter solchen extremen Bedingungen besondere Diffusionsgesetze herrschen, ist mir nicht bekannt.

Man entnimmt aus dieser Aufzählung ohne weiteres, wie vielfältig die Störanfälligkeit des synovialen Versorgungsweges ist. Um einen Einblick in die Auswirkungen solcher Störungen zu erhalten, müssen wir uns zunächst mit dem Aufbau des Knorpels und seinen Reaktionsmöglichkeiten befassen.

Die folgenden Untersuchungsergebnisse stehen unter der klinisch sehr bedeutenden Frage der *Regeneration*. Der regenerative Ausgleich von Gewebsverlusten setzt ein Ersatzwachstum voraus, über das noch keine grundsätzliche Klarheit herrscht.

Es wird sich sogleich zeigen, daß hierfür die Unkenntnis von der Wachstums- und Entwicklungsrichtung des Gelenkknorpels verantwortlich ist.

Abb. 98 zeigt einen Querschnitt durch den Gelenkknorpel im Wachstumsalter. Es liegt eine ausgeprägte Schicht-Differenzierung hinsichtlich Form, Größe und Anordnung der Zellen, des Mengenanteils der Grundsubstanz und schließlich auch

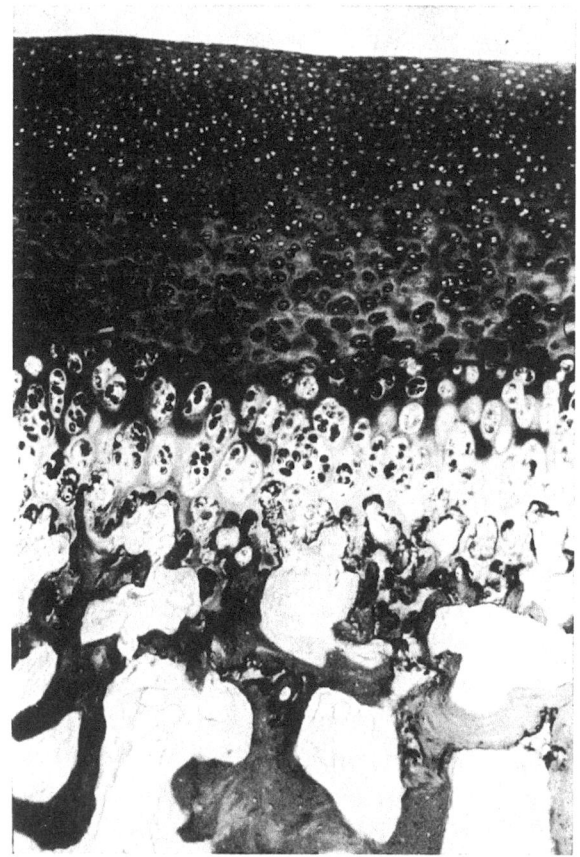

Abb. 98. Querschnitt durch den wachsenden Gelenkknorpel (Fesselgelenk, Kalb). Rinehart-Färbung.

in bezug auf färberische Eigenschaften vor. Besonders hervorstechend sind die großen Zellaggregate oder Nester in der basalen Schicht. Es ist die herkömmliche und weit verbreitete Ansicht, daß diese Nester die Keimschicht repräsentieren. Tatsächlich erwecken sie auf den ersten Blick den Eindruck einer Proliferation.

Dieses „Keimschicht-Image" der Nester hat zusammen mit der Vorstellung einer mechanischen Abnutzung der obersten Knorpelschicht dazu geführt, ein Wachstum in Richtung von unten nach oben, d. h. von der Knorpelknochengrenze zur Gelenkhöhle hin anzunehmen. Es galt als eine nicht beweisbedürftige Tatsache, daß proliferativ neugebildete Zellen nach und nach in die Nähe der Oberfläche gelangen und dort zunehmend an Vitalität verlieren, bis sie schließlich degenerieren, absterben und abgeschilfert werden. Die unterstellte physiologische Degeneration förderte ihrerseits die Wahrscheinlichkeit der postulierten Abnutzung, wie sich umgekehrt eine solche Abnützung gut mit der ohnehin minderwertigen Deckschicht vertrug. Eine solche Interpretation steht in scharfem Kontrast zu der eingangs formulierten Organleistung des Gelenks, die gerade von einer optimalen Qualität des Oberflächenmaterials ausgeht und damit eine ungestörte Vitalität der oberflächlichen Zellschicht zur Voraussetzung hat. Es war deshalb eine *Wachstums- und Entwicklungsrichtung des Gelenkknorpels* zu postulieren, die mit diesen Anforderungen in Einklang zu bringen ist. Ein oberflächenwärts gerichtetes Wachstum ist schon aus dem Grunde in hohem Maße unwahrscheinlich, weil trotz zahlreicher experimenteller Untersuchungen bisher niemals eine Regeneration von Knorpeldefekten nachgewiesen werden konnte.

Die eigenen Untersuchungen wurden an jugendlichen Gelenkknorpeln (Fesselgelenke von Kälbern) durchgeführt. Zweckmäßigerweise werden die Befunde in der Reihenfolge der einzelnen Schichten, an der Oberfläche beginnend, vorgetragen.

Man trifft zuerst auf die von McConnaill (1951)*) als Lamina splendens bezeichnete, zellfreie Außenschicht, die den oberflächlich gelegenen Zellen einen membranartigen Zusammenhalt verleiht. Offenbar ist diese Struktur im wesentlichen für die im Vergleich mit technischen Objekten außerordentliche Haltbarkeit und für die

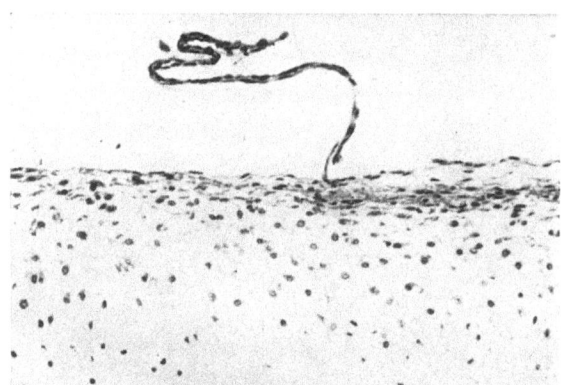

Abb. 99. Oberflächliche Zellschicht, membranartig abgelöst (nach CALANDRUCCIO u. GILMER J. bon. surg. A **44**, 431 (1962).

enorme Reibungsarmut des Gelenkknorpels verantwortlich. Die Festigkeit der Membran bringt es mit sich, daß die oberste Zellschicht bei der histologischen Bearbeitung leicht aus dem Zusammenhang gelöst wird (Abb. 99). Hier liegt eine sicher häufige Fehlerquelle bei der Beurteilung der Gelenkknorpeloberfläche vor.

An einwandfreien Präparaten jugendlicher Gelenkknorpel ist bei genauer Durchmusterung festzustellen, daß auch die zu oberst liegenden Zellen keine Hinweise für einen Vitalitätsverlust bieten. Ein entscheidendes Kriterium hierfür ist die Nachweisbarkeit von Zellteilungen. Für wesentlich halten wir in diesem Zusammenhang auch die Differenzierung der Enzymausrüstung, wie sie durch die selektive *5-Nucleotidase-Reaktion* der Oberflächenschicht zum Ausdruck kommt (Abb. 100). Welche Rolle dieses Ferment im Stoffwechsel spielt und welche spezifischen Leistungen die Oberflächenzellen zu vollbringen haben, ist nicht bekannt. Hier sei diese

---

*) McConnaill, M. A., J. Bone Surg. Brit. Ed. **33**, 251 (1951).

Fermentreaktion lediglich als Mittel zur selektiven Darstellung der oberflächlichen Chondrozyten hervorgehoben. Abb. 101 zeigt diese Zellen in der Aufsicht. Es ist das Präparat einer Lamina splendens mit den anhaftenden Zellen, die auch in dieser

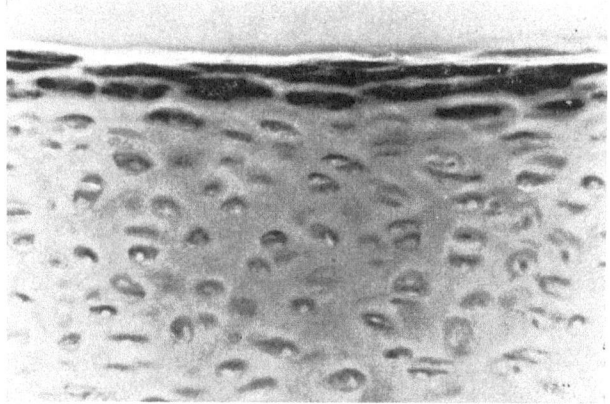

Abb. 100. 5-Nukleotidase-Reaktion. Beachte die selektive Reaktion der oberflächlichen Chondrozyten. Darüber die im polarisierten Licht aufleuchtende Lamina splendens.

Blickrichtung keinen Verdacht einer Degeneration erregen. Man erkennt auch hier eindeutige Teilungsvorgänge in verschiedenen Stadien. Die meisten Zellen befinden sich in der Phase II und III des Teilungszyklus, nämlich der Trennungs- und Distanzierungsphase.

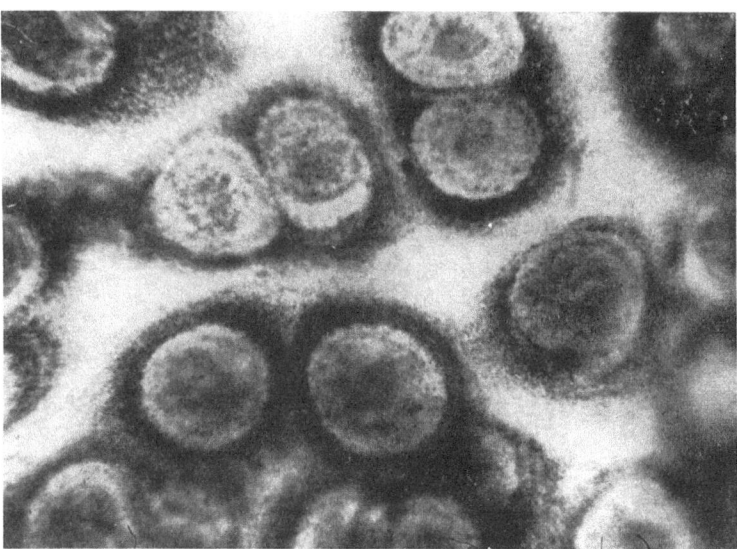

Abb. 101. Oberflächliche Chondrozyten in der Aufsicht. Man erkennt verschiedene Phasen der Zellteilung. (5-Nucleotidase-Reaktion, Ölimmersion).

Sehr aufschlußreich ist die schichtweise Auszählung der Zyklusphasen. Wenn man auf Fotogrammen den Gelenkknorpel in 10 Schichten unterteilt und die durch

Abb. 102 charakterisierten Teilungsphasen in ihrer prozentualen Häufigkeit aufträgt, dann kommt man zu folgendem Ergebnis:

Die solitär anzutreffenden Zellen verschwinden in der 5. Schicht fast gänzlich, während der Anteil der als Paar auftretenden Zellen 90% erreicht. Hieraus ist der Schluß zu ziehen, daß der Teilungszyklus in der Phase der Trennung und der

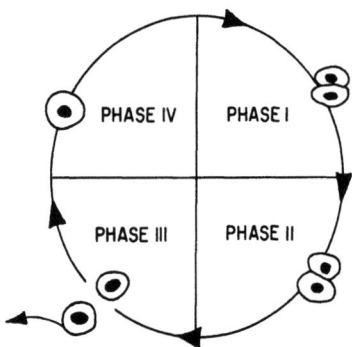

Abb. 102. Schematische Darstellung der 4 Phasen des Teilungszyklus. (I) Abschnürungsphase (A), II) Trennungsphase (T), III) Distanzierungsphase (D) und IV) Solitärstadium (S).

Abschnürung stagniert. Dies wiederum bedeutet, daß das Teilungswachstum von der Oberfläche zur Basis hin nachläßt und etwa in der Mitte des Gelenkknorpels völlig zum Stillstand kommt.

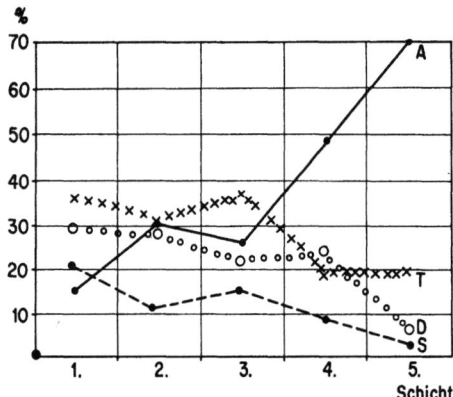

Abb. 103. Prozentuale Verteilung der Zyklusphasen in den oberen 5 Schichten des Gelenkknorpels (A = Abschnürungsphase, T = Trennungsph., D = Distanzierungsph., S = Solitärstadium) nach Otte, 1965*).

Abb. 104 zeigt die unteren zwei Drittel des Gelenkknorpels. Oben sieht man eindeutig, wie die Zellpaare vorherrschen. Es folgt dann ein merkwürdiges Phänomen. Ohne daß die zu Paaren formierten Zellen das sogenannte Interphasenwachstum durchmachen, tritt eine weitere Teilung ein. Das Besondere dieser Teilung besteht darin, daß die Zellen sich nicht, der allgemeinen Regel entsprechend, bis zur kritischen Grenze der Volumen-Oberflächen-Proportion vergrößern. Da dies die letzte Teilung, von der Oberfläche her gerechnet, ist, habe ich sie terminale Teilung genannt. Sie findet offenbar unter starkem Raummangel statt, da sich histologisch Kompressionserscheinungen erkennen lassen. Die aus den Zellpaaren hervorgegangenen Vierergruppen fallen nämlich dadurch auf, daß die Zellen sich in ihrer

---

*) Otte, P., Über das Wachstum der Gelenkknorpel (Heidelberg 1965).

gemeinsamen sphärischen Höhle gegenseitig deformieren. Man kann daraus schließen, daß die umgebende interzellulare Substanz dem Druck der Zellvermehrung nicht nachgibt.

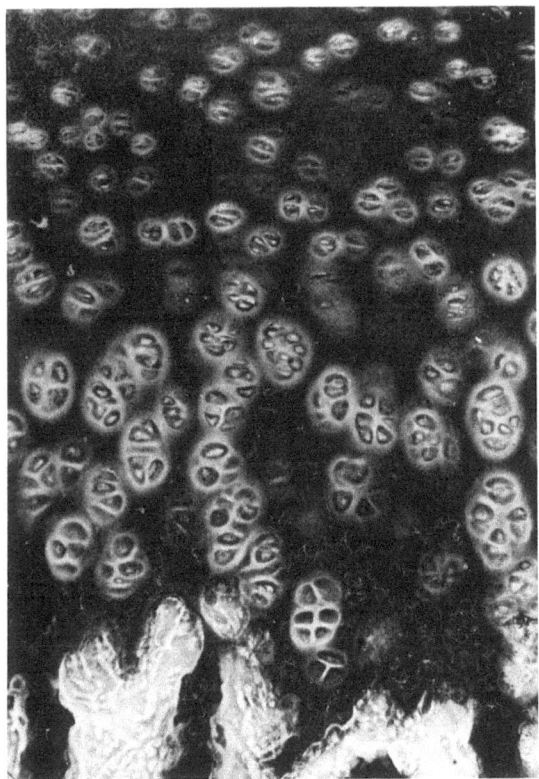

Abb. 104. Entwicklung der Zellnester im basalen Anteil des Gelenkknorpels.

Unterhalb dieser Zone der komprimierten Vierergruppen bahnt sich der Vorgang an, der zur Entstehung der Zellnester führt. Gleichzeitig mit einer Ausdehnung der färberisch sich abhebenden Zellhöfe nehmen die Chondrozyten an Größe zu und runden sich ab. Dabei beobachtet man, wie benachbarte Vierergruppen sich durch Fusion ihrer Höfe zu Achtergruppen vereinigen. Mitunter wiederholt sich dieser Vorgang und führt zu noch größeren Aggregaten. Die Zellen überschreiten dabei das Durchschnittsmaß der Chondrozyten, d. h. sie hyptertrophieren oder werden, um den korrekteren Ausdruck zu gebrauchen, zu Zellriesen (LETTERER)*).

Eine sehr wichtige Beobachtung besteht nun darin, daß sich die Chondrozyten trotz wesentlicher Überschreitung des kritischen Volumens nicht mehr teilen. Nach allgemeinbiologischen Grundsätzen resultieren aus der immer ungünstiger werdenden Volumen-Oberflächenrelation Stoffwechselschwierigkeiten. Es ist deshalb nicht verwunderlich, daß — basalwärts zunehmend — Degenerationserscheinungen auftreten. Sie zeigen ein besonders rasches Fortschreiten, wenn die umgebende Grund-

---

*) LETTERER, E., Allgemeine Pathologie (Stuttgart 1959).

substanz zu verkalken beginnt. Die in der Nähe der Markhöhle von verkalkter Grundsubstanz umgebenen Chondrozyten sterben ab. Bekanntlich werden die Knorpelzellhöhlen vom fibrovaskulären Markgewebe eröffnet und mit Knochen ausgelegt (enchondrale Ossifikation).

Aus den letztgenannten Befunden geht hervor, daß die *basalen Zellnester* Produkte einer Summation (Zusammenschluß praeformierter Zellgruppen) und keine Multiplikationsprodukte (Ergebnis von Zellvermehrungen) sind. Die Teilungsunfähigkeit der Zellen bei basalwärts fortschreitender Degeneration beweist eindeutig, daß diese Formation nicht als Keimschicht des Gelenkknorpels in Betracht gezogen werden kann.

Unter Verzicht auf weitere detaillierte Begründungen ist an dieser Stelle die anfangs formulierte Fragestellung zu beantworten:

Die Wachstums- und Entwicklungsrichtung der Chondrozyten im Gelenkknorpel ist von der Oberfläche zur Basis gerichtet. Die oberflächlichen Zellen haben volle Vitalität, die Zellen an der Basis degenerieren und sterben ab. Die dazwischenliegenden Phasen sind durch eine successive Vitalitätsminderung ausgezeichnet.

Es dürfte aufgefallen sein, daß die einzelnen, durch besondere Merkmale ausgezeichneten Schichten oberflächenparallel angeordnet sind. Man muß sich nun fragen, ob diese Differenzierungen zeitabhängig sind oder vom Milieu bestimmt werden. Eine im genetischen Apparat der Zellen programmierte Wandlung von Form und Funktion ist von vornherein sehr unwahrscheinlich. Phänomenologisch imponiert der Form- und Eigenschaftswandel der Zellen so sehr als eine Funktion der Oberflächen- bzw. Basisentfernung, daß man geneigt ist, eine chemische Steuerung anzunehmen. Ein basalwärts negativer Konzentrationsgradient der Gelenkflüssigkeit-Komponenten und ein entgegengesetzter von Bestandteilen des Markhöhlenmilieus könnte durch fördernde und hemmende Einflüsse für derartige Modulationen verantwortlich gemacht werden.

Experimentelle Untersuchungen von TRUETA und AMATO*) geben Anhaltspunkte dafür, welche von den gezeigten Modulationen von unmittelbarer Kapillarversorgung abhängig sind. Sie fanden nach Unterbrechung der Blutgefäße auf der diaphyseren Seite der Fugenknorpel eine Fortsetzung des Wachstums in Gestalt verlängerter Säulen. Dies geschah dadurch, daß die Degeneration der hypertrophischen Knorpelzellen und die Mineralisierung der Grundsubstanz ausgeblieben war. Außerdem war zu beobachten, daß keine alkalische Phosphatase gebildet wurde.

Der Lebenslauf der Chondrozyten endet also nicht zwangsläufig in Degeneration, Verkalkung und Nekrose. Fehlen die „kapillarogenen Faktoren", dann endet die Entwicklung mit einem Zustand leichter Hypertrophie.

Nach Erörterung des Teilungs- und Zellwachstums soll noch eine Wachstumskomponente zur Sprache kommen, die in der *Produktion der Grundsubstanz* besteht. Interessant sind hier die schichtweise verschiedenen quantitativen Verhältnisse. Wenn man die Zellzahl und die Zellgröße in einzelnen Arealen ermittelt und dadurch zu Angaben der zellfreien Fläche im histologischen Schnittbild kommt, dann stellt man fest:

1. Die Zelldichte ist in den beiden obersten Schichten am größten und vermindert sich basalabwärts (Abb. 105).

---

*) TRUETA, J. und V. P. AMATO, J. Bone Surg. Brit. Ed. **42**, 571 (1960).

2. Die von Zellen besetzte Fläche im Präparat (Zellzahl × Zellabbildungsgröße) erreicht in den mittleren Schichten ein Minimum. Dementsprechend erreicht der Grundsubstanzanteil hier sein Maximum. In den tieferen Schichten drängt die Hypertrophie der Zellen den Grundsubstanzanteil wieder stark zurück (Abb. 106).

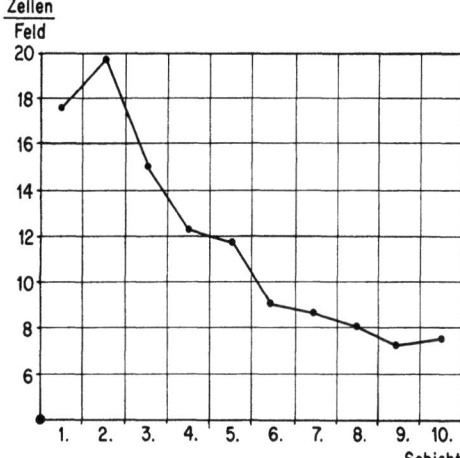

Abb. 105. Verteilung der Zelldichte innerhalb der 10 Schichten des Gelenkknorpels (nach OTTE, 1965).*)

Angesichts dieser Verhältnisse müßte man zunächst annehmen, daß innerhalb des Knorpelquerschnitts die Zellen verschieden starke Grundsubstanz-Produktionsfähigkeit besitzen. Dies trifft nicht zu. Es ist vielmehr so, daß die Chondrozyten im Laufe ihres Zellebens durch das appositionsartige Wachstum an der Oberfläche und durch die Resorption und Ossifikation an der basalen Grenze all-

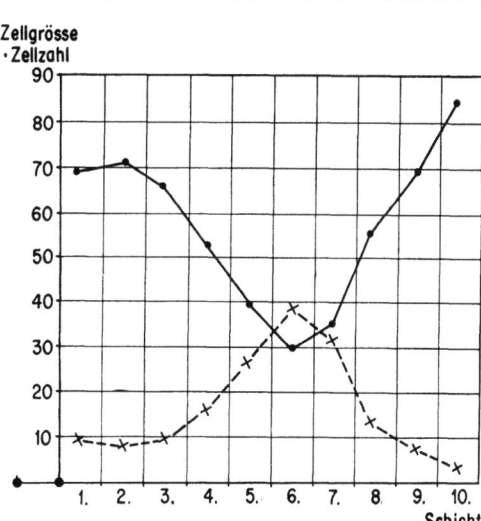

Abb. 106. Die von Zellen besetzten Flächen im Querschnittspräparat des Gelenkknorpels. Die Kurve ergibt sich aus dem Produkt von Zellzahl und Zellgröße. Das Maximum des zellfreien bzw. Grundsubstanzanteiles liegt in der 6. Schicht (OTTE, 1965).

mählich von den oberflächlichen Schichten ins Innere und schließlich in die Basalzone verlagert werden (Abb. 107). Bei diesem passiven Platzwechsel bleiben die

---

*) l. c.

Zellen inmitten der selbst produzierten Grundsubstanz, die durch Fasergeflechte ein Ausweichen verhindern. Betrachtet man die konzentrisch aufgebaute Grundsubstanz als das Lebenswerk der Chondrozyten (und Chondrozytenpaare), dann

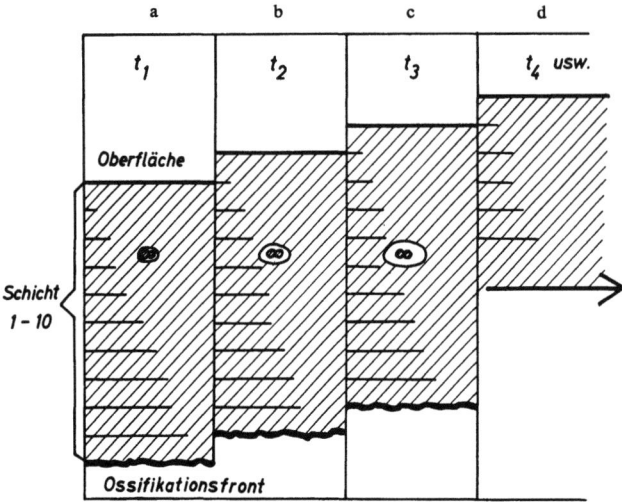

Abb. 107. Schematische Darstellung der Wachstumskinetik und perizellulären Grundsubstanzvermehrung. Bei a) ist das abgebildete Zellpaar in der 3. Schicht zum Zeitpunkt t durch Teilung entstanden. Bei b) zum Zeitpunkt t hat sich die Knorpeloberfläche durch Zuwachs von dem Zellpaar entfernt, während die Front der enchondralen Ossifikation um eine entsprechende Strecke nähergerückt ist. Das Zellpaar befindet sich jetzt in der 4. Schicht Bei c) ist die Verschiebung der oberflächlichen und basalen Grenze des Gelenkknorpels weiter fortgeschritten. Das Zellpaar befindet sich in der 5. Schicht. Durch fortgesetzte Produktion hat die Hülle der Grundsubstanz an Umfang zugenommen (nach OTTE, 1965). *)

erscheint die Zunahme des Grundsubstanz-Anteils in Richtung auf die unteren Schichten selbstverständlich. Problematisch werden die Verhältnisse erst bei der Vergrößerung der Chondrozyten zu Zellriesen, weil sich hier der Grundsubstanz-Anteil komplementär vermindert.

Diese Verminderung erfolgt ausgerechnet in der Zone, die sich bei autoradiographischen und auch bei eigenen fermenthistochemischen Untersuchungen als besonders stoffwechselaktiv erweist. Trotz großer Energie- und Stoffumsätze wird hier also offenbar weniger Grundsubstanz synthetisiert als abgebaut.

Wie bei der Zellteilungs-Potenz trifft man demnach auch hinsichtlich des synthetischen Wirkungsgrades auf eine von der Oberfläche zur Basis abfallende Tendenz. Auf weitere Befunde und Argumente zugunsten der postulierten Wachstums- und Entwicklungsrichtung muß hier verzichtet werden.

Im makroskopischen Bereich resultiert aus diesen Untersuchungen die in Abb. 107 gezeigte *Wachstumskinetik* der Gelenkenden. Der Knorpel wächst durch „endogene" Apposition voran. Der voranwachsenden Oberfläche folgt in geregeltem Abstand die Degenerations-, Verkalkungs- und Nekrosefront, an welcher die Knorpelmasse resorbiert und im Rahmen der enchondralen Ossifikation volumengerecht von Knochenstruktur ersetzt wird.

Ein sinnfälliger und einfacher Beweis ergibt sich aus Abb. 108a und b, die ein anatomisches Schnittbild durch ein unreifes Ellenbogengelenk zeigt. Die kom-

*) l. c.

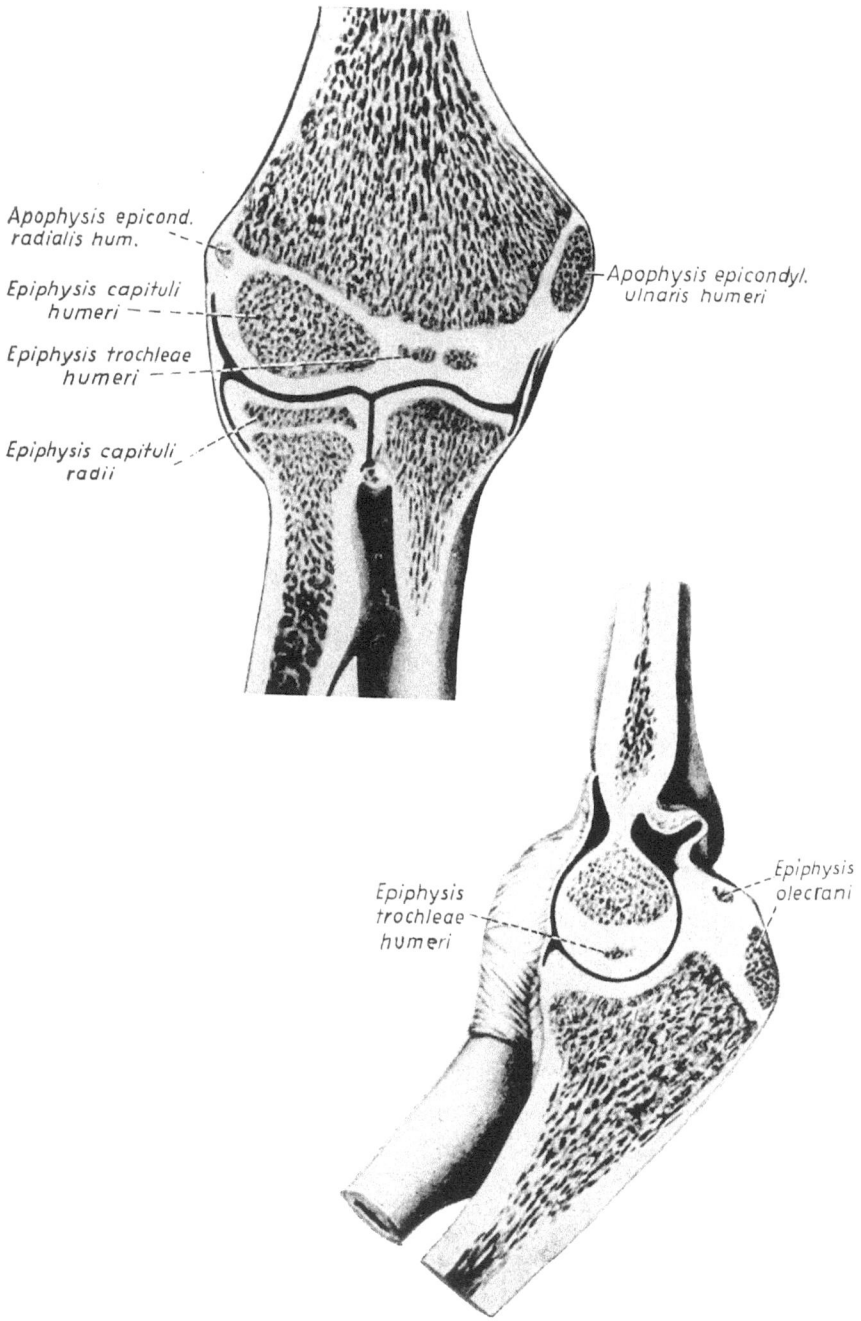

Abb. 108a+b. Anatomisches Schnittbild eines jugendlichen Ellenbogengelenks (nach LANZ-WACHSMUTH). Die Formdifferenzierung des Gelenks geht vom Knorpel und nicht vom Knochen aus.

plizierten Gelenkformen sind im Knorpelanteil bereits ausdifferenziert, während der ossäre Anteil noch in primitiver Gestalt vorliegt. Angesichts dieser Verhältnisse kann kein Zweifel bestehen, daß nur der Knorpel im Besitz der zur Formgestaltung nötigen Informationen sein kann, bzw. Träger der Formbildungs-Mechanismen ist. Die Paßgenauigkeit ist so hochgradig, daß sie nur von der oberflächlichen Schicht hergestellt werden kann. Je weiter nämlich von der Oberfläche entfernt die Initiative zur Konturbildung erfolgt, desto mehr muß die darüberliegende „formpassive" Schicht das geplante differente Muster vergröbern und nivellieren.

Vom funktionsmechanischen Aspekt kamen wir zu dem Postulat einer hoch qualifizierten Oberflächenschicht des Gelenkknorpels. Die Formentwicklung der Gelenkenden verlangt neben den mechanischen auch eminent hohe biologische Qualitäten. Eine solche Gewebsschicht kann nicht von Zellen gebildet und unterhalten werden, die am Ende ihrer Entwicklungsreihe der Nekrose zustreben. Es konnte deshalb die bisherige Anschauung nicht richtig sein, wonach das Wachstum von der Basis ausgeht und zur Oberfläche gerichtet ist. Als Beweis für die umgekehrte Verlaufsrichtung konnte ich nur einige Daten und Argumente anführen. Die Diskussion wird Gelegenheit geben, sie zu ergänzen.

Herr DETTMER (Bad Bramstedt):

Ich danke Herrn OTTE und glaube, daß sich erheblicher Zündstoff für die Diskussion angesammelt hat. Ich muß gestehen, ich war bisher der Ansicht, daß der Knorpel sich genau anders herum entwickelt. Ich weiß nicht, worauf mein Wissen basiert, wahrscheinlich auf der Lehrmeinung. Deswegen wäre ich dankbar, wenn die Herren Pathologen und Anatomen zu diesem Problem einmal Stellung nehmen würden.

Herr KRACHT (Hamburg):

Darf ich Herrn OTTE zunächst einmal fragen, inwieweit seine Vorstellungen zur Zellregeneration und dem Wachstum durch autoradiographische Untersuchungen mit H3 Thymidin gestützt werden.

Herr OTTE (Hamburg):

Es gibt autoradiographische Untersuchungen von TONNA[*], der sehr schön gezeigt hat, daß nach Applikation von Thymidin H3 innerhalb der ersten Stunde das aktive Material in den oberflächlichen Zellschichten nachweisbar ist. Einige Tage später fand er es in der subsuperficialen Schicht. Dies ist die autoradiographische Bestätigung zumindest der ersten Etappe der zellulären Wachstums-Kinetik, die ich eben darstellte.

Herr LINDNER (Hamburg):

Die *oberflächliche Knorpelzellschicht* besteht aus durchaus vitalen Zellen. Wenn man unter den üblichen Standardbedingungen fermenthistochemischer Verfahren eine geringere oder keine Fermentaktivität in diesen Zellen nachweist, besagt das nur, daß sie eine geringere Fermentaktivität besitzen, nicht jedoch, daß sie keine besitzen oder daß sie abgestorben sind. Wenn man die histochemische Methodik modifiziert, kann man auch in den oberflächlichen Knorpelzellschichten noch eine Reihe von Fermenten nachweisen.

---

[*] TONNA, E. A., J. Biophys. Biochem. Cytol. **9**, 813 (1961).

Ich möchte ferner aufgrund eigener Befunde nicht annehmen, daß die Zellen vom oberflächlichen Lager hin zur Tiefe wandernd die Bildungsprodukte, nämlich Grundsubstanz und Faservorstufen, mitnehmen und gewissermaßen erst in der Tiefe entleeren. Das widerspricht dem Bau und der Funktion derartiger Zellen, deren Bildungsprozesse wesentlich rascher sind als ihre Wanderung bzw. histotopologische Verlagerung zur Tiefe hin, falls eine solche stattfindet.

Nach histotopologischen Untersuchungen mit ^{3}H Prolin und ^{35}S Sulfat bilden die Zellen in allen Anteilen des Knorpels Syntheseprodukte und Fasern. Die Annahme von Herrn OTTE, daß die Zellen ihre Syntheseprodukte mit in die Tiefe nehmen, ist demnach nicht richtig.

Die Frage, ob die oberflächlichen Zellen zur Teilung befähigt sind oder nicht, bzw. welche Knorpelzellen zur Teilung befähigt sind, ist meines Erachtens aufgrund der heute verfügbaren Verfahren nur mit Verwendung von ^{3}H Thymidin-Einbauuntersuchungen mit entsprechender Bestimmung der ^{3}H = Thymidinmarkierungs- und der Mitoseindizes, Silberkornzählungen etc. möglich, wie sie von OEHLERT u. a. auch von unserer Arbeitsgruppe durchgeführt worden sind. Meines Erachtens ist also bisher, soviel auch dafür spricht, die von Herrn OTTE vorgetragene Ansicht über die Wachstumsrichtung des Knorpels noch nicht bewiesen, jedenfalls mit den hier dargestellten Befunden noch nicht ausreichend belegt.

Literatur

FREYTAG, G., LINDNER, J., REIHER, W. JOHANNES, G. und J. SCHMIDT, 5. Tgg. A. G. Morphologie, Magdeburg 1965 (im Druck). — FREYTAG, G., LINDNER, J., JOHANNES, G., SCHLOSSER, G. A., REIHER, W. und J. SCHMIDT, Callus-Symposium Debrecen 1965 (im Druck). — LINDNER, J., BECKER, K., VOSS, H. und G. FREYTAG, Internat. Histochem. Symp. 13. 5.—16. 5. 1963 Warschau. Folia Histochem. Cytochem. (im Druck). — LINDNER, J., Habil.-Schrift (Hamburg 1957); Tgg. Nord-Westdtsch. Patholog., 1956; ref. Zbl. Path. **96**, 407—408 (1957); Tgg. Nord-Westdtsch. Patholog., 1954; ref. Zbl. Path. **93**, 88—89 (1955); Internat. Histochem. Symp., Warschau 1963 Folia Histochem. Cytochem. **2**, No. 2/3, 269—278 (1964). — OEHLERT, W., HÄMMERLING, W. und F. BÜCHNER, Beitr. prakt. Anat. **126**, 92 (1962). — SCHMIDT, M., FREYTAG, G. und J. LINDNER, 4. Tgg. A. G. Morphology Rostock, Oktober 1963 (im Druck).

Herr OTTE (Hamburg):

Zu der von Herrn LINDNER nochmal aufgeworfenen Frage, ob unten in der Basalzone noch Teilungsvorgänge stattfinden, möchte ich auf Untersuchungen am Epiphysenfugenknorpel hinweisen. Ich darf voraussetzen, daß man gewisse Analogien zum Gelenkknorpel gelten läßt. An dem durch Zellsäulen ausgezeichneten Fugenknorpel hat KEMBER[*)] mit ^{3}H Thymidin meines Erachtens eindeutig die mangelnde Teilungsfähigkeit der hypertrophen Zellen im unteren Teil der Säulen demonstriert. Kurz nach der Applikation war die Aktivität nur in der potentiellen Schicht und im oberen Säulenanteil nachweisbar. Mit Vergrößerung des Intervalls wanderte die Aktivität auf die Ossifikationszone zu. Würden hier unten Zellteilungen stattfinden, dann müßte, besonders im Hinblick auf die Nähe der Kapillaren, auch schon nach dem Minimal-Intervall ^{3}H Thymidin inkorporiert werden.

---

*) KEMBER, N. F., J. Bone Surg. Brit. Ed. **42**, 824 (1960).

Für den erwähnten Versuch von TONNA gilt das gleiche. Die radioaktive Substanz war intraperitoneal appliziert worden. Die basalen Schichten des Gelenkknorpels waren demnach nicht durch Diffusionshindernisse benachteiligt, sondern durch die Nähe der Kapillaren bevorzugt.

Die von Herrn LINDNER hervorgehobene Stoffwechselaktivität der Zellnester in der Basalzone ist sehr bemerkenswert. Alle Untersucher, die ^{35}S und auch markierten Kohlenstoff verwendet haben, haben eine eindeutige Konzentration der Aktivität in der Basalschicht, d. h. vom Einsetzen der Hypertrophie an abwärts festgestellt (AMPRINO, 1955; BELANGER, 1954; DZIEWEATKOWSKI, 1951, 1952 und 1954; DAVIES und YOUNG, 1954). Es ist, wie schon erwähnt, merkwürdig, daß gerade dort, wo man aufgrund eines gesteigerten Sulfateinbaus eine vermehrte Grundsubstanzproduktion erwarten müßte, die Grundsubstanz mengenmäßig so stark abnimmt, daß zwischen den Nestern nur noch kleine Balken übrig bleiben. Weshalb übrigens das PAS-positive Grundsubstanzmaterial gerade im Bereich der Zellnester negativ wird, will ich nicht zu deuten versuchen. Auffallend ist nur, daß gleichzeitig die alkalische Phosphatase auftritt und daß intrazellulär sich hier die PAS-positiven Einschlüsse häufen.

Das degenerative Moment an diesen Zellnestern möchte ich in der fehlenden konstruktiven Leistung sehen. Vom Standpunkt des Knorpels geschieht etwas Unökonomisches, wenn unter hohem Energieaufwand und bei starkem Stoffumsatz nichts weiter herauskommt als eine die Nekrose begünstigende Verkalkung der Grundsubstanz. Man müßte diesen Vorgang planlos nennen, wenn er nicht im Rahmen des Ganzen einen notwendigen Schritt bei der Vorbereitung der enchondralen Ossifikation darstellte.

Was die Zellnester bei der Arthrosis deformans betrifft, so sind sie nicht mit den hypertrophischen Zellaggregaten des wachsenden Knorpels gleichzusetzen. Es sind Formationen, die im normalen Lebenslauf des Knorpels nicht vorkommen. Man spricht bei der Arthrosis deformans von Brutkapseln, ohne daß je beschrieben wurde, daß sich die Zellgruppen zu Einzelzellen oder Zellpaaren auflösen, um typischen Hyalinknorpel zu bilden.

Literatur

AMPRINO, R., Acta Anat. **24**, 121 (1955). — BELANGER, L. F., Canad. J. Biochem. Physiol. **32**, 161 (1954). — DAVIES, D. V. und L. YOUNG, J. Anat. (London) **88**, 174 (1954). — DZIEWIATKOWSKI, D. D., J. exper. Med. **93**, 451 (1951); Metabolic Interrelations, 4. Conference. 74 (New York, 1952); J. Exper. Med. **99**, 283 (1954).

Herr PLIESS (Nürnberg):

Wir haben mit histochemischen Methoden die Skelettentwicklung bei Feten des weißen Neuseeland-Kaninchens, bei der Wistar-Ratte und bei sechs menschlichen Embryonen verfolgt. Der jüngste Embryo hatte eine Scheitel-Steiß-Länge von 22 mm. Die Extremitätenanlagen zeigen sehr bald die Differenzierung eines von uns sogenannten *Chondroblastems*. Die Wachstumszone dieses Blastems liegt in den äußeren Schichten, während nach dem Zentrum des Blastems hin die Differenzierung und Reifung der Knorpelzellen erfolgt. Um diese Knorpelanlage bildet sich eine weitere Blastem-Manschette, die in den Lehrbüchern allgemein als Perichondrium bezeichnet wird. Es handelt sich aber dabei um ein embryonales Blastem, das eine deutliche histochemische Aktivität an alkalischer Phosphatase, Adenosintriphosphatase und verschiedenen Dehydrogenasen ergibt. Wir bezeichnen dieses

Gewebe als *Periblastem* und müssen annehmen, daß es auf die Knorpelanlage eine Induktionswirkung ausübt. Diese besteht offenbar darin, daß die von der Manschette des Periblastems umhüllte Knorpelanlage nicht nur morphologisch, sondern auch biologisch spezifisch geprägt wird. Dieser Bereich der Knorpelanlage hat die Aufgabe, das Längenwachstum der späteren Röhrenknochen zu gewährleisten (sogenannte Epiphysenlinien). Wir bezeichnen diese, vom Periblastem umhüllten Knorpelabschnitte als *Physenknorpel*. Der eigentliche *Epiphysenknorpel* entwickelt sich dagegen aus den proximalen und distalen Anteilen des Chondroblastems, die zu keinem Zeitpunkt ihrer Entwicklung von der Periblastem-Manschette umhüllt werden, sondern diese überragen. Diese bisher noch nicht bekannten bzw. nicht berücksichtigten topographischen (und damit auch biologischen) Beziehungen zwischen Chondroblastem und Periblastem sind die Grundlage dafür, daß der *Epi*physenknorpel und der *Physen*knorpel biologisch grundverschiedene Gewebe darstellen. Dies zeigt sich etwa beim Auftreten bestimmter Mißbildungen; z. B. betrifft die Chondrodystrophie nicht den eigentlichen Epiphysenknorpel, sondern lediglich den Physenknorpel (sogenannte Epiphysenlinie). Auf die Einwirkung des somatropen Hormons spricht lediglich der Physenknorpel, nicht aber der Epiphysenknorpel an.

Die Wachstumszone des *Epi*physenknorpels liegt seit der ersten Anlage des Chondroblastems in der Außenzone, die später an den Gelenkspalt grenzt. Von dieser Wachstumsschicht erfolgt nach dem Zentrum des Epiphysenknorpels hin die Reifung der Knorpelzellen. Es existieren somit *zwei* Wachstumszonen an den Gelenkenden der Röhrenknochen: 1. die an den Gelenkspalt grenzende Wachstumszone des *Epi*physenknorpels und 2. die in der sogenannten Epiphysenlinie liegende Scheibe des *Physen*knorpels.

Es ist leicht einzusehen, daß die erstgenannte Wachstumszone des Epiphysenknorpels während des ganzen Lebens bestehen bleibt, auch wenn die Scheibe des Physenknorpels nach Abschluß der Pubertät knöchern durchbaut wird.

Zusammenfassend ergeben unsere histochemischen Untersuchungen über die Skelettentwicklung, daß grundsätzlich zwischen dem Epiphysen- und dem Physenknorpel zu unterscheiden ist. Beide Knorpelzonen haben ihre *spezifische Wachstumszone*. Diese liegt für den Epiphysenknorpel am Gelenkspalt und persistiert, so lange der Gelenkknorpel erhalten bleibt. Es handelt sich um eine *physiologische Mauserzone* zum ständigen Ersatz für die nach der Diaphyse hin durch Differenzierung und Reifung „abwandernden" Zellen des Gelenkknorpels. Wir können somit von der Embryogenese her die Auffassung von Herrn OTTE vollauf bestätigen, die übrigens bereits vor fast 30 Jahren von KROMPECHER*[)] vertreten wurde.

Herr BRÅNEMARK (Göteborg):

Das ist eine sehr interessante Hypothese. Ich habe dieses Problem vor ein paar Monaten mit Herrn TRUETA diskutiert. Er hat ja eine ganz andere Interpretation von den Thymidinmarkierungsversuchen, und er ist sehr an den Kapillarendothelien fixiert.

Bezüglich Zirkulation wollte ich gern sagen, daß man nicht *Zirkulationsanalysen* von Injektionspräparaten und Strukturpräparaten machen sollte. Man sollte nur sagen, es gibt injektionsgefüllte Gefäße; aber das sagt ja nichts über die Zirkulationsverhältnisse.

---

*[)] KROMPECHER, ST., Knochenbildung (Jena 1937).

Herr OTTE, Sie haben etwas über den Zirkulationsstillstand gesagt, das habe ich nicht ganz verstanden.

Herr OTTE (Hamburg):
Gemeint ist der Stillstand des auxiliären Konvektionsmechanismus. Die von der Gelenkfunktion bewirkte Umwälzung der Synovialflüssigkeit fällt aus, wenn wir ein Gelenk fixieren. Bei längerer Ruhigstellung leidet bekanntlich die Qualität des Gelenkknorpels.

Herr BRÅNEMARK (Göteborg):
Wir haben auch solche Versuche gemacht. Wir haben die Synovialzirkulation intravital studiert nach verschiedenen Zeiten von Immobilisierung. Man kann eine gewisse Strömungsverlangsamung registrieren, aber das ist nicht erheblich. Das ist konträr zu den Veränderungen, die wir im Muskel sehen.

Herr DETTMER (Bad Bramstedt):
Darf ich etwas dazu sagen. Ich glaube, hier liegt ein Mißverständnis vor. Es geht jetzt bei Herrn OTTE, glaube ich, darum, die Transitstrecke zu betrachten.

Herr LINDNER (Hamburg):
Zunächst möchte ich feststellen, daß meines Erachtens alle von Herrn OTTE durchgeführten Methoden und Untersuchungen optimal vorgenommen wurden und daß keine Einwände etwa aufgrund fehlerhaft durchgeführter Verfahren erhoben werden. Nur die Interpretation der Ergebnisse ist es, zu der ich nach wie vor meine Bedenken anmelden möchte. Ich habe schon ausgeführt, daß von vielen Autoren, u. a. auch von unserem Arbeitskreis, klar bei autoradiographischen Untersuchungen bewiesen wurde, daß in allen Zellagern des Gelenkknorpels ^{35}S Sulfat und ^{3}H Prolin eingebaut wird. Das stellt einen Beweis dafür dar, daß Mucopolysaccharid- und Fasersynthesen *in allen* Schichten des Gelenkknorpels stattfinden können. Das gilt auch für die größeren Zellnester in den basalen Zellagern. In diesem Zusammenhang habe ich früher darauf hingewiesen, daß die Anhäufung von Knorpelzellen in diesen Arealen keineswegs bedeutet, daß diese Zellen stärker vital geschädigt oder gar funktionsunfähig sind. Hier besteht das gleiche Problem, wie wir es bei den Riesenzellen besprochen haben. Auch da wurde früher die Meinung vertreten, daß diese Zellen des lockeren Bindegewebes absterbende oder abgestorbene Zellen ohne besondere Funktion oder Stoffwechselleistungen wären. Das ist heute aufgrund fermenthistochemischer und elektronenmikroskopischer Daten widerlegt. Auch die basalen Zellanhäufungen beim gesunden Knorpel sind durchaus als hochaktive Zellen zu kennzeichnen, wie wir sie zum Teil ja auch in den Bildern von Herrn OTTE gesehen haben. Auch hier muß man aber — darauf möchte ich besonders aufmerksam machen — bei einer Interpretation dieser fermenthistochemischen Ergebnisse vorsichtig sein und darf nicht die Einwände vergessen, die schon hier erhoben worden sind. Ich halte deswegen die Ansicht von Herrn OTTE nach wie vor für nicht ausreichend bewiesen, obwohl vieles dafür spricht, daß diese zunächst nur als Theorie anzusehende Meinung ausreichende Beweiskraft erhalten könnte.

Zur Frage an Herrn PLIESS: Es ist meines Erachtens nicht richtig, die embryonalen Bildungsvorgänge ohne weiteres mit dem zu analogisieren, was am reifen

Gewebe eine Regeneration darstellt. Ich möchte auf Herrn KRACHTs Meinung zurückkommen, daß man bei dieser Frage, die sicherlich noch nicht ausreichend abgeklärt ist, auf autoradiographische Untersuchungen zurückgreifen müßte, die aber ganz systematisch durchgeführt werden müssen, um wirklich eine endgültige Entscheidung zu treffen.

Herr HARDERS (Hamburg):

Die Frage der Wachstumsrichtung des Gelenkknorpels hat außer dem morphologischen doch auch einen stoffwechseldynamischen Aspekt, und deswegen möchte ich mir erlauben, die Frage zu stellen: Haben Sie, Herr OTTE, quantitative Vorstellungen darüber, ob es überhaupt denkbar ist, daß bei der außerordentlich erschwerten Ernährung über die Synovia durch Diffusion dort die aktivsten Wachstumsprozesse sein können, wo meiner Ansicht nach nicht die intensivsten stoffwechselmäßigen Umwälzungen vorliegen? Die sind doch zweifellos an der Basis, dort, wo die Kapillarisierung intensiv ist, vorzufinden.

Herr OTTE (Hamburg):

Gerade das synoviale Milieu sollte das Wachstum fördern, und zwar nach dem bekannten biochemischen Grundsatz: Kein Wachstum ohne Glycolyse. Wir müssen annehmen, daß in der Gelenkflüssigkeit die Sauerstoffspannung etwas zu kurz kommt. Das gilt zumindest in den kapillarfernen mittleren Anteilen. Eigene histochemische Untersuchungen haben tatsächlich ergeben, daß in den oberflächlichen Schichten keine Cytochromoxydase nachweisbar ist. Wir fanden dieses Ferment nur in den Zellnestern an der Basis. Hier sind die Stoffwechselvorgänge offenbar stark stimuliert, allerdings ohne sichtbaren synthetischen Effekt.

Die von KOBURG (1961) stammende Abb. 109 stellt ein Autoradiogramm der proximalen Tibiaepiphyse einer Ratte 90 Minuten nach Applikation von ^2H-Leucin dar. Wie aus der beigefügten Tabelle hervorgeht, ist die mittlere Silberkorndichte in der Tangential- und Übergangsschicht am größten und in der Basalschicht am geringsten. Hieraus geht hervor, daß die oberflächlichen Schichten sehr aktiv am Eiweißstoffwechsel teilnehmen. Man kann also nicht sagen, daß in der oberflächlichen Schicht des Gelenkknorpels eine ausgesprochene Stoffwechselarmut herrscht.

Herr LINDNER (Hamburg):

Nein, das bestimmt nicht, aber das ist kein Beweis dafür, daß der Gelenkknorpel von oben nach unten wächst. Die oberen Zellen sind durchaus stoffwechselaktiv. Ich kenne auch die Versuche von KOBURG[*)] — wir haben uns gerade zu Ihrer Frage mit ihm unterhalten —. Die Zellen sind, bis sie absterben, natürlich noch im Besitz aller für ihre Methoden nachweisbaren Eigenschaften. Für die fermenthistochemische Untersuchung ist sicher richtig, wenn man länger inkubiert, bekommt man oben auch Aktivität. Das hängt auch von der Inkubationszeit und der Substratkonzentration beim Einbau ab. Aber das ist noch kein Beweis für die Wachstumsrichtung.

Herr JUNGE-HÜLSING (Münster):

Ich möchte festhalten, daß man sagen kann, an der Basis werden MPS gebildet. Das sieht man autoradiographisch in allen Präparaten. Wenn man Herrn OTTE

[*)] KOBURG, E., Beitr. path. Anat. **124**, 108 (1961).

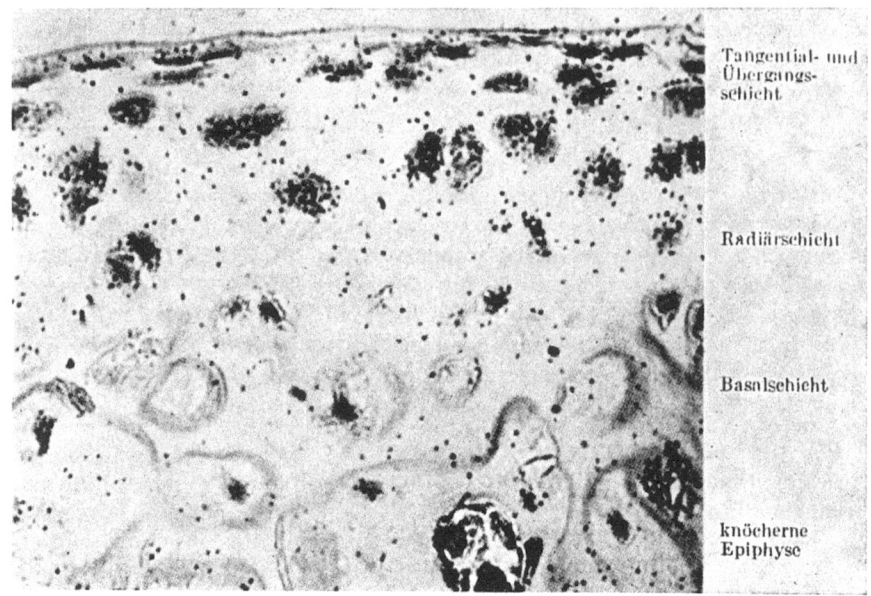

Gelenkknorpel

Zellstadium	mittlere Silberkorndichte (Silberkörner pro μ^2)
Tangential- und Übergangsschicht	0,66
Radiärschicht	0,43
Basalschicht	0,08

Abb. 109. Autoradiogramm des Gelenkknorpels der proximalen Tibiaepiphyse einer Ratte 90 Minuten nach ^{2}H-Leucin. Die obenstehende Tabelle zeigt die mittlere Silberkorndichte, deren Maximum in der Tangential- und Übergangsschicht liegt (nach KOBURG, 1961).

Schützenhilfe leisten will, dann kann man sagen, die Zellen, die unten frisch gebildet werden, die können noch nicht Mucopolysaccharide bilden, sie lernen das erst, wenn sie weiter nach oben kommen. Aber wenn man das andere sagen will, dann muß man sagen, sie können gleich Mucopolysaccharide bilden. Ich weiß nicht, ob es theoretisch vorstellbar ist, daß, wenn sie nach unten in Kapillarnähe kommen — also von der Basis nach oben aufsteigend — richtiger gesagt, ob sie dann zusammengedrückt werden. Die Volumina werden kleiner, sie können nicht mehr produzieren, aber ich weiß nicht, ob so etwas von Seiten der Pathologen vorstellbar ist.

Herr CZITOBER (Wien):

Ich wollte nur sagen, daß wir uns von der Vorstellung frei machen sollten, daß die *blasigen Zellen der Knorpelunterschicht*, die den Eindruck der Degeneration machen, tatsächlich Zellen ohne Wachstumspotenz sind. Diese Zellen sind immer wieder mit ^{3}H Thymidin markiert worden, und jetzt in Davos konnte Fräulein

HOLTROP*) aus der Gruppe Prof. GAILLARDS sehr schön zeigen, daß eine direkte Umwandlung und ein Übergang dieser blasigen, immer als Degenerationsformen bezeichneten Knorpelzellen zu echten Osteozyten möglich ist.

Herr OTTE (Hamburg):
Das haben KNESE und KNOOP (1961) sehr schön nachgewiesen. Es handelte sich allerdings um Rinderembryonen. Dieser Umstand ist deshalb wichtig, weil die Verweildauer der Chondrozyten in der verkalkten Zone dort wesentlich geringer ist als etwa beim Kalb (Zahlenangaben über die Geschwindigkeiten bei Ratten s. bei EEG-LARSEN, 1956 und KEMBER, 1960). Nach LEBLOND und GREULICH (1956) kommt der Stoffwechsel für die bisher untersuchten Substanzen (radioaktiver Kohlenstoff und Sulfat) im Bereich der mineralisierten Grundsubstanz zum Erliegen.

Hinsichtlich der Wachstumsrichtung erscheint es gleichgültig, ob die Zellen in der Markhöhle als Osteozyten fortleben oder ob sie absterben. Die Verlaufsrichtung der zellulären Dynamik, also der Abgang Richtung subchondrale Markhöhle, wird damit nur bestätigt und nicht in Abrede gestellt.

Literatur

EEG-LARSEN, N., Acta physiol. Scand. Suppl. **28**, 128 (1956). — KEMBER, N. F., J. Bone Surg. Brit. Ed. **42**, 824 (1960). — LEBLOND, C. P. und R. C. GREULICH, In: The Biochemistry and Physiology of Bone (New York 1956) 325.

Herr PLIESS (Nürnberg):
Herr LINDNER sprach davon, daß man keine Analogien ziehen soll zwischen embryonaler Anlage und späterem Verhalten. Ich möchte das doch ein wenig umkehren und sagen: Ohne embryonale Anlage kein späteres Leben!

Die Vorstellung, daß die Knorpelzellen zu ihrer Teilung Kapillaren brauchen, ist von der Embryogenese her nicht richtig. Das *Knorpelwachstum* erfolgt dort, wo keine Kapillaren sind, und dann erfolgt die Reifung. Wir haben auch Umwandlungen direkter Art zu Osteoblasten gesehen. Das sind dann aber Zellen, die konzentrisch Matrix ablagern. Ich möchte meinen, daß man gerade die *Embryogenese* heranziehen soll zur Klärung dieser Vorgänge und zum Verständnis der Mißbildungen und der Erkrankungen des Knochenapparates.

Herr DELBRÜCK (Hannover):
Ich habe zwei Fragen: Hat man wie bei der Haut die abschilfernden Knorpelzellen in der Gelenkhöhle einmal gesehen und wird dieser Saum, der den Knorpel nach oben abgrenzt und der für die Funktion des Gelenkes so wichtig ist, immer wieder unterbrochen und erneuert?

Herr OTTE (Hamburg):
Meines Wissens ist nie schlüssig bewiesen worden, daß unter physiologischen Bedingungen Knorpelzellen von der Oberfläche abgestoßen werden. Die Zellabschilferung spielt vor allem in der älteren Literatur eine Rolle. Die Unwahrscheinlichkeit eines solchen Vorganges ergibt sich aus folgender Überlegung: Die

---

*) HOLTROP, E., Calcified Tissues 1965. Proc. Third Europ. Symp. (Berlin-Heidelberg-New York 1966).

Faserstruktur des Gelenkknorpels hat nach den immer noch gültigen Untersuchungen von BENNINGHOFF*) das Muster von Arkaden. Es ist praktisch unvorstellbar, daß gerade der Bogen der Arkaden abgenutzt und zerstört werden soll. Wie sollte er sich, um die funktionelle Struktur wieder herzustellen, jemals wieder schließen! Die Abschilferung der oberflächlichen Gewebselemente würde zweifellos zu einer unverkennbaren Auffassung der Oberfläche führen und zu einem ungewöhnlich schnellen Verschleiß. Ein solches Gelenk könnte niemals 70 Jahre lang funktionieren.

Herr BUDDECKE (Tübingen):

Ich wollte noch einmal auf die Frage eingehen, warum unter Umständen eine Knorpelzelle auf ihrem Weg von den synovianahen Schichten zur Basis an Fähigkeit gewinnt, Mucopolysaccharide zu produzieren.

Vom energetischen Standpunkt aus ist es von Bedeutung, daß die *Synthese von Mucopolysacchariden* ein stark endergonischer Vorgang ist. Für die Synthese jedes UDP-Monosaccharids aus Glucose werden drei ATP benötigt. Bedenkt man jedoch, daß in den synovianahen Zellen des Gelenkknorpels die Glycolyse das vorherrschende Stoffwechselprinzip zum Energiegewinn ist, die Glycolyse jedoch nur ca $1/_7$ der ATP-Ausbeute ergibt, wie sie beim Atmungsstoffwechsel entsteht, so wird verständlich, daß die Energieausbeute der Zelle und damit auch ihre Möglichkeit, Energie für die Mucopolysaccharidsynthese bereitzustellen, in dem Maße zunimmt, je mehr sie sich der sauerstoffreichen Basis nähert. In diesen Gewebsabschnitten vermag die Zelle ihren ATP-Bedarf durch Atmungsketten-Phosphorylierung zu decken, wie die Existenz der Cytochromoxydase erweist.

Herr OTTE (Hamburg):

Ich darf in diesem Zusammenhang auf die Arbeiten von KROMPECHER**) hinweisen. Der Autor erhebt aufgrund seiner Untersuchungen die Verarmung des Gewebes an Kapillaren („Pauperisation") zur Vorbedingung für die Knorpeldifferenzierung. Es ist eine Erfahrungstatsache, daß der Knorpel im Kapillarmilieu nicht gedeiht. Wir sehen das z. B. bei der Polyarthritis, wenn der vaskularisierte Pannus in das Gelenk hineinwächst und den Knorpel zerstört. Es ist seiner Vitalität abträglich, wenn er im basalen Bereich zu gut mit dem Stoffaustausch an den Kapillaren Kontakt bekommt.

Eine eingehendere Unterhaltung mit den physiologischen Chemikern hat ergeben, daß die Glycolyse ausreicht, um die MPS und die anderen Anteile der Grundsubstanz zu synthetisieren. Es kann dies allerdings nur in bescheidenem Maße vor sich gehen. Was bei den histochemischen Untersuchungen ins Auge fällt, ist ja lediglich der in Kapillarnähe sich abspielende Überschuß-Stoffwechsel. Ich habe schon erwähnt, daß dieser kapillarabhängige Überschuß-Stoffwechsel paradoxerweise nicht konstruktiv ist, sondern die Verkalkung fördert und letztlich zur Degeneration führt.

Herr WAGNER (Münster):

Ich hätte zwei Fragen an Herrn OTTE. Sie haben gesagt, daß die *Gelenkknorpel* von zwei Seiten *ernährt* werden, von der Synovia und von der Kapillare der Knochen-

---

*) BENNINGHOFF, A., Z. Zellforsch. **2**, 783 (1925 a); Z. Anat. Entw. gesch. **76**, 43 (1925 b).
) KROMPECHER, S., Z. mikrosk. anat. Forsch. **64, 71 (1958); Acta nova Leopoldina, neue Folge **146**, 22 (1960).

unterlage. Wie kann man methodisch nachweisen, bis in welche Schichttiefe diese Ernährung erfolgt? Das ist ja klinisch von Bedeutung, denn wir haben Zustände, wo subchondrale Knochennekrosen auftreten und wo die Ernährung von der Knochenunterlage unterbrochen ist. Kann man dann feststellen, ob eine kompensatorische Ernährung von der Synovia her erfolgen kann?

Die andere Frage betrifft das Eindringen der Synovia in den Gelenkknorpel. Ist das eine einfache physikalische Diffusion oder ist ein Pumpmechanismus im Gelenkknorpel vorhanden? Wenn man z. B. bei einem eröffneten Gelenk die feuchte, glänzende Knorpelfläche abtrocknet, dann hat der Knorpel für eine kurze Zeit ein mattes Aussehen. Nach einigen Sekunden oder Minuten wird er aber wieder feucht, ohne daß Synovia von der Umgebung an diese Stelle heranfließt. Man hat den Eindruck, daß die Feuchtigkeit aus dem Inneren des Knorpels kommt. Wenn man nun die Knorpeloberfläche abtrocknet und mit einem stumpfen Instrument auf diese matte Stelle drückt, dann wird der Knorpel sofort feucht, ein Vorgang, der so ähnlich ist wie bei einem wassergetränkten Schwamm. Man kann also durch Druck aus dem Knorpel Flüssigkeit herauspressen, und es ist schon verschiedentlich darauf hingewiesen worden, daß dieser Durchtränkung der Knorpelsubstanz ein Pumpmechanismus zugrundeliegt, und daß die physiologische Beanspruchung des Gelenkes, also die alternierende mechanische Belastung, die Durchsaftung des Gewebes fördert und die Ruhigstellung sie hindert.

Herr LINDNER (Hamburg):

Zu der eben über die Frage der Ernährung des Knorpels bei seinem Wachstum, speziell zur eben angeschnittenen Frage der Kapillaren, möchte ich nicht detailliert eingehen, sondern nur folgenden, m. E. einschlägigen und besonders interessanten Befund beitragen. Es handelt sich um Versuche, die ich vor 12 Jahren bei SCHALLOCK in Mannheim durchgeführt habe. Wir injizierten dabei *fluoreszierende Farbstoffe* in die untere Hohlvene lebender Katzen und eröffneten gleichzeitig die großen Gelenke, um festzustellen, wie rasch die Farbstoffe fluoreszenzmikroskopisch an den Gelenkflächen nachweisbar sind. Dabei ergab sich, daß z. B. Acridinorange, aber auch andere entsprechende Farbstoffe, bereits wenige Minuten nach der zuvor genannten Injektion an den großen Gelenken mit der typischen Fluoreszenz der Farbstoffe im UV-Licht an den Gelenkknorpel-Oberflächen erkennbar werden, und zwar von der Tiefe nach oben mit rasch ansteigender Intensität, noch bevor die *Synovialflüssigkeit* eine entsprechende Fluoreszenz aufwies.

Herr OTTE (Hamburg):

Zu den Diffusionsverhältnissen am Gelenkknorpel kann ich keine eigenen Erfahrungen beisteuern. Die von ISHIDO[*)] beschriebene Grenzlinie zwischen verkalktem und unverkalktem Knorpel stellt sicher keine Stoffwechselgrenze dar. Man muß wohl davon ausgehen, daß die verkalkte Basalzone mit Ausnahme vereinzelter Durchtrittsstellen unpassierbar ist und deshalb einen effektiven Stoffaustausch verhindert. Innerhalb der vollmineralisierten Grundsubstanz dürften keine Flüssigkeitsverschiebungen möglich sein.

Die Befeuchtung der Knorpeloberfläche hängt sicher eng mit der Hydratation des Materials zusammen. Wie ich gestern hier gesprächsweise erfahren konnte, muß man annehmen, daß der Knorpel submaximal hydratisiert ist. Der Wasserreichtum

---

[*)] ISHIDO, B., Virchows Arch. **244**, 424 (1923).

des Knorpels wird neuerdings auch als Teilfaktor für den Schmiermechanismus (Lubrikation) in Anspruch genommen. Durch Druck wird ein wenig Flüssigkeit aus dem Knorpel gepreßt, auf dem die artikulierenden Flächen wie auf einem Kissen gleiten.

Ein Pumpmechanismus im Inneren des Knorpels ergibt sich aus der Gelenkmechanik. Die rollende Durchmassierung muß zwangsweise zu einer Flüssigkeitsverschiebung innerhalb des Gewebes führen. Es kann sehr wohl sein, daß der Knorpel bei seiner Kapillarlosigkeit auf einen solchen Konvektionsmechanismus angewiesen ist.

Die viskose Gelenkflüssigkeit selbst dringt selbstverständlich nicht in den Knorpel ein, sondern nur die in ihr enthaltene wäßrige Phase, in der die leicht austauschbaren Moleküle gelöst sind. Es macht keine Schwierigkeiten, sich vorzustellen, daß dieser Anteil der Synovia durch das stark hydratisierte Knorpelgewebe in die Tiefe gelangt.

Herr DETTMER (Bad Bramstedt):
Mir scheint das von Herrn WAGNER aufgeworfene Problem der möglichen Wasserscheide der Ernährung des Knorpels einmal von den subchondralen Schichten her und zum anderen vom Gelenklumen über die Synovialflüssigkeit her doch von beachtlicher Bedeutung. Ich möchte vorschlagen, daß zu diesem Problem Herr BRÅNEMARK Stellung nimmt, um die Möglichkeit der Ernährung des Knorpels vom Knochenmark zu betrachten, vielleicht kann Herr BURKHARDT dazu auch noch etwas sagen und dann zur Betrachtung des Knochens übergehen.

Herr HARDERS (Hamburg):
Es gibt ja ein Beispiel dafür, daß Gelenkknorpel nur von der synovialen Flüssigkeit her erhalten werden, nämlich bei den freien Gelenkkörpern.

Kann die Morphologie des Knorpels und besonders der Knorpelzellen bei den freien Gelenkkörpern etwas zur Entscheidung der Wachstumsrichtung und der Ernährung beitragen?

Herr OTTE (Hamburg):
Die *freien Gelenkkörper* geben hinsichtlich der Wachstumsrichtung weniger Aufschlüsse als die Verhältnisse bei der PERTHESSchen Erkrankung. Hier liegt bekanntlich eine Kreislaufunterbrechung in der epiphyseren Markhöhle vor. Sie hat zur Folge, daß man sogar röntgenologisch, d. h. in makroskopischem Ausmaß eine Vermehrung der Knorpel-Schichtdicke sehen kann. Das Wachstum des Gelenkknorpels geht also weiter, während der Knochenkern nekrotisch ist. Der Hauptteil der Wachstumspotenz wird also von der Gelenkhöhle her subventioniert. Das Leben des Gelenkknorpels ist nicht unbedingt auf die Kapillarversorgung von der Basis angewiesen. Aus den bereits erwähnten Untersuchungen am Epiphysenfugenknorpel (TRUETA u. AMATO*)) geht im Gegenteil hervor, daß ihm bei Kreislaufunterbrechung die Verkalkung und die Degeneration erspart bleiben.

Herr COTTA (Berlin):
Zu dieser Diskussionsbemerkung: Es ist ja sogar schon gelungen, *Knorpelzellen* auf *Synovialkulturen* zu züchten. Wir sind davon fest überzeugt, daß nach Abschilferung von oberflächlichen Knorpelzellen bei einem Trauma die Entstehung von freien Körpern in der Synovialflüssigkeit ohne weiteres möglich ist.

---

*) TRUETA, J. und V. P. AMATO, J. Bone Surg. Brit. Ed. **42**, 571 (1960).

Herr LETTERER (Tübingen):

Ich würde gerne von Herrn OTTE wissen, ob er sich einmal mit dem *Glycogengehalt* des *Knorpels* befaßt hat. Es ist ja vorhin gesagt worden, daß die Vakuolisierung der Knorpel einen Degenerationsprozeß bedeuten würde. Davon kann gar keine Rede sein. Wenn Sie reichen Glycogengehalt in der Zelle finden, dann hat sie genau die gleichen Vakuolen wie der Knorpel hier. Wir wissen ja, daß gerade der Knorpel eine reichliche Menge von Glycogen enthält. Alle die Zellen, die im Laufe ihres Lebens einmal phasenhaft einer gewissen Einengung ihrer Stoffwechselversorgung ausgesetzt sind, fangen an, bevor sie in diese Phase eintreten, Glycogen zu speichern. Das sehen Sie an Leukozyten. Ferner an den Epithelzellen der Haut. Es gibt sehr schöne Untersuchungen von FASSKE und THEMANN[*)] darüber. Außerdem sehen Sie das am Knorpel. Diese Vakuolen, die Sie hier als Degenerationsmerkmale deuten, würde ich erst als solche anerkennen, wenn Sie uns nachweisen, daß sie kein Glycogen enthalten.

Herr LINDNER (Hamburg):

Zu der Frage von Herrn LETTERER möchte ich sagen: Ich weiß, daß Herr OTTE auch die Frage des intrazellulären *Glycogengehaltes* der Knorpelzellen beachtet hat, mit Differenzierung in Diastase-verdaubares und nicht Diastase-verdaubares, PAS-positives Material. Nur ersteres wurde für Glycogen gehalten, letzteres nicht. Dieses nicht mit Diastase verdaubare, PAS-positive Material ist aber nicht von vornherein etwa als Nachweis intrazellulärer Bildungsprozesse von Grundsubstanz anzusehen. Hier gilt das gleiche, wie wir es wiederholt auch für die entsprechende Frage an Bindegewebszellen beantwortet haben. Wenn nämlich in irgendeiner mit der Grundsubstanzbildung möglicherweise beschäftigten Zelle mit den verfügbaren histochemischen Verfahren Grundsubstanzbestandteile mehr oder weniger deutlich nachzuweisen sind, also mit metachromatischem Verfahren, mit der *Alcianblau-* oder *Astrablaufärbung*, bei entsprechend niedrigem sauren pH und dergleichen, oder mit Kombination dieser Färbungen mit der *PAS-Reaktion* oder mit dieser allein, so ist damit in der Regel nicht die Bildung von Grundsubstanz erfaßt, sondern es können ebensogut phagozytierte Grundsubstanzmaterialien angefärbt werden, die im Rahmen des Abbaues frei und von den Zellen aufgenommen worden sind. Für den Fall der Knorpelzellen habe ich das speziell bei der *Arthrosis deformans* früher genauer ausgeführt.

Herr BETHGE (Hamburg):

Herr OTTE, ich möchte noch kurz etwas zu den *freien Gelenkkörpern* sagen. Ich hätte sie nicht so ohne weiteres beiseite geschoben. Es gibt vor allem bei der *Gelenkchondromatose* freie Gelenkkörper, bei denen zentrale Ossifikation und einwandfreie Zunahme der Knorpelschicht auftritt. Das ist geradezu ein Beweis für Ihre Theorie. Es wäre sicher wichtig, freie Gelenkkörper in dieser Richtung nicht bei Osteochondritis dissecans, aber bei Gelenkchondromatose zu untersuchen.

Herr PLIESS (Hamburg):

Herr LETTERER hat eben den Ablauf der Leukopoese als Beispiel angeführt. Hier besteht tatsächlich eine sehr gute Analogie zur Knorpelreifung. In der Leukopoese erfolgt nach eigenen ausgedehnten cytochemischen Untersuchungen die Zunahme

---

[*)] FASSKE, E. u. H. THEMANN, Die pathologische Schleimhautverhornung und ihre Beziehung zur Glykogensynthese, Zieglers Beitr. path. Anat. **121**, 442 (1959).

cytochemischer Fermentnachweise und des cytochemisch erfaßbaren *Glycogengehaltes* erst dann, wenn die Zellen vom Proliferations- auf den Differenzierungsstoffwechsel umschalten. Den höchsten Grad der cytochemisch erfaßbaren Reifung erreicht der Leukozyt erst kurz vor seiner Ausschwemmung aus dem Knochenmark. Wir wissen aber, daß damit zugleich der Absterbeprozeß eingeleitet ist, da der Leukozyt nur zwei Tage im peripheren Blut überlebt. Auch in dieser Beziehung besteht somit eine deutliche Analogie zur Reifung der Knorpelzellen in der Physenlinie.

Herr BURKHARDT (München):
Ich möchte vorschlagen, bevor man mit der Diskussion der morphologischen, färberischen Befunde am Knorpel fortfährt, noch einmal die Frage aufzuwerfen, wieweit die Histochemiker der Meinung sind, daß die PAS-Färbung überhaupt zu einer quantitativen Abschätzung des Mucopolysaccharidgehaltes tauglich ist.

Herr HEUCK (Stuttgart):
Ein wichtiger Gesichtspunkt aus der klinischen Beobachtung: Wir sehen bei Erwachsenen nach Rippenresektionen die Entstehung von Gelenken aus den Knochenregeneraten, und zwar kompletten Gelenken mit Kopf und Pfanne, die auch einen Knorpelüberzug tragen. Ist hierbei nicht die mechanische Situation von großer Bedeutung? Ferner möchte ich auf die bekannten Beobachtungen von WEISS*) hinweisen, der zeigen konnte, daß bei arthrotischen Veränderungen der Gelenke die Kongruenz der Gelenkfläche auch nach Knorpelabschliff dadurch wieder garantiert wird, daß sich an den Gelenkkanten neuer Knochen und Knorpel anbaut.

Herr OTTE (Hamburg):
Entscheidend für die Entstehung von Nearthrosen mit struktureller Differenzierung sind die von der sogenannten Bewegungslücke geschaffenen Stoffwechselverhältnisse. Blutgefäße können sich hier nicht halten. Es kommt zu der KROMPECHERschen Pauperisation mit großen Stoffwechsel-Transitstrecken. Dieses Milieu ist zusammen mit dem funktionsmechanischen Faktor imstande, knorpelähnliches Gewebe aus pluripotentem Granulationsgewebe oder jungem Bindegewebe metaplastisch zu bilden.

Herr LINDNER (Hamburg):
Zu der von BURKHARDT angeschnittenen Frage:
Man kann nicht — und das hat Herr OTTE auch nicht getan — eine PAS-Reaktion oder eine andere für Mucopolysaccharide verwendbare Färbung an Schnitten durchführen und dann etwa Aussagen über den quantitativen Gehalt des betreffenden Bindegewebes an Mucopolysacchariden oder an anderen Bestandteilen der Grundsubstanz machen. Aus den Bedingungen, die wir in dem von mir geleiteten Symposion der Deutschen Gesellschaft für Histochemie 1962 in Wien unter dem Titel „Histochemische Methodik des Nachweises von Polysaccharidkomponenten in Schleimstoffen und Grundsubstanzen" herausgearbeitet haben und die dort nachzulesen sind, ist zu ersehen, mit welcher Sorgfalt man methodisch vorgehen muß. Daraus

---
*) WEISS, K., Fortschr. Röntgenstr. **61**, 240 (1940).
**) LINDNER, J., Colloquim. Histochemische Methodik des Nachweises von Polysaccharidkomponenten in Schleimstoffen und Grundsubstanzen. VIII. Symp. Ges. Histochemie, Wien, 1962, Suppl. Bd. V ad Acta Histochem.

geht hervor, daß sorgfältige histochemische Untersuchungen durchaus zu bestimmten spezifizierten Aussagen über die hier besprochenen Fragen von Bindegewebsveränderungen unter physiologischen und pathologischen Bedingungen geeignet sind. Man braucht nicht etwa mit radioaktivem Schiffschen Reagenz oder sonstigen ganz speziellen Verfahren arbeiten. Man kann durchaus die gängigen Färbeverfahren verwenden, aber unter Beachtung der in dem zuvor genannten Kolloquium noch einmal ganz klar für den Nichtfachmann herausgestellten Voraussetzungen. Dabei hat sich auch ergeben, daß eine Reihe von Färbeverfahren, die umfangreiche Spezifizierungen erfordern, für weitergehende histotopochemische Untersuchungen nicht verwendet werden sollten, sondern daß man unter Zeit- und Arbeitsersparnis zu sauberen, nicht nur qualitativen, sondern auch quantitativen Ergebnissen durch Vergleichsuntersuchungen am gleichen Material kommt.

Herr SCHWARZ (Berlin):
Zu dem Knorpelbild wollte ich noch etwas sagen: Die Interterritorialsubstanz — wie wir sie nennen — ist nach Ihren Abbildungen in den unteren Schichten, verglichen mit den oberen Schichten, vermindert. Das geht aus Ihrem Bild eindeutig hervor. Dagegen ist die eigentliche Knorpelkapsel, die unmittelbar um die Zelle liegt, in den unteren Zellterritorien verdickt.

Herr OTTE (Hamburg):
Die Territorien erscheinen im Bereich der Basis dadurch vergrößert, daß eine qualitative Veränderung der Grundsubstanz die färberischen Eigenschaften abwandelt. Volumenmäßig tritt die Grundsubstanz zwangsläufig zurück, weil die Zellen infolge ihrer Hypertrophie mehr Platz beanspruchen.

Herr SCHWARZ (Berlin):
Wenn Ihre Hypothese richtig ist, dann nimmt von oben nach unten die Knorpelkapselsubstanz zu. Unten ist am meisten Kapselsubstanz vorhanden. Aber die Interterritorialsubstanz, d. h. also die primäre ausgeschiedene Grundsubstanz nimmt von oben her nach unten ab. Das ist aus Ihren Bildern ersichtlich.

Herr OTT (Bad Nauheim):
Ich möchte vor der Pause eine terminologische Bitte vorbringen. Ich glaube, in unseren Diskussionen gerade auch mit den Biochemikern wäre es doch nützlich, wenn wir die Gelenkschmiere *Synovia* und die Strukturen des Kapselgewebes *Synovialis* nennen. Wenn Sie mit Klinikern über Zellen der Synovia reden, denken diese sofort an die Cytologie der Gelenkflüssigkeit, und Sie haben zum Teil in diesen Diskussionen die Zellen des Kapselgewebes gemeint. Die Unsauberkeit kommt weitgehend aus der angelsächsischen Terminologie, wo zum Teil von dem Synovium als Singularis der Synovia gesprochen wurde; ich glaube, wir müssen mindestens in der deutsch-lateinischen Terminologie zu einer klaren Bezeichnung zurückkehren, sonst kann man sich nämlich nicht verstehen.

Herr DETTMER (Bad Bramstedt):
Ehe wir auf das Problem der Regeneration des Knorpels kommen, wollen wir den anderen Weg der *Ernährung des Knorpels* noch betrachten, und zwar den Weg über die subchondralen Knochenanteile.
Dazu darf ich Herrn BRÅNEMARK bitten, etwas zu sagen.

Herr BRÅNEMARK (Göteborg):

Wie ich schon früher gesagt habe, sollte man nicht die einzelnen Gewebselemente *Knochen, Knochenmark* und *Gelenkknorpel* als separates zirkulatorisches System betrachten, sondern *als eine gemeinsame funktionelle Einheit*. Bevor wir aber das Problem der Knorpelnutrition angreifen, wollte ich doch noch eine Bemerkung machen. Es ist nicht spezifisch für Knorpelgewebe, daß wir eine avaskuläre Region haben. Es gibt auch relativ große Areale im Synovialgewebe, die keine Kapillarversorgung haben, und zwar an den Stellen, an denen wir fibröse Kapsel und straffe Ligamente haben.

Es ist ja so, daß die Knochenzirkulation sehr schwierig zu studieren ist. Aus mikroangiographischen Untersuchungen hatte man die Auffassung, daß die Blutströmung in Knochenkapillaren sehr langsam sei und pendulieren würde — die Auffassung nach HARRISON[*)] z. B. — es ist aber tatsächlich so, daß wir eine hohe *Strömungsgeschwindigkeit* in den Knochenkapillaren haben, eine Geschwindigkeit im arteriolären Gebiet von 1—2 mm/sec. oder ein wenig darüber und in den Venolen 0.5 bis 0.7 mm/sec. ungefähr. Das ist also höher als im Knochenmark, ein wenig höher als im Synovialgewebe und ungefähr die Geschwindigkeit, die wir im Muskel haben.

Eine wichtige Frage ist, ob man Sphinkteranordnungen findet. Es gibt einige Muskelzellen, aber wir arbeiten nach der schon erwähnten Hypothese, nämlich der Möglichkeit eines sozusagen funktionellen Sphinkters an der Endothel-Perizyten-Region. In diesen Venolenkanälen würde das bedeuten — falls wir eine Volumenzunahme von diesen Zellen haben — daß wir eine partielle oder totale Zirkulationsblockade bekämen. Das haben wir in anderen Geweben gefunden mit verschiedenen pharmakologischen Reizungen und im Knochen sind wir gerade dabei. Das ist natürlich auch klinisch sehr wichtig für die Frage der sogenannten Mikronekrose im Knochen.

Falls wir jetzt zu der Frage kommen bezüglich einer Verbindung zwischen Knochen und metaphyser epiphyserer Knochenmarkszirkulation und Synovialgefäßzirkulationen, dann muß man sagen, daß in zirkulatorischer Hinsicht ein großes Übergewicht der Knochenmarksgefäße besteht. Wir haben mehrere Gefäße an dieser Grenze, und die Strömungsgeschwindigkeit ist relativ hoch. Das ist eigentlich das, was wir wissen. Über die Synovialgefäße habe ich schon früher gesprochen, aber einen Vergleich gibt es nicht, denn wir wissen ja nicht, wieviel Nutrition wir haben müssen. Vielleicht reicht diese Synovialgefäßzirkulation für die Ernährung des Knorpels aus. Es ist ja so, daß auch diese avaskulären Regionen von Synoviozyten wie die Chondrozyten durch die Synovia ernährt werden müssen. Das ist wohl diese Beziehung zwischen Zirkulation im Knorpel, Knochenmark und Synovialgewebe. Freie Chondrozyten haben wir intravital nicht gesehen. Wir haben aber chondrozytenähnliche Zellen am Apex einzelner Villi gesehen. Die Transformationsfrage ist schon behandelt.

Herr DETTMER (Bad Bramstedt):

Ich glaube, wir können die Diskussion um den Knorpel fast abschließen, möchte aber doch gerne noch, daß Herr BUDDECKE eine Frage stellt, und zwar zum Wasserscheidenproblem.

[*)] BROOKES, M. G. and R. G. HARRISON, J. anat. **91**, 61 (1957).

Herr BUDDECKE (Tübingen):

Ich darf noch einmal darauf hinweisen, daß in der Tatsache, daß man bei Inkorporation mit *tritium-markiertem Thymidin* die höchsten Aktivitäten in synovianahen Anteilen findet, bei *Inkorporation mit* ^{35}S-*Sulfat* die höchste metabolische Aktivität dagegen in den basisnahen Anteilen findet, kein Widerspruch zu sehen ist. Offenbar ist die Zelle bezüglich ihres RNS-Stoffwechsels in den synovianahen Anteilen sehr aktiv, während spezielle metabolische Leistungen, wie etwa die Synthese sulfathaltiger Mucopolysaccharide bei der Wanderung der Zelle an die Basis unter Umständen zunehmen kann. Dabei kann die absolute Menge an Mucopolysacchariden durchaus abnehmen, denn es ist zu bedenken, daß bei hohen Umsatzraten, nicht nur innerhalb eines gewissen Zeitraumes große Mengen an sauren Mucopolysacchariden biosynthetisiert werden, sondern daß mit zeitlicher Koinzidenz auch entsprechende katabole Prozesse ablaufen.

Herr DETTMER (Bad Bramstedt):

Dann wollen wir zur Erörterung des dritten von uns in Angriff zu nehmenden Gewebes übergehen, nämlich des Knochengewebes, und einige Probleme fragmentarisch aufgreifen, die nicht nur für die rein morphologische Betrachtung von Bedeu-

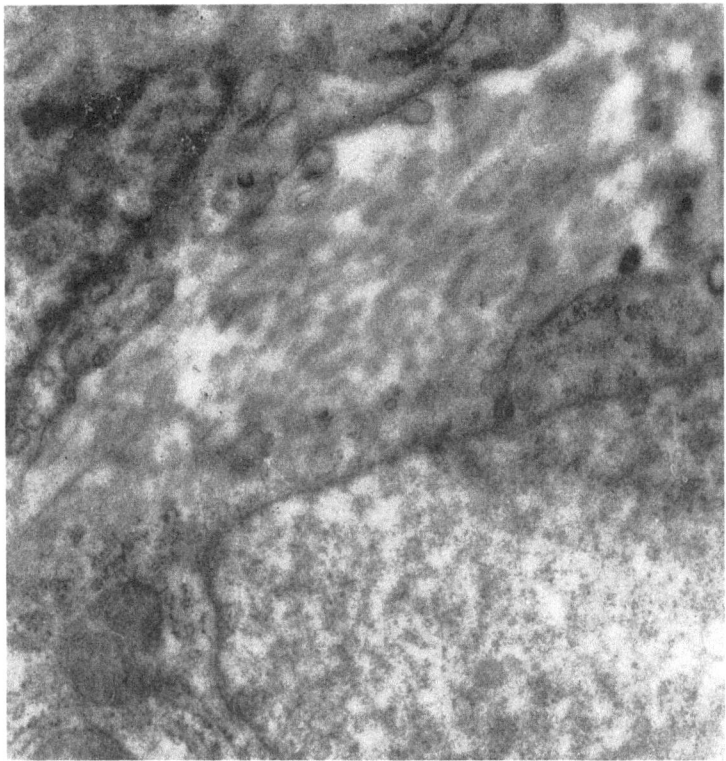

Abb. 110. Normaler Knochen, 2 Osteoblasten mit neugebildetem Osteoid.   40000:1

170 Gelenkkapsel, Knorpel und Knochen

tung scheinen, sondern auch letztendlich für die Auswertung von klinischen Befunden. Gestern haben wir schon einiges über Fibrillogenese gehört. Ein Sonderfall der Fibrillogenese ist die Bildung des Osteoids.

Auf Abb. 110 erkennt man zwei Osteoblasten, zwischen denen filamentär und dann extrazellulär auch fibrillar Osteoid abgelagert wird. Die Osteoblasten sind

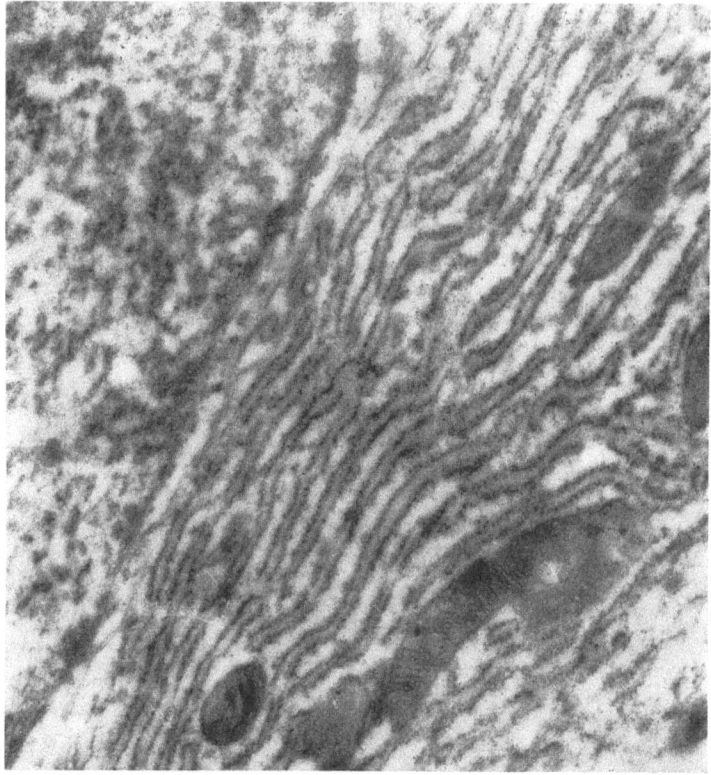

Abb. 111. Ausschnitt aus einem Osteoblasten mit Mitochondrien und ausgeprägtem endoplasmatischem Retikulum, das mit Ribosomen besetzt ist. 40000 : 1

hochaktive Zellen, die ein sehr ausgeprägtes endoplasmatisches Reticulum haben. Man erkennt auf Abb. 111 die Schläuche des endoplasmatischen Reticulums, dicht besetzt mit Ribonucleinsäure und länglichen, mit guter Innenstruktur versehenen Mitochondrien. In einem gewissen Abstand vom Osteoblasten innerhalb des Osteoids beginnt der Mineralisationsprozeß.

Abb. 112 zeigt einen Schnitt durch einen mineralisierten Knochen. Die schwarzen Partikel, die bei näherer Betrachtung als etwa zigarrenförmige Gebilde anzusehen sind, das sind die Hydroxylapatitkristalle des Knochens. Diesen Zonen hier wollen wir jetzt einmal unser Interesse zuwenden und uns über die Frage der Mineralisation unterhalten. Dazu darf ich Herrn FLEISCH bitten.

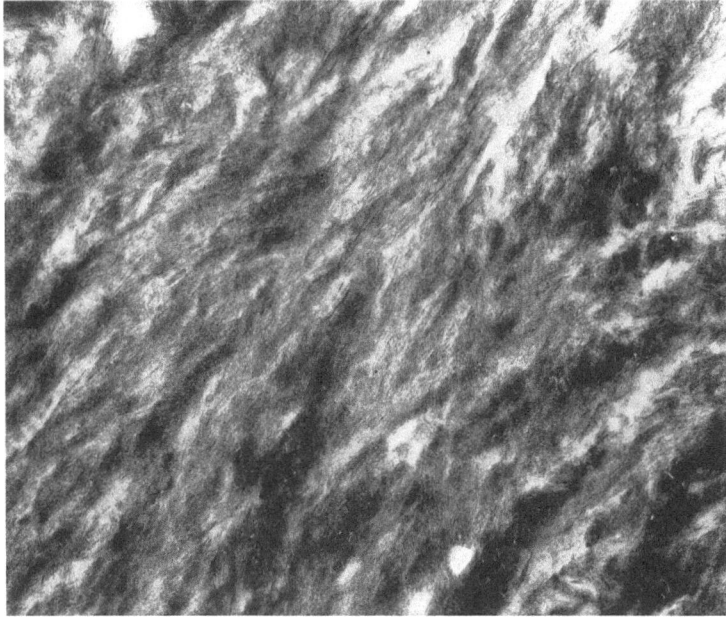

Abb. 112. Mineralisierte Knochengrundsubstanz. Man erkennt an manchen Stellen die Kollagenquerstreifung und die einzelnen Hydroxylapatitkristalle. 40000:1

Herr FLEISCH (Davos):

Knochen sowie Zahngewebe sind durch die Anwesenheit von Kristallen charakterisiert. Diese gehören kristallographisch zu den *Hydroxyapatiten*; chemisch handelt es sich jedoch nicht um reines Calciumphosphat, da noch andere Ionen in den Kristallen angereichert werden können, sei es durch Oberflächenadsorption, durch Austausch oder durch Copräzipitation. Die Faktoren, die die Ausfällung des Calciumphosphates regulieren, sind wahrscheinlich mannigfaltig. Schon lange wußte man, daß zur Kristallbildung in vitro eine viel größere Calcium- und Phosphatkonzentration notwendig ist, als sie in der extrazellulären Flüssigkeit im Körper vorkommt. Viele Hypothesen, wovon diejenige der alkalischen Phosphatase von ROBISON wohl die bekannteste ist, wurden zum Verständnis dieses Problems aufgestellt und dann wieder verworfen. Vor einiger Zeit schlug NEUMAN vor, daß die *organische Matrix* und besonders das Kollagen als Keimbildner der Calciumphosphatausfällung dienen würde. Untersuchungen von FITTON-JACKSON, von SOBEL und von GLIMCHER schienen diese Hypothese zu stützen.

Wir haben versucht, diese Annahme quantitativ zu überprüfen; zu diesem Zweck bestimmten wir die minimale Konzentration von Calcium und Phosphat, die nötig ist, um Calciumphosphatkristalle in vitro unter physiologischen Verhältnissen von pH, Ionenstärke und Temperatur auszufällen. Während ohne Kollagen ein Produkt $Ca \times P$ von 4,2 mM² benötigt wird, so findet eine Kristallisation in Anwesenheit von Kollagen schon mit einem Produkt $Ca \times P$ von 1,3 mM² statt. Welche Gruppen für diese *Nucleation* verantwortlich sind, ist noch unbekannt. Auch weiß man nicht, ob Kollagen allein diese Wirkung hat, oder ob eine Assoziation mit Mucoproteinen oder

Lipiden nötig ist. Endlich scheint es, daß nicht nur Kollagen, sondern auch andere Proteine, wie *Elastin* als Nucleatoren wirken können.

Wir haben gefunden, daß auch gewisse Ionen aktivierend wirken; so kann Blei in einer Konzentration von 10^{-8}M, also 100 mal niedriger als die Menge, die im Blut vorhanden ist, die Calciumphosphatausfällung in vitro wesentlich fördern. Dieser Versuch erklärt vielleicht die Experimente von SELYE, in welchen durch Injektionen von Blei eine Verkalkung beim Tier herbeigeführt werden konnte. Wenn *Kollagen* aktivierend wirken kann, stellt sich die Frage, warum dann nicht alles Kollagen im Organismus verkalkt. Eine Erklärung wäre, daß verkalkendes Kollagen eine andere Struktur besitzt, als nicht verkalkendes Kollagen; ein solcher Unterschied konnte jedoch bis heute nicht gefunden werden. Es wäre auch möglich, daß im Organismus Hemmkörper vorkommen, die die Calciumphosphatbildung hemmen, und die an den Stellen zerstört werden, wo eine Verkalkung stattfindet. Tatsächlich haben wir gefunden, daß ein 10%iger Zusatz von Plasmaultrafiltrat zu der Lösung das minimale Ca $\times$ P Produkt, das zur Kristallbildung in vitro nötig ist, wesentlich erhöht. Plasma enthält also eine Substanz, die die Calciumphosphatausfällung hemmt. Wir haben diesen Hemmkörper isoliert und ihn als anorganisches *Pyrophosphat* identifiziert, eine Substanz, die im Plasma noch nicht beschrieben worden war. Ganz kleine Pyrophosphatmengen können die Ausfällung von Calciumphosphat in vitro hemmen; schon eine 1µM Pyrophosphatkonzentration hat eine deutliche Hemmwirkung. Da die Pyrophosphatkonzentration im Plasma ungefähr 2–3 µM ist, genügt sie, um die Verkalkung zu hemmen. Es wäre somit möglich, daß je nach der vorhandenen Pyrophosphatkonzentration die Verkalkung stattfinden kann oder nicht. Normalerweise würde Kollagen durch Pyrophosphat vor der Verkalkung geschützt werden; wenn jedoch der Hemmkörper durch Pyrophosphatase, ein Enzym, das im verkalkten Gewebe anwesend ist, zerstört wird, wird die minimale Konzentration an Calcium und Phosphat, die nötig ist, um Kristalle zu bilden, niedriger, wodurch die Verkalkung stattfinden kann.

Unsere Theorie stützt sich auf rein physikalisch-chemische Experimente. Wir haben jedoch einige Indizien, wenn auch keine Beweise, daß diese Theorie tatsächlich auch in vivo gilt. So haben wir gefunden, daß *Pyrophosphat*, sowie längere kondensierte Phosphate in kleinen Konzentrationen die *Verkalkung in der Gewebekultur* hemmen. Da die so behandelten Knochen in gleicher Weise wie die Kontrollknochen wachsen und eine ähnliche Hydroxyprolinsynthese aufweisen, scheint es, daß sich die Wirkung rein auf den Mineralisationsvorgang bezieht. Ferner haben wir zeigen können, daß Pyrophosphat auch die Verkalkung in vivo hemmt. Erhalten Ratten hohe Dosen von Vitamin D, so tritt nach wenigen Tagen eine erhebliche *Verkalkung der Aorta* auf. Behandeln wir die Tiere gleichzeitig mit kondensierten Phosphaten, sei es Pyrophosphat oder langkettige Phosphate, so bleibt die Verkalkung vollständig aus. In ähnlicher Weise haben wir gefunden, daß auch eine nach SELYE erzeugte Haut-*Calciphylaxe* durch kondensierte Phosphate vollständig gehemmt werden kann.

Schließlich konnten wir nachweisen, daß auch Urin Pyrophosphat enthält. Bei *Urolithiasis* kann seine Ausscheidung vermindert sein. Die Ausscheidung wird durch Zufuhr von *Orthophosphat* erhöht, eine Therapie, die gute Erfolge bei Calciumsteinen gezeigt hat. Übrigens hemmt Pyrophosphat nicht nur die Calciumphosphatausfällung, sondern auch diejenige des Calciumoxalates, und bildet somit einen fast idealen Hemmkörper der Calciumsteine.

Zusammenfassend stellt Abb. 113 unsere Auffassung über den Mechanismus der Verkalkung dar. Die Zellen bilden eine Matrix, die aus Kollagen oder anderen Proteinen besteht. Diese Matrix aktiviert die Verkalkung, indem sie als Nucleator, d. h. als Keimbildner, wirkt, so daß Calcium und Phosphat in Form von Hydroxyapatit ausfallen können. Wahrscheinlich spielen verschiedene Ionen bei dieser

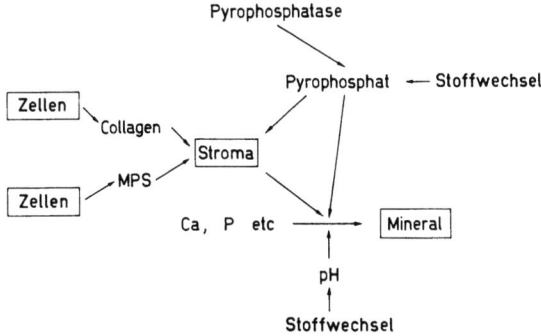

Abb. 113. Erläuterung siehe Text.

Kristallisation eine Rolle. Auch das pH und somit der lokale Stoffwechsel können diese Ausfällung beeinflussen. Pyrophosphat hemmt die Ausfällung, was wiederum dem lokalen Stoffwechsel eine Regulationsmöglichkeit gibt. Das Enzym Pyrophosphatase zerstört den Hemmkörper Pyrophosphat und erleichtert somit die Auskristallisation. Vom theoretischen Standpunkt aus ist es möglich, verschiedene Anomalien der Verkalkung in diesem Schema einzuordnen. Die Mineralisation könnte ausbleiben, z. B. wegen einem abnormalen Stroma, das nicht nucleiert, wegen eines Mangels an Calcium oder Phosphat, wegen eines zu sauren pH oder wegen eines lokal zu hohen Pyrophosphatspiegels. Treten diese Faktoren im umgekehrten Sinne auf, so könnte es zu einer pathologischen Verkalkung kommen. Möglicherweise könnte Vitamin D den Pyrophosphatstoffwechsel lokal beeinflussen, was heute jedoch erst eine Arbeitshypothese ist.

Literatur

CARTIER, P. und J. PICARD, Bull. Soc. Chim. Biol. **37**, 1169 (1955). — DULCE, H. J., Hoppe-Seyler's Z. physiol. Chem. **319**, 272 (1960); **320**, 1 (1960). — FITTON-JACKSON, S., In: BRACHET, J. and A. E. MIRSKY, The Cell, VI, 387 (New York 1964). — FLEISCH, H., Clin. Orthop. **32**, 170 (1964). — FLEISCH, H und S. BISAZ, Amer. J. Physiol. **203**, 671 (1962); Nature **195**, 911 (1962); Experientia **20**, 276 (1964). — FLEISCH, H., BISAZ, S. und A. D. CARE, Lancet **1964**, 1063. — FLEISCH, H., BISAZ, S. und R. G. G. RUSSELL, Proc. Soc. exper. Biol. **118**, 881 (1965). — FLEISCH, H. und W. F. NEUMAN, Amer. J. Physiol. **200**, 1296 (1961). — FLEISCH, H., SCHIBLER, D., MAERKI, J. und I. FROSSARD, Nature **207**, 1360 (1965). — FLEISCH, H., STRAUMANN, F., SCHENK, R., BISAZ, S. und M. ALLGÖWER, Amer. J. Physiol. (im Druck). — GLIMCHER, M. J., Rev. mod. Phys. **31**, 359 (1959). — GLIMCHER, M. J., HODGE, A. J. und F. O. SCHMITT, Proc. nat. Acad-Sci, **43**, 860 (1957). — HOWARD, J. E., Canad. med. Assoc. J. **86**, 1001 (1962). — IRVING, J. T., Arch. oral. Biol. **8**, 735 (1963). — NEUMAN, W. F. und M. W. NEUMAN, The chemical dynamics of bone mineral (Chicago 1958). — PERKINS, H. R. und P. G. WALKER, J. Bone Jt. Surg. **40** B, 333 (1958). — ROBISON, R., The significance of phosphoric esters in metabolism (New York 1932). — RUSSELL, R. G. G., EDWARDS, N. A. und A. HODGKINSON,

Lancet **1964**/I, 1446. — SELYE, H., Calciphylaxis (Chicago 1962). — SCHIBLER, D. und H. FLEISCH, Experientia (im Druck). — SOBEL, A. E., BURGER, M. und S. NOBEL, Clin. Orthop. **17**, 103 (1960). — TAVES, D. R. und W. F. NEUMAN, Factors controlling calcification. Univers. of Rochester/N. Y. Report UR-628 1—120 (Rochester 1963).

Herr KUHLENCORDT (Hamburg):
Ich möchte an Herrn FLEISCH folgende Fragen stellen:
1. Wir haben mehrere Fälle mit sog. *Vitamin-D-Resistenz* in unserer Klinik. Bei einem Teil dieser Patienten gelang es, mit ganz hohen Vitamin-D-Mengen eine Mineralisierung des malacischen Skelettprozesses zu erreichen, obwohl dabei das Calcium-Phosphat-Produkt im Serum pathologisch niedrig blieb und sich erst später normalisierte.
Wie erklärt sich diese Tatsache mit Ihrer eben genannten Theorie?
2. Bei den tubulären Osteopathien mit sog. *Phosphat-Diabetes* ist es mir immer aufgefallen, daß sie sehr selten eine Urolithiasis haben.
Hängt dies evtl. mit einer hohen Pyrophosphat-Ausscheidung zusammen?

Herr FLEISCH (Davos):
Ihre beiden Beispiele würden gut in diese Theorie passen. Man weiß schon lange, daß das Ca × P Produkt nicht alles erklären kann. Unter dem Einfluß von Vitamin D können tatsächlich die rachitischen Läsionen heilen, ohne daß sich das Ca × P Produkt erhöht. Es muß sich also etwas anders geändert haben. Man erreicht vielleicht durch Vitamin D eine Änderung der Matrixstruktur, durch welche ihr eine nucleierende Wirkung zukommt, so daß Calciumphosphat ausfallen kann. In diesem Fall wäre die Rachitis durch eine abnormale, nicht nucleierende Matrix bedingt. Eine andere Möglichkeit wäre, daß durch Vitamin-D-Einnahme der Hemmkörper vermindert wird, so daß die Matrix unter diesen Umständen mit dem gleichen Calciumphosphatprodukt wieder verkalken kann.

Die zweite Frage betrifft den *Phosphat-Diabetes*. Wir haben gefunden, daß bei Gesunden eine Parallelität zwischen der Phosphat- und der Pyrophosphatausscheidung im Harn besteht. Eine Erklärung dieser Abhängigkeit wäre, daß eine Kompetition zwischen der tubulären Rückresorption von Orthophosphat und Pyrophosphat besteht, so daß bei größerer Phosphatausscheidung weniger Pyrophosphat rückresorbiert werden kann. Dies wird unterstützt durch noch laufende Experimente in unserem Institut: nach oraler Phosphatzufuhr bei Menschen erhöht sich sowohl die Clearance von Orthophosphat wie diejenige von Pyrophosphat, ohne daß es zu einer Erhöhung des Pyrophosphat-Blutspiegels kommt. Es wäre also möglich, daß das Pyrophosphat beim Phosphatdiabetes im Harn auch erhöht ist; es würde sich lohnen, dies näher zu untersuchen.

Herr MISSMAHL (Tübingen):
Zu der Frage der *Kalkablagerung* an die Bindegewebsfibrillen haben wir in letzter Zeit Untersuchungen bei Patienten mit *Osteoporosen* durchgeführt[*]. Hierbei ließ sich eindeutig zeigen, daß die Phenolreaktion an der kollagenen Faser, d. h. die Umkehr des optischen Vorzeichens der Doppelbrechung an diesen Fasern nach Zugabe von Phenol, deutliche Veränderungen aufweist. Bei Osteoporosen haben die

---

[*] MISSMAHL, H. P.: Verh. Dtsch. Ges. Inn. Med. **71**, 880 (1965).

kollagenen Fasern weniger freie Gruppen, an welche sich Phenol anlagern kann, es liegt somit eine Veränderung an der kollagenen Fibrille vor, welche unter Umständen bedingt, daß diese nicht mehr genügend Plätze hat, an welche der Apatit angelagert werden kann.

Herr FLEISCH (Davos):
Osteoporose ist keine Krankheit der Verkalkung. Bei der Osteoporose ist der Knochen nämlich normal verkalkt, im Gegensatz zu der *Rachitis*. Die Osteoporose ist durch einen pathologischen Knochenumbau bedingt, d. h. durch Fehlen eines Gleichgewichtes zwischen Aufbau und Abbau des Knochens. Im Gegensatz zu früheren Anschauungen ist der Aufbau meistens normal, aber der Abbau erhöht.

Herr BAUDITZ (Hamburg):
Wenn man im *Verkalkungsprozeß* stehende Knochen unter in vitro-Bedingungen hat und diese in ein Milieu bringt, das etwa physiologische Calcium- und Phosphatkonzentrationen hat, dann verkalken diese Knochen nicht. Sie sagen, Ihr Kollagen würde unter diesen Bedingungen verkalken, warum tut es der Knochen nicht ?

Herr FLEISCH (Davos):
Die Untersuchungen, die Sie erwähnen und die größtenteils von ROBISON und Mitarb.*) durchgeführt wurden, sind schwierig zu interpretieren. Erstens wurden die meisten dieser Versuche an rachitischen Epiphysenfugen durchgeführt, also an einem pathologischen Gewebe. Dieses Gewebe wurde dann lebend in der Verkalkungsnährlösung inkubiert, so daß es sich während des Experiments wesentlich verändern konnte. Zum Beispiel kann sich dabei die Nucleationsfähigkeit der Matrix ändern oder die Hemmkörperkonzentration je nach Bedingungen erhöht oder erniedrigt werden, ohne daß wir eine Kontrolle darüber haben. Diese Unsicherheiten könnten die unterschiedlichen Resultate der verschiedenen Autoren erklären.

Herr BAUDITZ (Hamburg):
Wenn man Knochen in ein Calcium- und Phosphat-freies Milieu bringt, das sonst etwa dem Serum gleicht und das einen Blut-pH-Wert hat, kommt es nicht zu einer Lösung von Calcium und Phosphat in Konzentrationen, wie sie im Serum oder Plasma vorliegen. Man weiß, daß dazu ein pH von etwa 6,8 an der Knochenoberfläche herrschen muß. Wenn man aber dieses saure Milieu nicht hat, gilt eine Lösung mit Konzentrationen wie im Serum eigentlich als übersättigt.

Herr FLEISCH (Davos):
Die Löslichkeit von Knochen wird durch verschiedene Ionen und insbesondere durch die lebenden Zellen reguliert. Vielleicht beantworten wir diese Frage am besten, wenn wir zum Thema des Knochenabbaus kommen.

Herr BAUDITZ (Hamburg):
Folgendes möchte ich noch zu bedenken geben, es wäre möglich, daß Pyrophosphat und Oxalat die *Verkalkung hemmen*. Pyrophosphate bilden mit Calcium

---

*) ROBISON, R., The significance of phosphoric esters in metabolism (New York 1932).

Chelate und nehmen damit dieses aus dem Gleichgewicht. Oxalat fällt Calcium und nimmt es aus der Lösung. Somit wird das vorhandene Calcium-Phosphat-Produkt erniedrigt und damit möglicherweise die Verkalkung gehemmt.

Herr FLEISCH (Davos):
Rechnen Sie aus, welche Menge Calcium komplexiert wird bei einer physiologischen Pyrophosphatkonzentration von 10^{-6}M, die in vitro schon hemmend wirkt. Sie werden dann feststellen, daß diese Menge so klein ist, daß sie überhaupt nicht für eine signifikante Verminderung der Calciumionenkonzentration in Betracht kommt. Die Wirkung des Pyrophosphates ist dementsprechend nicht durch eine Verminderung der Calciumionen bedingt, sondern sie wird erklärt durch eine Hemmung des Kristallwachstums, indem das Pyrophosphat an die Kristalloberfläche adsorbiert wird.

Herr GREILING (Aachen):
Wie stellen Sie sich vor, daß der hyaline Knorpel nicht verknöchert? Haben Sie untersucht, ob ein Unterschied in der Pyrophosphataseaktivität zwischen hyalinem Knorpel und verknöcherdem Knorpel besteht? Eine zweite Frage: Die Komplexbildungskonstante von Calciumpyrophosphat ist z. B. nicht so groß wie die Komplexbildungskonstante von Eisenpyrophosphat und anderen Schwermetallen; liegen deshalb die geringen Mengen von Pyrophosphat nicht schon als Komplexsalze vor?

Herr FLEISCH (Davos):
Nein, wir haben die *Pyrophosphatase-Aktivität* der verschiedenen *Knorpelarten* nicht gemessen. Solche Untersuchungen würden erhebliche Interpretationsschwierigkeiten mit sich bringen, da die Enzymaktivität in vitro unter optimalen Verhältnissen bestimmt würde. Das soll nicht heißen, daß die gefundenen Unterschiede denen in vivo entsprechen, da die Verhältnisse im Organismus nicht immer optimal sind.
Zur zweiten Frage: Die Form, in welcher sich Pyrophosphat im Plasma befindet, hängt von der Konzentration und der Bindungskraft der verschiedenen Kationen ab. Auf alle Fälle scheint Pyrophosphat nach unseren Analysen nicht wesentlich an Proteine gebunden zu sein, da es zu ungefähr 90% ultrafiltrabel ist.

Herr DETTMER (Bad Bramstedt):
Gestatten Sie mir, daß ich die Diskussion dieses Punktes jetzt abbreche und das von Herrn FLEISCH gegebene Stichwort des Tetrazyklins aufgreife. Der Mechanismus der Anreicherung von Tetrazyklin hängt ja doch wahrscheinlich eng mit dem Mechanismus der Kristallisationskeime zusammen, aber ich weiß nicht, inwieweit das nun ganz klar ist, und bitte Herrn VITTALI, zu diesem Problem Stellung zu nehmen.

Herr VITTALI (Köln):
Für die histologische Untersuchung des Knochens ist die Darstellung von Mineralisation und Entkalkungsvorgängen von großer Bedeutung. Eine wertvolle Bereicherung der Untersuchungstechnik ist die Markierung durch Tetrazyklin. Dieses Antibiotikum bildet mit Calcium eine Komplexverbindung und wird durch Adsorption an der Oberfläche der Hydroxyapatit-kristalle in den Knochen ein-

gebaut. Wahrscheinlich verhindert die Kristallkonglomeratbildung den Austausch des Komplexes mit nicht markiertem Calcium, so daß der größte Teil des in der Abbauzone abgelagerten Tetrazyklins irreversibel fixiert ist. Bei Untersuchung unentkalkter Knochenschnitte oder -schliffe im ultravioletten Licht (Maximum 410 nm) fluoresziert es gelb-grün bis orange-grün (Maximum 520 nm) je nach Präparat und Lichtquelle. Kollagen und Phosphorlipide binden ebenfalls Tetrazyklin, jedoch in sehr geringen, bei der Mikroskopie unter üblichen Bedingungen nicht wahrnehmbaren Mengen.

Wir verwenden diese Methode seit mehreren Jahren routinemäßig bei der Diagnostik von Osteopathien. Die zur Biopsie kommenden Patienten erhalten 3 Tage lang 1750 mg Tetrazyklin oral, beginnend 4 Tage vor der Knochenentnahme, verabreicht. Die Pause vor der Knochenentnahme genügt um das Antibiotikum aus dem Gewebe und den Zellen (Mitochondrien) zu entfernen. Im folgenden Fall seien die Aussagemöglichkeiten dieser Methode anhand einiger Beispiele kurz erläutert.

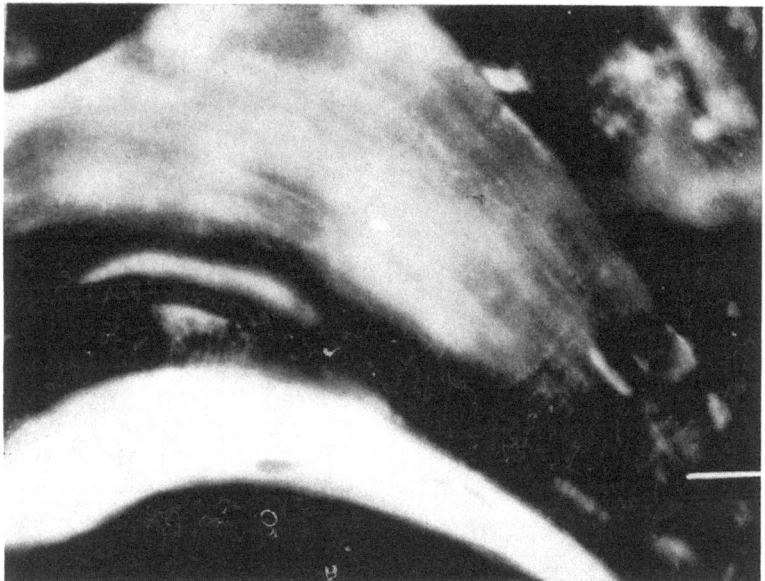

Abb. 114. Tetrazyklinmarkierung. a) Mark. — b) Bandförmige Fluoreszenz des neugebildeten Knochens. — c) Diffuse Fluoreszenz. — d) Perikanalikuläre und -lakunäre Fluoreszenz

Kurze Zeit nach der Markierung entnommene Knochenproben lassen 3 Ablagerungsformen des Tetrazyklins unterscheiden (Abb. 114):

1. Am eindrucksvollsten ist die kräftige bandförmige Fluoreszenz an der Oberfläche von Trabekeln und HAVERSschen Kanälen. Sie entspricht der im Markierungszeitraum abgelaufenen Mineralisation, ist aber kein Maßstab für die Knochenneubildung, welche ja nicht unbedingt immer parallel mit einer Verkalkung einhergehen muß. Lag die Markierung einige Wochen zurück, so sind die Bänder schärfer begrenzt und von zwischenzeitlich neugebildetem Knochen eingemauert.

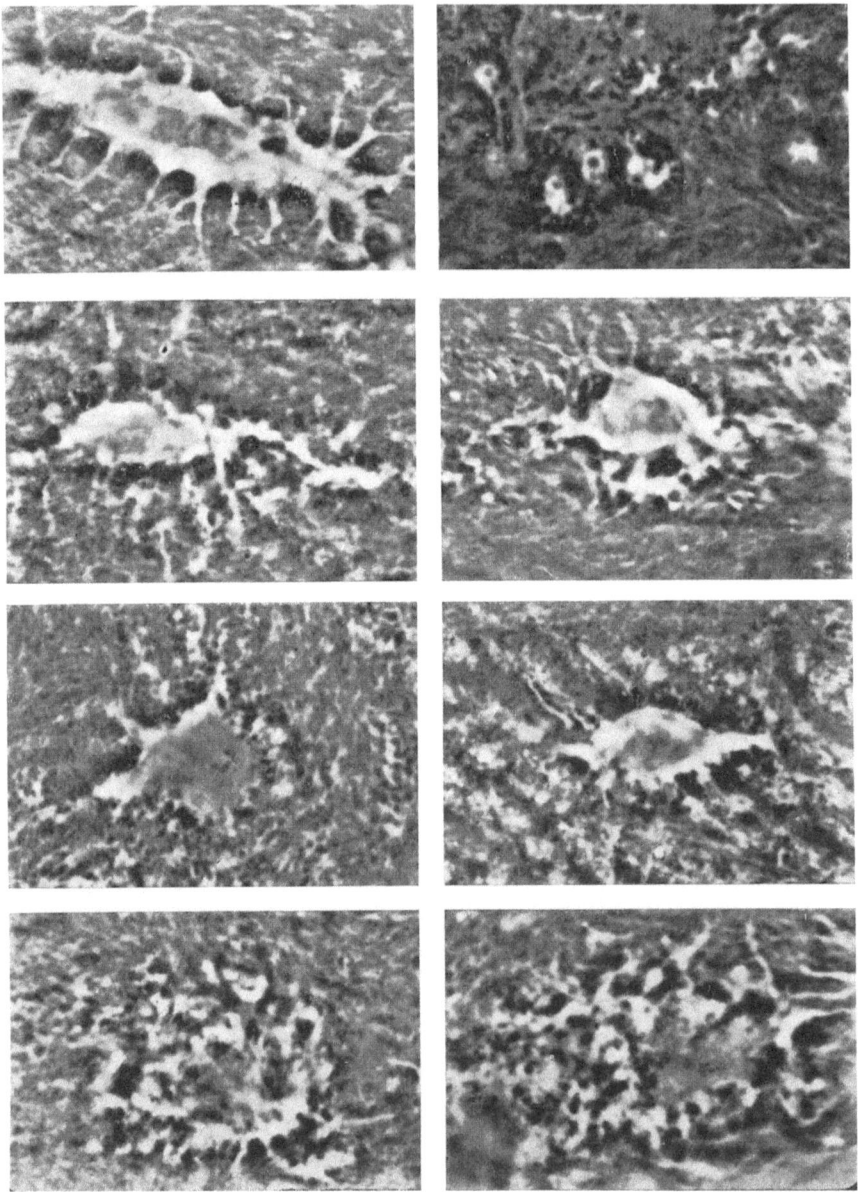

Abb. 115. Perilakunäre Osteolyse.
Links oben: Inaktiver Osteozyt mit scharf konturierter Lakune und glatten Kanalikuli.
Rechts oben: Perikanalikuläre Osteolyse. Die quergetroffenen Kanalikuli sind von einem granulierten Hof umgeben (vgl. li. oben). Die folgenden Bilder zeigen verschiedene Formen der perlakunären Osteolyse, die in den untersten am ausgeprägtesten ist. Org. Phasenkontrast 1200×.

2. Neben dieser umschriebenen bandförmigen Fluoreszenz wird in 4 Tage vor der Entnahme markierten Knochenproben eine gegen das Bälkchenzentrum hin an Intensität abnehmende diffuse Tetrazyklin-Ablagerung beobachtet. Sie zeigt keine Beziehung zur zellulären Struktur und vermittelt aufgrund schlierenförmiger Figuren den Eindruck freier Diffusion. Nach der von uns angegebenen Phasenkontrastpräparation ist die Diffusionszone stets auf kalkarme Oberflächenpartien beschränkt. Sie entspricht damit auch den Gebieten mit „Feathering" nach der FROSTschen und WAGNERschen Blockfärbung. Etwa 3 Wochen nach der Markierung ist diese diffuse Einlagerung nur noch selten nachweisbar.
3. In der Umgebung von Osteozyten und ihren Ausläufern wird, besonders bei frisch markierten, pathologischen Knochenproben, ebenfalls eine Tetrazyklin-Ablagerung beobachtet. Sie kommt als scharf begrenzte, strichförmige Kontur zur Darstellung und ist in Richtung zur Knochenoberfläche besonders ausgeprägt. Wie die diffuse ist die perilakunäre Fluoreszenz eher flüchtig. Aufgrund ihres Verhaltens und der Ähnlichkeit mit Autoradiographien nach Ca^{45} scheint es sich bei den beiden letztgenannten Fluoreszenzformen um die Markierung der aktiven oder verfügbaren Calciumfraktion zu handeln.

Die verschiedenen Formen der Calciumeinlagerung in den Knochen können also durch Tetrazyklin-Markierung dargestellt werden. Zur Ergänzung läßt sich die Entkalkung nun im selben Schnitt durch eine Phasenkontrastpräparation nachweisen. Orte geringerer Kalkdichte können an ihrer lockeren granulierten Struktur erkannt werden. Mit dieser Methode gelingt die Darstellung von Entkalkungshöfen um Osteozyten. Sie entsprechen, wie wir zeigen konnten, den Zonen geringerer Dichte, also größerer Schwärzungsintensität, der Mikroradiographie und dem „Halo volume" nach der FROSTschen und WAGNERschen Blockfärbung. Fluoreszenzmikroskopisch kann in den Entkalkungshöfen nur in seltensten Fällen Tetrazyklin nachgewiesen werden. Wir müssen also eine aktive Mobilisation des Knochenminerals durch Osteozyten annehmen (Abb. 115).

Das zahlenmäßige Verhältnis der scharf begrenzten Osteozyten zu solchen mit Entkalkungshöfen ist in den einzelnen Trabekeln unterschiedlich. Trotzdem lassen die verschiedenen Knochenerkrankungen eine charakteristische Zu- oder Abnahme der Zahl perilakulärer Höfe erkennen. Am zahlreichsten sind sie in Fällen von primärem und sekundärem Hyperparathyreoidismus, selten bei der echten senilen Osteoporose.

Durch die Kombination von Tetrazyklinmarkierung und Phasenkontrast gelingt also die histologische Darstellung von An- und Abbauvorgängen im Knochen. Im Falle der beschriebenen perilakunären und kanalikulären Veränderungen gelang mit dieser Methode der Nachweis osteozytärer Aktivitäten. Wir müssen heute annehmen, daß die Steuerung des für die Calciumhomeostase so wichtigen verfügbaren Calcium neben den oberflächennahen Knochenpartien auch durch osteozytäre Aktivität erfolgt. Unter Berücksichtigung der 10mal größeren Oberfläche von Lakunen und Kanalikuli kommt diesem Steuermechanismus sicher große Bedeutung zu.

Herr HEUCK (Stuttgart):
Die Kalksalzkonzentration des Knochengewebes in der Umgebung der Zellen und im Bereich der osteoiden Säume läßt sich am deutlichsten — wie auch Herr VITTALI gezeigt hat — mit Hilfe historadiographischer Untersuchungsverfahren

erfassen. Ich möchte auf die Bitte von Herrn DETTMER eingehen und Ihnen eine Abbildung zeigen, in der ein Osteon aus der proximalen Femurdiaphyse eines 14 Jahre alten Knaben dargestellt ist, der an den Folgen einer floriden Rachitis starb (Abb. 116). Sie erkennen im *Historadiogramm* die *Osteozyten* mit ihren Zellfortsätzen. In Richtung zum HAVERSschen Kanal, also zum ernährenden Blutstrom hin, liegt eine deutliche perikanalikuläre Entkalkung vor. Ein ähnliches historadiographisches Bild fand sich auch bei einer Vitamin D-resistenten Rachitis.

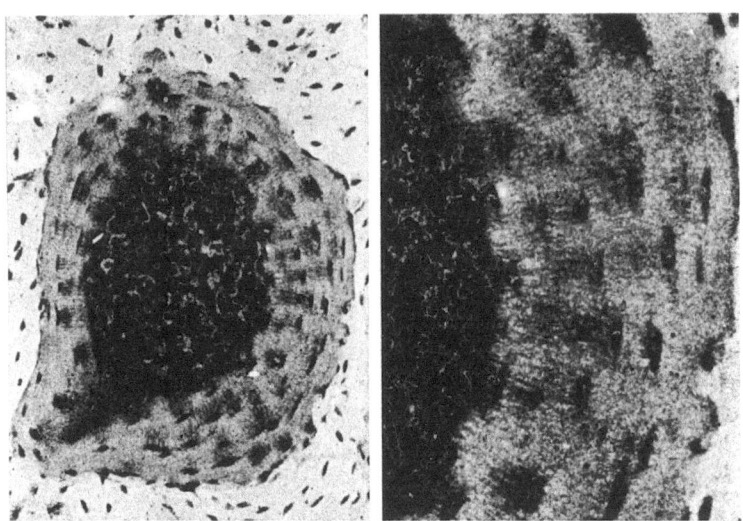

Abb. 116. Mikroradiogramm eines Knochendünnschliffes von 40 μ aus der proximalen Femurdiaphyse eines 14jährigen Knaben. Floride Rachitis. Übersicht eines Osteons (links) und Ausschnittsvergrößerung (rechts).

Ein solcher Befund wirft die Frage auf, ob nicht im Bereich dieser Osteone eine Entkalkung — also eine Halisterese — zunächst in der Umgebung der Osteozyten auftritt und erst später Abbauvorgänge als ein weiterer Mechanismus dieses pathologischen Geschehens stattfinden. Interessant ist, daß ein Osteon — wie dieses hier — als eine Gewebseinheit relativ gleichmäßige Entkalkungsvorgänge erkennen läßt, wenn wir die offensichtlich von den Osteozyten gesteuerten Prozesse als einen besonderen Entkalkungsmodus betrachten wollen.

Der osteoide Saum ist in den Osteonen recht schmal. In diesem Zusammenhang wäre noch eine Frage anzuschneiden. Bisher haben wir immer von der Kalksalzablagerung im Knochengewebe gesprochen und weniger den Weg der Kalksalze *aus dem Knochen* diskutiert. Als Beweis für die Einlagerung von Kalksalzen in das Knochengewebe wird die *Markierung mit Tetrazyklinen* angesehen, und das ist ohne Zweifel richtig. Überall dort, wo mineralisiertes Knochengewebe vorliegt, in das auch tetrazyklinmarkierte Kalksalze eingelagert worden sind, wäre zu diskutieren, ob aus diesen Bezirken zuvor Kalksalze herausgelöst wurden. Die mehr oder weniger intensive Anreicherung des Knochengewebes mit Tetrazyklinchelaten, auf die auch schon Herr VITTALI hingewiesen hat, zeigt doch eigentlich nur, daß in diesen Zonen im „Turnover" der Kalksalze gegenüber nicht markierten Zonen ein Unterschied vorhanden sein muß, über dessen Größenordnung wir wenig aussagen können.

Wir können nur sicher sagen, daß dort, wo tetrazyklinmarkierte Regionen im Knochen zu finden sind, ein reger Calciumaustausch stattfinden muß, doch wissen wir nichts über die Gewebsbilanz, also ob der Einbau oder der Abbau oder nur ein Austausch von Kalksalzen vorherrschen.

Herr VITTALI (Köln):
Es ist anzunehmen, aber noch nicht schlüssig bewiesen, daß die Osteozyten nach osteolytischer Mobilisation des Calciums auch die Matrix abbauen. Lichtmikroskopisch ist es praktisch unmöglich, einer Zelle nachzuweisen, ob sie nun wirklich Knochen abbaut. Es gibt aber Formänderungen der Osteozyten, die einen Ortswechsel und damit auch einen osteoklastären Abbau annehmen lassen. Elektronenmikroskopisch wurde von BAUD der Nachweis osteoklastärer Fähigkeiten der Osteozyten erbracht.

Herr DETTMER (Bad Bramstedt):
Ich glaube, das Problem der Entkalkung, das dann noch näher zu definieren wäre, diskutieren wir zweckmäßig dann wieder in größerem Kreis, nachdem wir von Herrn SCHENK seine morphometrischen Untersuchungen gehört haben.

Herr SCHENK (Basel):
Bevor ich auf unsere *morphometrischen* Untersuchungen eingehe, darf ich vielleicht noch eine Bemerkung zu den Ausführungen einiger Vorredner anbringen. Bis jetzt stand der Osteozyt im Zentrum unserer Betrachtungen und Sie haben einige sehr schöne Bilder gesehen, die uns nahelegen, daß die Osteozyten osteoblastäre und osteoklastäre Funktionen haben können. Leider ist Prof. BAUD aus Genf nicht da, der über elektronenmikroskopische Aufnahmen verfügt, die für diese Funktionszustände beweisend sind. Die Bedeutung derartiger Befunde wird aber erst richtig klar, wenn man sich Rechenschaft gibt über das Ausmaß der spezifischen Oberflächenanteile im Innern der Knochensubstanz. Wie Ihnen bekannt ist, ist FROST in geradezu explosiver Art mit einer Flut von Publikationen auf die quantitativen Verhältnisse der Knochenstruktur und des Knochenumbaues eingegangen. Aus seinen umfangreichen Untersuchungen verdienen in dem genannten Zusammenhang die Zahlen Beachtung, welche die *innere Oberfläche der Knochenkompakta* betreffen. Vereinfacht kann man sich merken, daß im Innern von 1 mm^3 Knochenkompakta folgende Oberflächenanteile enthalten sind:

2 mm^2 als Auskleidung der HAVERSschen, der VOLKMANNschen und der Resorptionskanäle,

20 mm^2 entlang der Wandung sämtlicher Lakunen,

200 mm^2 als Grenzfläche an die Canaliculi.

Mit gut 220 mm^2 spezifischer Oberfläche steht die Berührungsfläche zwischen Osteozyten und mineralisierter Knocheninterzellularsubstanz also weit an der Spitze, und es wird ermeßbar, welche Bedeutung der Stoffwechselaktivität dieser Zellen zukommt.

Die folgende Demonstration bezieht sich nun allerdings auf das relativ kleine Oberflächenareal, das unter dem Periost, dem Endost und im Innern der Knochenkanäle gelegen ist. Für den Fragenkomplex der Osteoporose und der Osteomalazie sind aber gerade diese Areale von besonderer Bedeutung, spielen sich doch entlang dieser Oberfläche der Knochenanbau und die Knochenresorption ab. Mikroskopisch sind diese Vorgänge an den osteoiden Säumen und den Osteoklasten bzw. HOWSHIPschen Lakunen erkennbar.

Zur *Methodik* ist folgendes zu sagen: Aufgrund verschiedener Überlegungen haben wir uns zur Vornahme von chirurgischen Rippen- und *Crista-Biopsien* entschlossen. Dank der persönlichen Überzeugungskraft von Herrn HAAS — der mit uns gemeinsam diese Frage bearbeitet — erklärt sich eine ansehnliche Zahl von Patienten zu diesem operativen Eingriff bereit. Vollständige Rippenquerschnitte bieten für eine quantitativ-histologische Untersuchung weit günstigere Verhältnisse als die Spongiosa des Darmbeinkammes. Überdies lassen sie sich auch im Hinblick auf die Abgrenzung des Normenbereiches einfacher standardisieren. Eine weitere methodische Voraussetzung sind unentkalkte Schliff- oder Schnittpräparate nach Kunststoffeinbettung. Alle anderen Methoden verursachen so starke Schrumpfungsartefakte, daß eine quantitative Auswertung illusorisch wird. Wir bevorzugen Schliff- und Schnittpräparate nach Stückfärbung in basischem Fuchsin und Einbettung in Methylmetacrylat.

Zur Volumen- und Oberflächenbestimmung dienen morphometrische Methoden, wie sie namentlich von HENNIG (1959) in München entwickelt worden sind. In Form der Integrationsokulare I und II von ZEISS und den zugehörigen Nomogrammen sind diese Verfahren einem großen Interessentenkreis zugänglich geworden, und auch FROST hat sich ihrer bedient. Wir wenden sie für unsere Untersuchungen ebenfalls an, allerdings mit einigen, durch Eigenheiten des Untersuchungsmaterials bedingten Modifikationen.

Zunächst führen wir an Rippenquerschnitten mit Hilfe des Punktzählverfahrens Flächenbestimmungen der Corticalis, der Trabekel und des Markraumes aus (Abb. 117). Diese Zahlen geben uns einen Hinweis auf den Grad einer evtl. vorliegenden Osteoporose und bilden gleichzeitig die Grundlage für die Berechnung

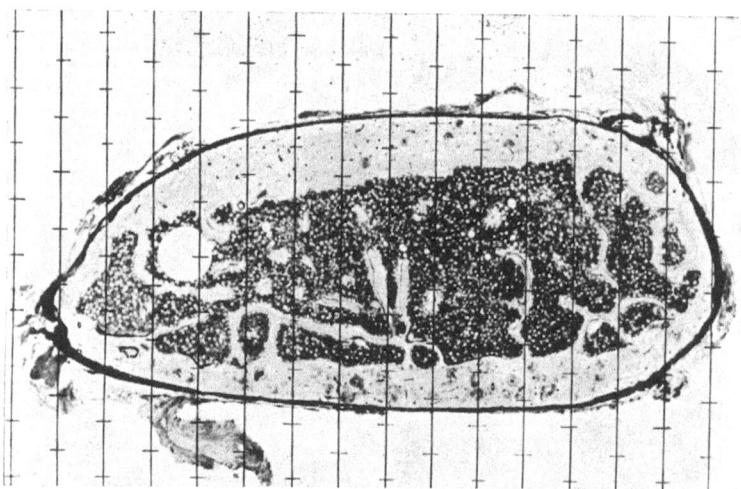

Abb. 117. Ermittlung der Gesamtquerschnittsfläche, der Corticalis-, der Spongiosa- und der Markraumfläche mittels des Punktzählverfahrens. In einen unentkalkten Rippenquerschliff ist das von uns verwendete hexagonale Punktnetz einkopiert. Die aus verschiedenen, zufälligen Einstellungen berechnete mittlere Trefferzahl der einzelnen Komponenten entspricht mit hinreichender Genauigkeit der jeweiligen Oberfläche.

des *Osteoidsaumindex* und der Anbaurate. Der Knochenanbau läßt sich am unentkalkten Schliffpräparat ausgezeichnet beurteilen, besonders wenn es mit einer planmäßig durchgeführten Tetrazyklinmarkierung kombiniert wird.

Die Osteoidsäume sind dank der intensiven Anfärbung mit basischem Fuchsin einwandfrei erkennbar (Abb. 118a). Das in der Demarkationszone fixierte Tetrazyklin zeigt in der fluoreszenzmikroskopischen Aufnahme (Abb. 118b) an, ob die

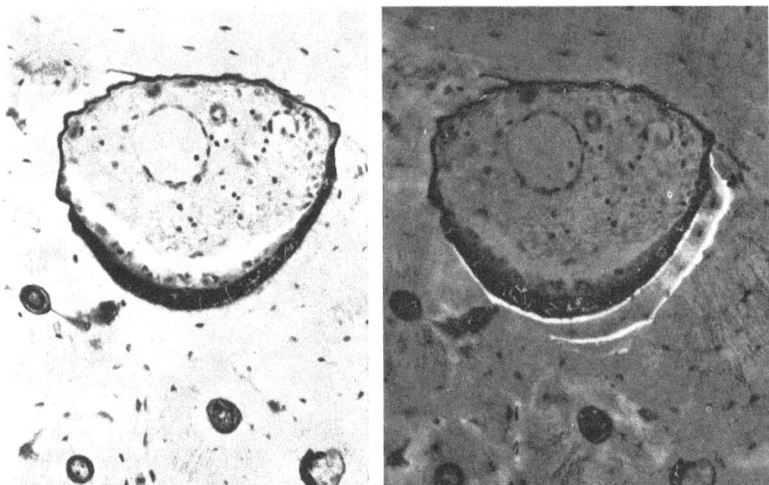

Abb. 118a u. b. HAVERSsche Regeneration im Rippenquerschliff nach Stückfärbung mit basischem Fuchsin, Methycrylateinbettung und zweimaliger Tetrazyklinmarkierung. a - Hellfeld, b - Fluoreszenzmikroskop. Beachte den dunkel gefärbten Osteoidsaum mit den anliegenden Osteoblasten. In der fluoreszenzmikroskopischen Aufnahme sind die 2 Tetrazyklinbänder erkennbar, die von einer 25 und 5 Tage vor der Biopsie erfolgten Achromycingabe herstammen.

Mineralisation der Knochenmatrix in normalem Tempo fortschreitet. Wird Tetrazyklin mehrmals und in bekannten Intervallen gegeben, dann grenzen die gelb fluoreszierenden Bänder den Anteil der Knochenmatrix ab, der innerhalb der Markierungsperiode mineralisiert wurde. FROST hat anhand zahlreicher markierter Präparate berechnet, daß pro Tag etwa $0.8-1.0\,\mu$ der Knochenmatrix mineralisiert werden. Im gleichen Maße schreitet die Anlagerung von neuem Osteoid durch die Osteoblasten fort, so daß die Osteoidsäume eine ziemlich konstante Dicke von $8-10\,\mu$ aufweisen. Zwischen Ablagerung und Mineralisation des Osteoids liegt ein Zeitraum von rund 10 Tagen, in dem sich wichtige Reifungsprozesse abspielen. Eine Verlangsamung der Appositionsrate konnte bei Diabetikern nachgewiesen werden, ebenso im Tierexperiment unter Cortison.

Die systematische Anwendung der *Tetrazyklinmarkierung* liefert aber auch wertvolle Angaben über die *Intensität der Umbauvorgänge in der Rippencorticalis*. Ein Weg, diese Umbauvorgänge zu erfassen, ist die sog. *Osteonstatistik*. Wir verstehen darunter die Berechnung der prozentualen Anteile an Resorptionskanälen, an wachsenden und an voll entwickelten, ruhenden Osteonen. Das Tetrazyklin erleichtert namentlich das Auffinden der gerade im Aufbau befindlichen HAVERSschen Systeme. Die so ermittelten Prozentzahlen geben uns über zwei Fragen Auskunft (vgl. Tab. 6):

Tab. 6. Resultate der morphometrischen Auswertung an Rippen- und Cristabiopsien

Patient, Alter, Diagnose	Hr. H. M., 60 j. Osteoporose	Fr. C. W., 63 j. Primärer Hyparc. thyreoidismus	Hr. F. L., 33 j. Tubuläre Hypercalciurie	Mittel aus 3 Gesunden
Rippe				
1. Osteonstatistik (%)				
Ruhende Osteone	75.1	68.6	92.2	95.1
Wachsende Osteone	11.7	20.5	4.2	2.5
Resorptionskanäle	13.2	10.9	3.6	2.4
2. Osteoidsaumindex (Wachsende Osteone/mm³)	2.8	1.9	0.4	0.37
3. Jährliche Anbaurate in %	6.7	22.8	7.2	2.1
Crista Ilica				
Relative Oberflächenanteile der Spongiosa in %				
Neutrale Oberfläche	89.9	66.9	70.2	82.4
Anbaufläche	6.8	23.2	26.3	14.5
Resorptionsfläche	3.2	10.4	3.1	3.1

1. Liegt im Augenblick der Untersuchung ein träger, ein normaler oder ein gesteigerter Knochenumsatz vor ? (Die Antwort darauf gibt das Verhältnis der ruhenden zu den wachsenden Osteonen + Resorptionskanälen.)
2. Stehen Anbau- und Resorptionstätigkeit im Gleichgewicht, oder ist dieses zugunsten der einen oder anderen Komponente verschoben ? (Verhältnis = wachsende Osteone : Resorptionskanäle.)

Beide Informationen sind rein qualitativer Art. Sie leisten aber für die Interpretation von Stoffwechseldaten gute Dienste. Wollen Sie mir deshalb gestatten, diese Betrachtungsweise mit einem Vergleich aus dem Wirtschaftsleben zu erläutern. Nehmen Sie statt des Rippenquerschnitts eine umschriebene geographische Region, setzen Sie anstelle der Osteone Häuser. Dann entsprechen die ruhenden Osteone den fertiggestellten Bauten, die wachsenden den in Betrieb befindlichen Baustellen und die Resorptionskanäle den ausgehobenen Baugruben. In welcher Weise sich ein gestörtes Gleichgewicht auf dem Bausektor bemerkbar machen kann, haben wir in der Schweiz vor nicht allzulanger Zeit bei den Konjunkturdämpfungsbeschlüssen bemerkt. Vor ihrem Inkrafttreten wurden überall Baugruben ausgehoben, in denen in der Folge aber doch nicht gebaut werden durfte. Ganze Zonen schienen mit Baugruben übersät, die Resorption erlangte eindeutig ein Übergewicht. Auf welchem Wege sich dann wieder eine Normalisierung einstellte, ist vielen heute noch ein Rätsel. Kurzum, auch auf den Bauplätzen kam nach einiger Zeit die „Mineralisation" wieder in Gang.

Echte quantitative Aufschlüsse geben aber nur absolute Zahlenwerte. Auch in dieser Beziehung bietet die Rippencorticalis gute Möglichkeiten. Ein relativ einfacher Weg ist die Auszählung der Anbauplätze, d. h. der Zahl der wachsenden Osteone pro Flächeneinheit. Frost hat diese Berechnung für die Beurteilung der osteoblastischen Aktivität vorgeschlagen und in der Zahl der Osteoidsäume pro mm³ ausgedrückt. (Die Gesamtform der Corticalis und die zylindrische Gestalt der

Osteone erlaubt es nämlich, Flächen- und Volumeneinheit gleichzusetzen.) In unseren Protokollen (Tab. 6) ist die Größe als „*Osteoidsaumindex*" bezeichnet und gibt die Zahl der an den Osteoidsäumen erkenntlichen wachsenden Osteone/mm^3 an.

Der *Osteoidsaumindex* gibt also Auskunft über die Zahl der Anbauplätze innerhalb einer bestimmten Zone, aber noch kein Maß für die Intensität, mit der auf diesen Stellen Knochenmatrix produziert wird. Eine derartige Bestimmung läuft auf die Berechnung der Anbaurate hinaus, d. h. des effektiven Anbauvolumens, bezogen auf ein gegebenes Ausgangsvolumen und einen bestimmten Zeitabschnitt. FROST gibt die Anbaurate in Prozent des Ausgangsvolumens pro Jahr an. Die mehrfache planmäßige Tetrazyklinmarkierung hat in unserem Biopsiematerial die Berechnung der Anbaurate wesentlich erleichtert. Zunächst wird die effektive Schnittfläche der Corticalis (exkl. Knochenkanäle) mit dem Punktzählverfahren bestimmt. Mit Hilfe eines eingespiegelten Testnetzes (Abb. 119) kann nach dem gleichen Prinzip das seit der 1. Markierung angebaute Knochenvolumen vermessen

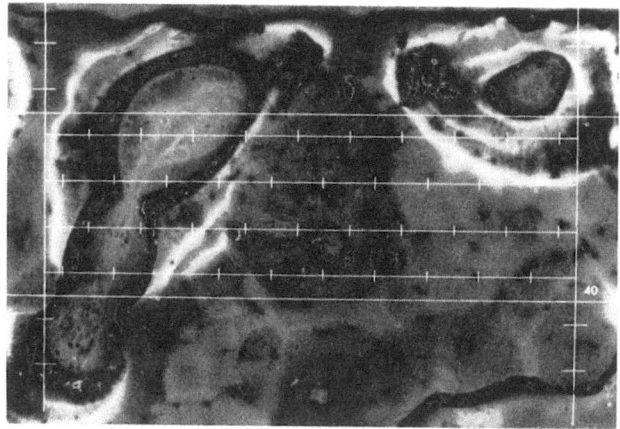

Abb. 119. Berechnung der Anbaurate in Rippenbiopsien. Das in die fluoreszenzmikroskopische Aufnahme einkopierte Testnetz wird bei der mikroskopischen Untersuchung direkt in den Strahlengang eingespiegelt. Auch hier werden die innerhalb der Tetrazyklinbänder gelegenen Flächenanteile aufgrund der mittleren Trefferhäufigkeit ermittelt. Ihr Anteil an der gesamten Corticalis gestattet bei bekannten Markierungsdaten die Berechnung der jährlichen Anbaurate.

und als Prozentwert des Gesamtvolumens der Corticalis ausgedrückt werden. Da die Zeitspanne zwischen der 1. Markierung und der Biopsie ebenfalls bekannt ist, ergibt sich ohne Schwierigkeiten die Anbaurate pro Jahr.

In der Tabelle sind einige typische Fälle aus unserem Material aufgeführt, welche die Möglichkeit derartiger bioptischer Untersuchungen belegen sollen. Besonders eindrücklich ist die Steigerung der Umbautätigkeit, insbesondere aber der Anbaurate beim *primären Hyperparathyreoidismus*. Auch bei vielen *Osteoporose*fällen fanden wir die Anbaurate erhöht. Die verschiedenen, auf den Knochenanbau sich beziehenden Werte gehen aber nicht zwangsläufig parallel, namentlich das Verhältnis zwischen Osteoidsaumindex und jährlicher Anbaurate ist alles andere als konstant. Unseres Erachtens gibt die Anbaurate den weitaus verläßlicheren Aufschluß, basiert sie doch auf einer Auswertung, die sich über einen Zeitabschnitt von 4—6 Wochen erstreckt. Demgegenüber spiegelt der Osteoidsaumindex nur die augenblickliche Situation. Besonders aber fordert der Vergleich zwischen den Ergebnissen der Rippen- und der Crista-Biopsie zu einer kritischen Betrachtung heraus, denn die Umsatzziffern differieren beim gleichen Patienten oft beträchtlich. Dabei ist noch zu beachten, daß es sich auch beim Darmbeinkamm um chirurgische Biopsien handelt, bei denen die Spongiosa in der ganzen Querschnittsfläche ausgewertet werden kann. *Beckenkammbohr- oder -stanzbiopsien* lassen noch größere Abweichungen erwarten. Die Hauptschwierigkeit liegt beim spongiösen Knochen sicher darin, daß nur die Anbaufläche, nicht aber das Anbauvolumen erfaßbar ist. Damit muß man auf die für uns wertvollste Information verzichten.

Ähnliche, aber noch weitaus größere Schwierigkeiten treten auf, wenn es um die quantitative Erfassung des *osteoklastären Knochenabbaus* geht. Volumina können hier ohnehin nicht berechnet werden. Die meisten Untersucher, so auch FROST und JOWSEY, bestimmen die spezifische Oberfläche der HOWSHIPschen Lakunen. Diese Messungen sind aber unbefriedigend, besonders wenn sie an Mikroradiographien ausgeführt werden. Bei trägem Knochenanbau bleiben die Lakunen nämlich oft für längere Zeit offen, d. h. sie werden nicht von Osteoid oder neugebildeter Knochensubstanz bedeckt. Dies führt zu einer kumulativen, also scheinbaren Vergrößerung der Resorptionsfläche. Vielversprechender ist eine Bewertung, die auf den Osteoklasten selbst basiert. Native Schliffe, Mikroradiogramme, aber auch entkalkte Schnittpräparate sind für eine solche Untersuchung ungeeignet.

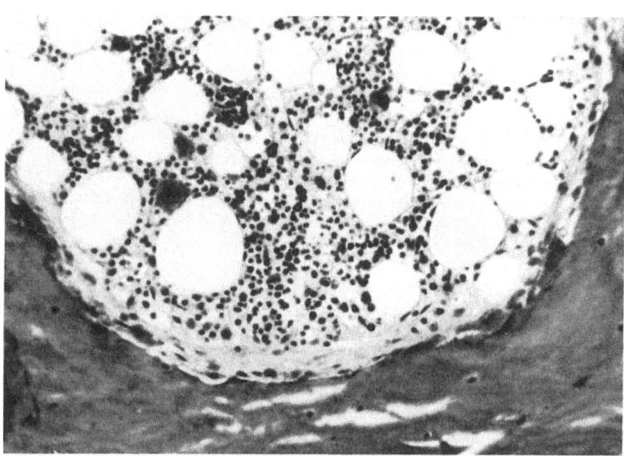

Abb. 120. Unentkalkter Dünnschnitt einer Beckenkammbiopsie, Goldnerfärbung. Resorptionsfront entlang einer Trabekeloberfläche. Osteoklasten und HOWSHIPsche Lakunen sind deutlich erkennbar. Ihr spezifischer Oberflächenanteil bzw. die Zahl der Osteoklasten pro mm² spezifischer Oberfläche gibt ein Maß für die Intensität des Knochenabbaus.

Mit der von BURKHARDT entwickelten Methode lassen sich von unentkalktem spongiösem Knochen Schnitte von 4—5 μ Dicke anfertigen, die bei geeigneter Färbung (z. B. nach GOLDNER) die Osteoclasten einwandfrei erkennen lassen — auch wenn sie in 1- oder 2-kernigen Formen vorliegen (Abb. 120).

Wir sind zur Zeit damit beschäftigt, die Zahl der Osteoklasten pro mm² spezifischer Oberfläche in der Beckenkammspongiosa zu berechnen. Die Resultate geben zu berechtigten Hoffnungen Anlaß, und ich glaube mit VITTALI übereinzustimmen, daß wir anhand eines solchen Kriteriums weit mehr über die Intensität des osteoklastären Abbaus aussagen können. Damit werden wir Aufschluß erhalten über einen Prozeß, der für das Verständnis und für die Diagnostik von generalisierten Skeletterkrankungen von immer größerer Bedeutung wird.

Literatur

BURKHARDT, R., Präparative Voraussetzungen einer klinischen Histologie des menschlichen Knochenmarks (im Druck). — FROST, H. M., Henry Ford Hosp. Med. Bull. **9**, 312 (1961); **10**, 267 (1962). — FROST, H. M., ROTH, H., VILLANUEVA, A. R. und S. STANISLAVJEVIC, Henry Ford Hosp. Med. Bull. **9**, 312 (1961). — FROST, H. M. und A. R. VILLANUEVA, Stain Technol. **35**, 179 (1960). — HENNIG, A., Zeiss-Werkztg. **6**, 78—86 (1958). — JOWSEY, J., KELLY, P. J., RIGGS, B. L., BIANCO, A. J., SCHOLZ, D. A. und J. GERSHON-COHEN, J. Bone Jt. Surg. **47 A**, 785 (1965). — LANDEROS, O. und H. M. FROST, Henry Ford Hosp. Med. Bull. **12**, 499 (1964). — SEDLIN, E. D., VILLANUEVA, A. R. und H. M. FROST, Anat. Rec. **146**, 201 (1963). — SCHENK, R., Acta anat. **60**, 3 (1965).

Herr DETTMER (Bad Bramstedt):
Vielen Dank, Herr SCHENK; vielleicht doch noch einmal die Frage der Entkalkung aufgegriffen, schlecht zu erfassen scheint mir ja die Entkalkung im osteozytären Bereich zu sein.

Herr VITALLI (Köln):
Nein.

Herr DETTMER (Bad Bramstedt):
Das geht auch?

Herr VITALLI (Köln):
Ja, mit der Phasenkontrastmethode.

Herr DETTMER (Bad Bramstedt):
Morphometrisch?

Herr VITALLI (Köln):
Nein, morphometrisch nicht.

Herr DETTMER (Bad Bramstedt):
Herr HEUCK, haben Sie noch etwas zum Entkalkungsproblem zu sagen?

Herr HEUCK (Stuttgart):
In der klinischen Röntgenologie konnten wir mit einem neuen Meßverfahren (HEUCK und SCHMIDT[*], HEUCK[**]) bei verschiedensten generalisierten Osteopathien eine zunehmende Demineralisation des Knochens bei gleichbleibendem Knochenvolumen nachweisen. Ich habe versucht, historadiographisch bei patho-

---

[*] HEUCK, F. u. E. SCHMIDT, Fortschr. Röntgenstr. **81** (Beih. 37), 27 (1954); **86** (Verh. Bd. 39), 71 (1957); **93**, 523 und 761 (1960).
[**] HEUCK, F., Internist **3**, 252 (1962); Radiologia Austriaca **14**, 29 (1963).

genetisch verschiedenen Systemerkrankungen festzustellen, ob das Knochengewebe eine Entkalkung erfahren hat — also weniger Kalksalze enthält — oder ob das Knochengewebe einen Strukturumbau — Abbau und Anbau — durchgemacht hat. Wir konnten Hinweise auf beide Prozesse finden. Einige Beispiele sollen dies erläutern.

Bei einer *Osteomalazie* fanden sich zahlreiche Osteone mit einem osteoiden Saum. Wir haben alle Osteone, die einen osteoiden Saum tragen, gezählt und mit solchen Osteonen verglichen, die keinen osteoiden Saum besitzen. In 92—96% aller Osteone war ein osteoider Saum nachzuweisen. Die Gegenüberstellung des histologischen und des historadiographischen Bildes eines unentkalkten Knochendünnschliffes macht deutlich, daß in der Zone des sehr stark angefärbten osteoiden Saumes Kalksalze vorhanden sind, die stellenweise in kleinen Bröckelchen oder Häufchen abgelagert sind. Die photometrische Auswertung der verschiedenen Zonen des Osteons zeigt in unmittelbarer Nähe des HAVERSschen Kanals eine höhere Kalksalzkonzentration im osteoiden Saum, die zunächst wieder etwas abfällt, um dann zum vollmineralisierten Teil des Osteons sehr stark anzusteigen. — Dieser osteo-

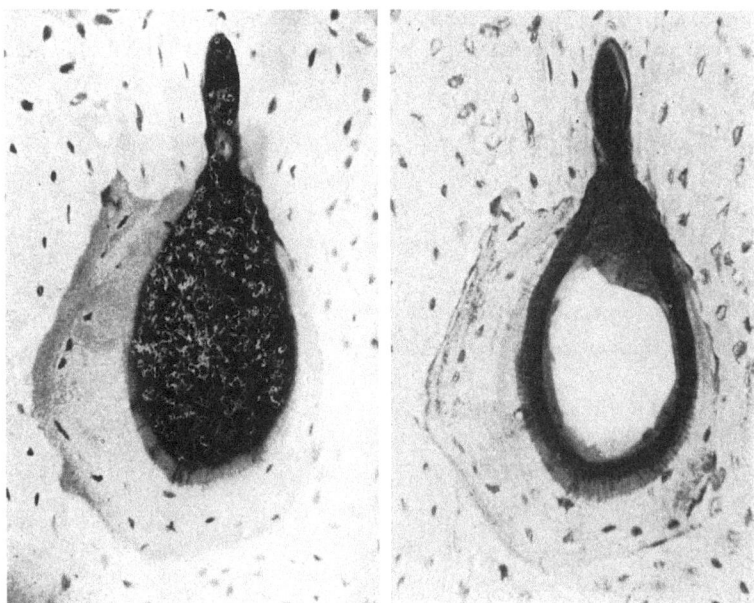

Abb. 121. Mikroradiogramm (links) und gefärbtes Präparat (rechts) eines Knochendünnschliffes von 50 μ aus der proximalen Femurdiaphyse einer 51jährigen Patientin mit Osteomalazie unbekannter Genese (Färbung modifiziert nach HOTCHKISS und MCMANUS).

malacische Knochen zeigt ferner in einem Osteon ein bisher noch nicht beobachtetes eigenartiges Phänomen, das schwer zu deuten ist. Die Grenzzone des osteoiden Saumes zum vollmineralisierten Gewebe läßt eine merkwürdige radiäre Zeichnung oder Ausrichtung der Zonen unterschiedlicher Kalksalzkonzentration erkennen (Abb. 121). Es drängt sich bei diesem Befund die Frage auf, ob hier ein Zustand erfaßt wurde, der einen Knochenanbau demonstriert oder ob evtl. ein Knochenabbau vorliegt, wobei wir auch den osteolytischen Abbau, der nicht durch Osteoklasten bewerkstelligt wird, in die Diskussion bringen möchte. Von BELANGER*) wurde kürzlich die Ansicht vertreten, daß verschiedene Resorptionsmechanismen im Knochen ablaufen müssen.

Als weiteres Beispiel sei das Historadiogramm eines *primären Hyperparathyreoidismus* gezeigt, in dem deutliche Unterschiede der Kalksalzkonzentration der verschiedenen Osteone erkennbar werden (Abb. 122). Die Verlaufsbeobachtung

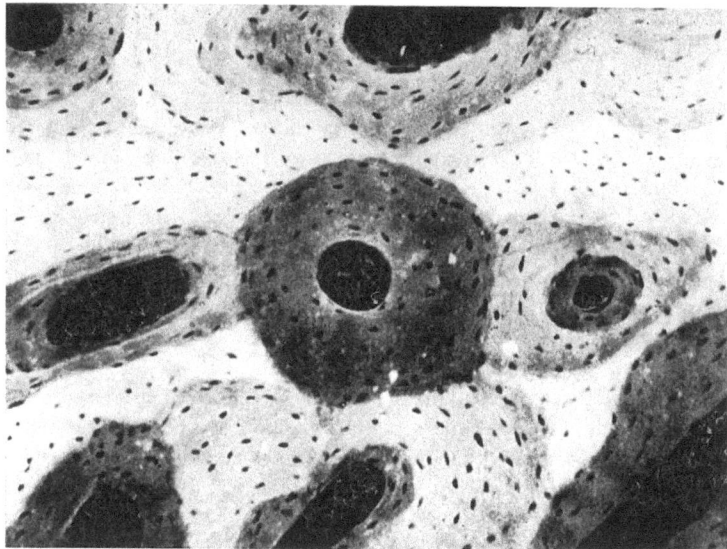

Abb. 122. Mikroradiogramm eines Knochendünnschliffes von 50 μ aus der proximalen Femurdiaphyse eines 60jährigen Patienten mit prim. Hyperparathyreoidismus.

der im makroskopischen Bereich des Röntgenbildes erkennbaren Knochenveränderungen ließ bei einem primären Hyperparathyreoidismus nach Resektion des Adenoms innerhalb weniger Monate eine Restitutio ad integrum erkennen. Der Knochen zeigte bei gleichbleibendem Durchmesser der Diaphysencompacta eine im floriden Stadium der Erkrankung nachweisbare Strukturauflockerung nicht mehr. Bilanzuntersuchungen, wie sie von Herrn KUHLENCORDT dargelegt wurden, werfen immer wieder die Frage auf, wo bleiben die großen Mengen der eingegebenen und auch aufgenommenen Calciumverbindungen im Ausheilungsstadium eines Hyperparathyreoidismus. Ich meine, wir könnten zur Diskussion stellen, ob in solchen Krankheitsfällen das vorhandene Knochengewebe nicht tatsächlich sehr kalkarm ist — also keinen massiven „Schatten" im Röntgenbild geben kann — und dann, wenn der krankhafte Zustand behoben ist, rasch wieder Kalksalze einlagert.

Bei einer Patientin, die mit chronisch-cholangitischer *Lebercirrhose* lange Zeit in klinischer Beobachtung stand und dann ad exitum kam, fanden wir im proximalen Diaphysenbereich neben solchen Osteonen oder Knochenlakunen, die einen breiten, osteoiden Saum zeigten, auch deutliche Strukturveränderungen mit

---

*) BELANGER, L. F. und Mitarb., The two Faces of Resorption, in: Calcified Tissues 1965 (Berlin-Heidelberg-New York 1966).

Anbauvorgängen, also eine Transformation. Das Röntgenbild ließ schon im makroskopischen Bereich eine „Spongiosierung" der Diaphysencompacta, also eine Strukturauflockerung erkennen, die noch deutlicher im Präparat sichtbar war. In einigen Abschnitten sind periostale Reaktionen und Anbauvorgänge nachzuweisen. Dieser Prozeß kann als ein Versuch des Knochens angesehen werden, trotz fortschreitender Abbauvorgänge und Demineralisation die Stabilität noch längere Zeit zu garantieren. Die postmortal durchgeführte chemische Analyse ergab einen Apatitgehalt in der Volumeneinheit Knochengewebe von etwa 120—185 mg/ml, also einen sehr niedrigen Wert. Das Historadiogramm zeigte Veränderungen des Kalksalzmosaiks und zu größeren Lakunen vereinigte HAVERSsche Kanäle. Die Kalksalzkonzentration im Gewebe ist sehr unterschiedlich, und es finden sich größere Bezirke eines geringen Kalksalzgehaltes. Ferner sind den Kittlinien oder Zementlinien ähnliche hochmineralisierte bandförmige Zonen vorhanden. Diese eigenartigen Zonen sind bei manchen Knochenerkrankungen häufiger zu finden. Wahrscheinlich handelt es sich um eine Störung der normalen Kalksalzablagerung in die organische Matrix.

Die letzten beiden Beobachtungen sollten zeigen, daß bei Kenntnis der Gewebsveränderungen in den mikroskopischen Dimensionen die im makroskopischen Bereich des Röntgenbildes nachweisbaren Strukturauflockerungen richtig verstanden und gedeutet werden können. Ich meine aber, daß die Früherkennung von Systemerkrankungen des Knochens über Methoden der Messung der Kalksalzkonzentration im Gesamtvolumen eines Knochens — also der globalen Erfassung der Gesamtkonzentration an Hydroxylapatit — versucht werden sollte. Diese Methoden sind für klinische Verlaufsbeobachtungen, insbesondere Bilanzuntersuchungen wichtig. Neben unserem eigenen Untersuchungsverfahren (HEUCK und SCHMIDT)[*)] wurde von Herrn KROKOWSKI eine Methode entwickelt, die einen Beitrag zu diesem Problemenkreis darstellt, und über die er uns selbst berichten sollte.

Herr DETTMER (Bad Bramstedt):
Herr HEUCK, ich darf die von Ihnen angeschnittene Frage vielleicht noch etwas erweitern und so formulieren, daß ich sage, wir möchten jetzt die von uns besprochenen, im wesentlichen ja morphologischen Methoden in ihrem Ausmaß nicht weiter diskutieren, sondern an die Kliniker die Frage richten, wie weit kommen Sie in der Betrachtung eines klinischen Einzelfalles mit diesen Methoden, welchen Wert haben sie für Sie und welchen Part nehmen sie ein bei Ihrer gesamten Diagnostik des Skelettsystems?

Da wäre ich Herrn HAAS dankbar, wenn er ein paar Worte sagen würde, und anschließend Herrn KUHLENCORDT.

Herrn KROKOWSKIS Frage, glaube ich, läßt sich in diesem Komplex mit unterbringen. Ich wäre ihm dankbar, wenn er doch zu seiner Methodik abschließend auch noch Stellung nähme.

Herr HAAS (Basel):
Ich möchte die Überleitung aus dem mikroskopischen Bereich an den Patienten noch etwas weiterführen und Ihnen über einige Methoden, die der Klinik zur Unter-

---

*) HEUCK, F. u. F. SCHMIDT, Verh. Dtsch. orthop. Ges. 201 (Berlin 1960).

suchung des Skelettstoffwechsels heute zur Verfügung stehen, berichten. Den vielen neuen Resultaten der Grundlagenforschung stehen die ungelösten klinischen Fragen gegenüber, ja es klafft hier ein riesiger Graben, und oft ist die Bemühung, ihn zu überbrücken, nicht allzu stark ausgebildet. Erst wenn es uns aber gelingt, diesen Graben wenigstens auf einzelnen Gebieten mit Wissen aufzufüllen, wird sich z. B. das Problem der *Osteoporosen* lösen lassen. Ich denke deshalb, daß der Kliniker heute verpflichtet ist, über die Diagnosestellung hinaus Stoffwechselmethoden einzusetzen, um die Pathogenese des Einzelfalles so weit wie möglich aufzuklären.

In Tab. 7 zeige ich Ihnen eine Übersicht über die gegenwärtig zur Verfügung stehenden Methoden. Ich beginne mit der *Symptomatologie*. Sie wissen alle, daß die Klinik der generalisierten Knochenaffektionen unspezifisch ist und sich im wesentlichen auf drei Kriterien beschränkt: den Schmerz, die pathologische Fraktur und die Deformation. Damit kommt man nicht sehr weit. Etwas bessere Resultate liefert die *Röntgendiagnostik*. Am häufigsten haben wir es mit dem Begriff

Tab. 7. Methoden zur Untersuchung generalisierter Knochenaffektionen

Klinik: Unspezifisch

Röntgendiagnostik („radiologische Osteoporose")
    konventionelle Technik
    Densitometrie

Blutchemismus: Calcium, Phosphor, alkalische (und saure) Phosphatase

Techniken, die über Skelettbilanz und -umbau Aufschluß geben:
    Stoffwechselbilanz
    Abgekürzte Calciumbilanz
    Bestimmung der Skeletcalciumbindungsfähigkeit mittels Ca-Infusion
    Untersuchung mit körperfremden Mineralien: Stabiles Strontium, stabile Calciumisotopen, radioaktive Calcium- und Strontiumisotopen
    Nachweis organischer Metaboliten des Knochenstoffwechsels:
        Citrat
        Hydroxyprolin
        Hexosamin
    Knochenbiopsie: Konventionelle Verfahren
        Morphometrische Methoden nach intravitaler Knochenmarkierung mit Tetrazyklinen
    Chemische Knochenanalyse

der *radiologischen Osteoporose* (oder calcipenischen Osteopathie) zu tun, doch möchte ich gleich betonen, daß ein solcher Röntgenbefund allein noch nichts über den Basisprozeß oder gar Umbauvorgänge im Skelett aussagt. Man kann die Röntgendiagnostik in die konventionellen Techniken, die wir alle kennen, und in die Densitometrie unterteilen. Das gewöhnliche Röntgenbild liefert gewisse Informationen über die Verteilung und Schwere des Prozesses sowie Lokalveränderungen, z. B. LOOSERsche Umbauzonen oder subperiostale Resorptionsherde, es zeigt aber erst Mineralverluste von 30% und mehr an, womit eine Früherfassung von Entkalkungs-Prozessen unmöglich wird. Wesentlich empfindlicher ist die Densitometrie, bei der die Schwärzungsunterschiede quantitativ erfaßt werden — Herr KROKOWSKI wird darüber noch sprechen. Die Methode hat meiner Meinung nach heute noch den Nachteil, daß sie zu wenig standardisiert ist und Vergleichsuntersuchungen mit den verschiedenen Verfahren fehlen.

Als nächstes kommt der *Blutchemismus:* Die Bestimmung des Calciums, des anorganischen Phosphors, der alkalischen und neuerdings auch der sauren Knochenphosphatase gehört in jedem Fall in die Diagnostik der Skelettaffektionen. Dazu zwei methodische Dinge: Obwohl die Calciumbestimmung überall geübt wird, ist sie technisch schwierig und in einem Routinelabor mit einem sehr großen Fehler behaftet. Etwas überspitzt gesagt ist es so, daß man beim Vorliegen einer Hypercalcämie immer in erster Linie an einen Laborfehler denken muß. Das gleiche gilt selbstverständlich für zu tiefe Calciumwerte oder gar für große Schwankungen beim gleichen Patienten. Zum zweiten zur alkalischen Phosphatase: Man nimmt allgemein an, daß der Blutspiegel dieses Fermentes einen Hinweis auf die Aktivität der Osteoblasten gibt. Es ist deshalb wichtig, daß man den Normalbereich genau kennt, was an vielen Orten nicht der Fall ist. In eigenen Untersuchungen haben wir festgestellt, daß bei Frauen im Durchschnitt tiefere alkalische Phosphatasewerte bestehen als bei Männern, was man vielleicht mit der unterschiedlichen Größe der Gesamtknochenmasse erklären kann. Im Hinblick auf die Diskussion und die Pathogenese der Osteoporosen spielt das eine große Rolle, da gerade Patientinnen mit sog. postklimakterischer Osteoporose oft eine leichte oder deutlich erhöhte Fermentaktivität zeigen.

Die Auswertung der klinischen, radiologischen und blutchemischen Befunde erlaubt in der Regel die Stellung einer Diagnose, z. B. es liegt eine Osteoporose, eine Osteomalacie oder vielleicht ein primärer Hyperparathyreoidismus vor. Damit ist aber die Fragestellung nicht erschöpft, denn wir wissen aus vielen Untersuchungen, daß zur diagnostischen Etikettierung hinzu die Krankheit auch durch den Knochenumsatz charakterisiert werden sollte. Im folgenden wird deshalb über Techniken, die über Skelettbilanz und Skelettumsatz Aufschluß geben, berichtet.

An erster Stelle steht die *Stoffwechselbilanz,* die in den vierziger Jahren von ALBRIGHT[*]) eingeführt wurde und sich gegenwärtig einer großen Beliebtheit erfreut. Wenn die Bilanzuntersuchung sachgemäß auf einer dafür spezialisierten Stoffwechselabteilung durchgeführt wird, stellt sie ein wertvolles Untersuchungsinstrument dar. Nur gelegentliche Bilanzversuche aus allgemeinen Krankenstationen sind aber mit einem außerordentlich großen Fehler belastet. Verluste mit der Diät oder mit dem Stuhl können bis zu 30—50% betragen und dann falsch-positive Bilanzen vortäuschen. Allerdings ist die Bilanztechnik durch die Einführung der Chromoxidmarkierung der Faeces wesentlich verbessert worden, da die Messung dieses inerten Markers einen Korrekturfaktor abgibt. Trotz dieser Verbesserung ist aber vor der unkritischen Anwendung der Methode zu warnen. Viele Widersprüche in der Literatur erklären sich einfach mit Fehlern in der Bilanztechnik. Für das Studium des Mineralstoffwechsels wesentlich einfacher und damit in der Praxis vorzuziehen ist die Methode der *abgekürzten Calciumbilanz.* Man verzichtet hier von vornherein auf die Untersuchung des Stuhles, dessen Calciumgehalt im Kurzversuch nur sehr wenig schwankt. Der Patient erhält während einer Woche eine calciumarme, z. B. auf 150 mg berechnete Kost, wobei nach 3 Tagen Anpassungszeit die Calciumausscheidung im 24 Stdn.-Urin während 2—3 Tagen bestimmt wird. Das Vorliegen einer *Hypercalciurie* deutet entweder auf einen

---

[*]) ALBRIGHT, F. und E. C. REIFENSTEIN, The parathyroid glands and metabolic bone disease (Baltimore 1948).

massiven Knochenabbau oder auf eine Störung im Nierentubulus hin. Auf der anderen Seite gestattet die Feststellung einer *Hypocalciurie* Rückschlüsse auf eine Osteomalacie (bei Malabsorption) oder auf einen Hypoparathyreoidismus. Wir verwenden die Methode der abgekürzten Calciumbilanz immer zusammen mit einer Calciuminfusion zur Bestimmung der *Skelettcalciumretention*.

Auf Abb. 123 ist die Technik schematisch dargestellt. Der Patient erhält am 6. Tag eine *Calciuminfusion*, hier durch einen schwarzen Pfeil markiert. Die Calciumausscheidung wird am 4.—7. Tag gemessen. Sie ist schraffiert eingezeichnet und liegt an den Kontrolltagen bei 100 mg, während rund 50 mg im Stuhl erscheinen. Am Infusionstag steigt die Calciurie massiv an, es werden beim Normalen

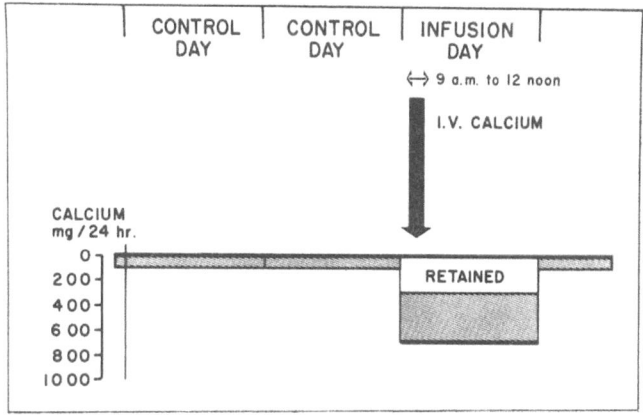

Abb. 123. Erklärung siehe Text.

rund 50% des infundierten Calciums mit dem Urin ausgeschieden. Die Differenz zur infundierten Menge ergibt den retinierten Anteil, der rechnerisch einfach erfaßt werden kann und unserer Meinung nach die Calciumbindungsfähigkeit des Skelettes anzeigt. Einzig bei Hypercalciurie kann die Skelettcalciumretention, die normalerweise 40—60% beträgt, auf tiefere Werte absinken, was verständlich wird, wenn man sich vergegenwärtigt, daß die Nieren hier pro Zeiteinheit mehr Calcium ausscheiden und somit dem Skelett für die Einlagerung weniger angeboten wird.

Abb. 124 zeigt den Vergleich der Skelettcalciumbindungsfähigkeit mit der Höhe der alkalischen Phosphatase: Es ist daraus ohne weiteres ersichtlich, daß eine enge Beziehung zwischen beiden Größen bestehen muß, eine Beziehung, die bei der Interpretation, z. B. von sog. Vitamin D-resistenter Rachitis eine Rolle spielt, da hier die alkalische Phosphatase unverhältnismäßig hoch ist. Die Kombination dieser beiden einfachen Methoden gibt Aufschluß über die Umbauvorgänge und die Calciumbindungsfähigkeit im Skelett. Unsere Technik hat den großen Vorteil, daß sie einfach ausgeführt werden kann und doch nicht mit einem allzu großen Fehler belastet ist.

In den letzten Jahren haben die Untersuchungen mit *körperfremden Mineralien* Eingang in die Klinik gefunden: Neben dem stabilen Strontium und den radioaktiven Strontium- und Calciumisotopen werden in allerjüngster Zeit sogar stabile

Calciumisotopen verwendet. Das Prinzip ihrer Anwendung ist das folgende: Der Patient erhält eine Tracer-Dosis, die entweder intravenös oder per os verabreicht wird. Man bestimmt dann die Aktivität resp. den Gehalt der körperfremden Substanz im Blut, Stuhl und Urin als Funktion der Zeit und trägt die Werte kurvenmäßig auf. Die Auswertung dieser Kurven erfolgt nach bestimmten mathematischen Modellen und ergibt Werte für die sog. Mineraleinlagerungs- und -herauslösungsrate („bone accretion rate", bone degradation rate") sowie für das

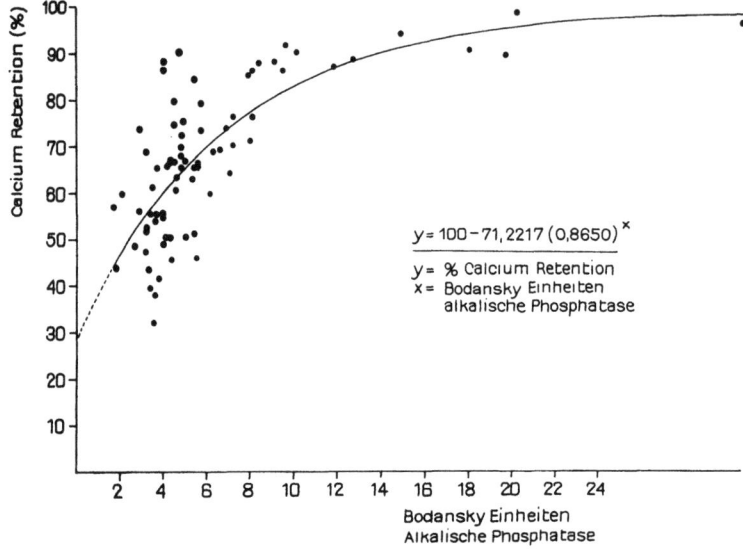

Abb. 124. Erläuterungen siehe S. 193.

Calciumreservoir („pool"). Diese *kinetischen Methoden* haben große Fortschritte in der Knochenforschung gebracht. Es hat sich z. B. gezeigt, daß entgegen der Ansicht von ALBRIGHT bei der Mehrzahl der Osteoporosen die Mineraleinlagerung nicht vermindert, sondern normal oder sogar erhöht ist. Leider sind die kinetischen Methoden nicht leicht zugänglich: Ca^{47} z. B., das kurzlebigste und damit ungefährlichste Calciumisotop ist sehr teuer und nur von großen Zentren erhältlich. Ferner sind sich die Kinetiker, die mit solchen Isotopen arbeiten, über die mathematischen Modelle, nach denen die Befunde ausgewertet werden, nicht einig, besonders auch, da Mineraleinlagerung und -herauslösung im Skelett sehr komplexe Vorgänge darstellen und an den verschiedensten Stellen mit verschiedener Geschwindigkeit vor sich gehen.

Für die Beurteilung des Knochenstoffwechsels ist in der letzten Zeit der Nachweis der *organischen Metaboliten* wieder in den Vordergrund gerückt. Am wichtigsten ist die Ausscheidung von *Hydroxyprolin*, der für das Kollagen spezifischen Aminosäure. Der Grad der Hydroxyprolinurie ergibt einen direkten Hinweis auf den Kollagenumsatz, es besteht eine gute Korrelation zwischen der Höhe der alkalischen Phosphatase im Blut und der Hydroxyprolinausscheidung.

Technik und Resultate der *Knochenbiopsie* wurden bereits dargestellt. Man kann die Techniken in konventionelle Verfahren, die sich wohl für die Diagnostik von umschriebenen Knochenprozessen, nicht aber für die Bestimmung des

Knochenumbaus eignen, und in morphometrische nach Tetrazyklinmarkierung unterteilen. Die Schliffe, die Ihnen Herr Professor SCHENK vorgeführt hat, stammen von gemeinsam untersuchten Patienten, bei denen Stoffwechsel und morphometrische Daten korreliert wurden.

Endlich ist noch die *chemische Knochenanalyse* zu erwähnen. Die Methode wurde bis jetzt am Menschen noch wenig angewandt, einfach deshalb, weil es schwierig ist, genügend Knochenmaterial zu gewinnen. Sie liefert aber interessante Resultate, konnte doch bei gewissen Osteoporosepatienten z. B. gezeigt werden, daß nicht — wie erwartet — der Mineralgehalt normal, sondern bis auf 20% vermindert war, ohne daß histologisch ein Anhaltspunkt für eine Osteomalacie vorgelegen hätte.

Zum Schluß möchte ich nochmals betonen, daß man sich heute nicht mehr mit der Diagnosestellung begnügen darf. Neuere Methoden müssen im Einzelfall Auskunft über den Knochenumsatz geben. Vor allem aber scheint mir die Korrelation zwischen Stoffwechselbefunden und morphologischen Daten wichtig. Erst wenn wir über eine große Anzahl solch korrelierter Ergebnisse verfügen, werden sich z. B. Grundfragen der Osteoporoseentstehung beantworten lassen.

Literatur

HAAS, H. G., Knochenstoffwechsel- und Parathyreoideaerkrankungen. (Stuttgart, 1966). — HAAS, H. G., CANARY, J. J., KYLE, L. H., MEYER, R. J. und M. SCHAAF, J. clin. Endocrin. **23**, 605 (1963). — WRAY, J. B., SUGARMAN, E. D. und A. J., SCHNEIDER, J. Amer. Med. Ass. **183**, 118 (1963).

Herr KUHLENCORDT (Hamburg):

Da heute wiederholt über den *Hyperparathyreoidismus* gesprochen wurde, möchte ich kurz auf eine neuartige diagnostische Darstellungsmethode funktionierender Nebenschilddrüsen-Adenome hinweisen, auf die mich HAAS zuerst aufmerksam machte und die uns mit 75 Selen-Methionin gelang. Einzelheiten dieser Beobachtung sind bei BARTELHEIMER und Mitarb.*[)] nachzulesen.

Herr DETTMER (Bad Bramstedt):
Darf ich jetzt abschließend Herrn KROKOWSKI bitten?

Herr KROKOWSKI (Berlin):

Nachdem eine Vielzahl von morphologischen und physiologisch-chemischen Einzelergebnissen über Knochenaufbau- und -stoffwechsel vorgetragen wurde, erhebt sich die Frage: Wie läßt sich eine Mineralisationsstörung des Skeletts in der Klinik nachweisen?

Als erstes klinisches Symptom einer Demineralisation des Knochens wird im allgemeinen der Skelettschmerz genannt. Um zu prüfen, ob der sog. „Osteoporoseschmerz" ein verläßliches Zeichen darstellt, haben wir 400 Patienten einer entsprechenden Analyse unterzogen: Die subjektiven Angaben der Patienten wurden mit den objektiv gemessenen Werten der Calcium- bzw. Hydroxylapatitkonzentration des Knochens verglichen. Dabei stellte sich heraus, daß zwischen dem

---

*[)] BARTELHEIMER, H., FRITZSCHE, H., KUHLENCORDT, H., SCHNEIDER, C. und L. ZUKSCHWERDT, Klin. Wschr. **43**, 854—856 (1965).

Skelettschmerz und dem Hydroxylapatitgehalt des Knochens keine strenge Korrelation besteht. Rund 20% der Patienten mit Skelettschmerzen wiesen einen normalen, altersentsprechenden Hydroxylapatitgehalt der Wirbelsäule auf, andere wiederum waren selbst bei erheblichen Osteoporosen absolut beschwerdefrei. Erst bei hochgradigen Knochenentkalkungen häuften sich die Angaben über Skelettschmerzen, besonders wenn schon Wirbelkörperzusammenbrüche bestanden. Im allgemeinen liegt ein fortgeschrittenes Stadium der Knochenentkalkung vor, wenn Schmerzen auftreten. Eine direkt-kausale Beziehung zwischen Osteoporose und Skelettschmerz besteht demnach nicht (KROKOWSKI)[*].

Auch die Untersuchung der *Calcium- oder Stickstoffbilanz* reicht zur Beurteilung des Skelett-Mineralisationszustandes nicht aus. Ein einfaches Beispiel demonstriert die Grenze, die dieses Untersuchungsverfahren aufweist, deutlich: Der Gesamt-Calcium-Gehalt des Skeletts eines gesunden 40jährigen Menschen beträgt etwa 1000 g. Bis zum 90. Lebensjahr sinkt die Calciummenge physiologischerweise auf 800 g ab. Im gleichen Zeitraum steigt der Calciumgehalt des bradytrophen Gewebes von 20 g auf etwa 220 g an. Die Gesamtmenge an Calcium im Körper hat sich also nicht verringert, die Calciumbilanz ist ausgeglichen, der Knochen hat aber 20% seines Calciumbestandes eingebüßt. Die Bilanzuntersuchung stellt lediglich eine quantitative Rahmenuntersuchung des Calciumstoffwechsels dar. Für die Beurteilung der Veränderung im Skelett kann dieser Untersuchungsmethode nur in Verbindung mit qualitativen oder quantitativen Untersuchungen des Knochens selbst ein praktischer Wert beigemessen werden.

Auch die visuelle Beurteilung des Röntgenbildes reicht zur exakten Bewertung des *Mineralisationsgrades* der Knochen nicht aus. Die durch den Knochen hervorgerufene Schattendichte auf dem Röntgenbild wird nicht nur von den Aufnahmebedingungen, sondern in besonders starkem Maße von der Dicke des umgebenden Weichteilmantels beeinflußt. Je korpulenter ein Patient ist, umso „osteoporotischer" erscheint die Wirbelsäule. Die genannten Störfaktoren bewirken, daß eine Demineralisation im Röntgenbild erst sicher erkannt werden kann, wenn sich der Calciumgehalt um etwa $1/3$ vermindert hat.

Die 1959 von uns entwickelte *röntgenologische Substanzanalyse* erlaubt eine quantitative Bestimmung des Calciumgehaltes in jedem beliebigen Skelettabschnitt. Die diesem Verfahren zugrundeliegenden physikalischen Voraussetzungen sind andernorts ausführlich dargestellt (KROKOWSKI)[*], daher sei hier nur die praktische Durchführung kurz skizziert. Von dem zu untersuchenden Skeletteil, z. B. der Lendenwirbelsäule, werden Röntgenaufnahmen im seitlichen Strahlengang mit 60 kV und 200 kV angefertigt. Die 200 kV-Röntgenstrahlung wird zusätzlich mit 6 mm Cu gefiltert, so daß eine Halbwertschicht von 3,7 mm Cu resultiert. Die auf den Röntgenaufnahmen abgebildeten Wirbelkörper sowie das paravertebrale knochenfreie Weichteilgewebe (Zwischenwirbelloch) werden jeweils in einem Bereich von 6 mm Durchmesser photometriert. Um zu den Eigenschaften des verwendeten Filmmaterials und der Filmbearbeitung unabhängig zu sein, werden die gemessenen Schwärzungsdifferenzen zwischen Knochen und Weichteilgewebe als Schwächungsgleichwert eines Plexiglaskeiles (SGW) angegeben. Zu den Schwächungsgleichwert-Differenzen beider mit verschiedenen Strahlqualitäten angefertigten Aufnahmen

---

[*] KROKOWSKI, E., Dtsch. med. J. **16**, 393 (1965).

wird der Durchmesser des untersuchten Wirbelkörpers, der aus einer Röntgenaufnahme im sagittalen Strahlengang gewonnen werden kann, addiert. Das Resultat ist der Schwächungsgleichwert des Knochens. Durch Quotientenbildung und eine einfache Umrechnung erhält man die Hydroxylapatitkonzentration (Abb. 125). Zur

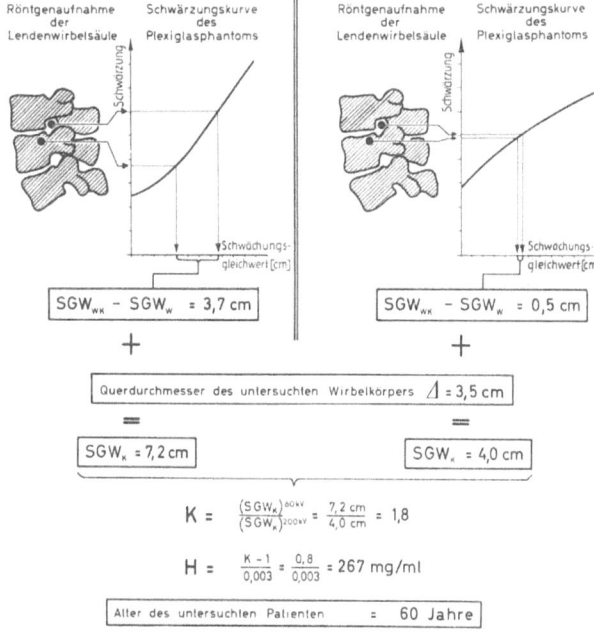

Abb. 125. Prinzip der röntgenologischen Substanzanalyse

Vereinfachung der Berechnung wurde ein spezieller Rechenschieber entwickelt, der direkt den Hydroxylapatitgehalt in mg/ml Knochen abzulesen gestattet. Physiologisch-chemische Vergleichsuntersuchungen ergaben eine Genauigkeit der Methode von ±4% (STRUG). Voraussetzung für eine exakte Bewertung des *Mineralisationsgrades* ist die Kenntnis der Normalwerte in Abhängigkeit von Lokalisation, Lebensalter und Geschlecht. Die Normalwerte wurden mit ihren Variationsbreiten in großen Untersuchungsreihen von uns ermittelt (Abb. 126). (KROKOWSKI, OESER und KROKOWSKI)

Die quantitative Messung des Hydroxylapatitgehaltes erlaubt erstmalig eine Knochendemineralisation je nach ihrem Schweregrad exakt einzustufen und zwischen physiologischer und pathologischer *Osteoporose* zu unterscheiden (Abb. 127). Da der Mineralsalzverlust der Wirbelknochen, der zum Zusammenbruch führt, bekannt ist — die *Bruchgrenze* liegt unabhängig von Lebensalter und Geschlecht bei etwa 175 mg/ml — läßt sich durch quantitative Röntgenuntersuchungen und Verlaufsbeobachtungen die Gefahr einer Wirbelfraktur im voraus erkennen. Es findet sich eine Beziehung zwischen Frakturrisiko und Calciumkonzentration im Knochen (KROKOWSKI).

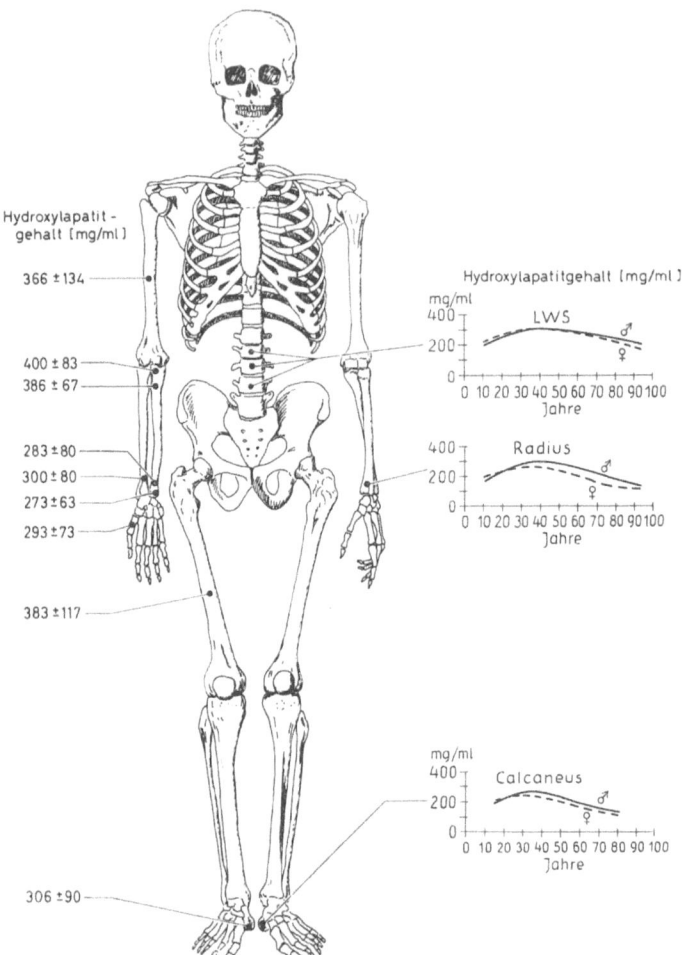

Abb. 126. Hydroxylapatitgehalt in Abhängigkeit von Lokalisation, Lebensalter und Geschlecht.

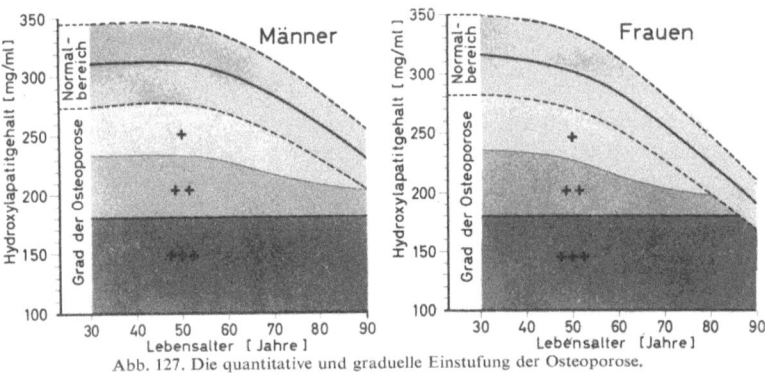

Abb. 127. Die quantitative und graduelle Einstufung der Osteoporose.

Die *röntgenologische Substanzanalyse* kann also zur objektiven und quantitativen Beurteilung von Ausmaß und Verlauf einer Veränderung des Mineralgehaltes im Knochen dienen. Das beschriebene röntgenologische Verfahren besitzt besonderen Wert dadurch, daß es erlaubt, den Hydroxylapatitgehalt in jedem beliebigen Skelettabschnitt — einschließlich der Wirbelsäule — mit hoher Genauigkeit zu bestimmen, eine Osteoporose graduell einzustufen und durch Verlaufsbeobachtungen therapeutische Erfolge zu objektivieren.

Abschließend möchte ich Herrn HAAS antworten:

1. Unsere Methode ist so weitgehend standardisiert, daß Durchführung und Auswertung bei vorhandener apparativer Ausstattung als einfach zu bezeichnen sind.

2. Für periphere Knochen zeigten Vergleichsuntersuchungen eine sehr gute Übereinstimmung mit Ergebnissen anderer Autoren.

3. Für die Wirbelsäule liegen allerdings Vergleichsuntersuchungen nicht vor. Das liegt aber daran, daß mit anderen Verfahren exakte Messungen an der Wirbelsäule bisher nicht möglich sind!

Literatur

KROKOWSKI, E., Fortschr. Röntgenstr. **91**, 76 (1959); Med. Klinik **56**, 2073 (1961); Schweiz. Med. Wschr. **92**, 1120 (1962); Fortschr. Röntgenstr. **100**, 359 (1964); **101**, 2, 190 (1964); Med. Markt **9**, 424 (1965); 11. Internat. Congr. Radiologie 1965. — OESER, H. und E. KROKOWSKI, Dtsch. med. Wschr. **86**, 2431 (1961); Brit. J. Radiol. **36**, 424, 274 (1963). — STRUG, P., Dissertation (Berlin 1964).

Herr LINDNER (Hamburg):

Wir haben seinerzeit zusammen mit ECKSTEIN über die Histochemie der *atherosklerotischen Verkalkung* berichtet. Dabei wurde methodisch nach den Untersuchungen von FREUDENBERG und GYÖRGY bzw. von ROBISON an Knorpelschnitten vorgegangen, wobei die verwendete Inkubationslösung in der Regel 10 mg% Calcium und 5 mg% Phosphat bei pH 7,8 und 37° enthielt. Wir führten Konzentrationsvariationen, Inkubationen in Calcium und Phosphat nacheinander mit wechselnder Reihenfolge sowie entsprechende Kontrollen durch. Dabei ergab sich an den von uns verwendeten Gefäßwandschnitten eine lokalisationsabhängige Fähigkeit der Gefäßgrundsubstanz zur Calciumbindung. Auch zeigte sich, daß die Calciumanreicherung in der Gefäßwand nur bei gleichzeitiger Phosphataufnahme stattfand, wobei ähnliche Konzentrationsabhängigkeiten wie bei der besprochenen Verkalkung am *Epiphysenknorpel* bestehen. Es ergab sich ferner, daß dieser in vitro-Mineralisationsprozeß an frischen menschlichen Gefäßwandschnitten offenbar fermentunabhängig ist. Die damals vorliegenden biochemischen und histochemischen Erfahrungen ließen annehmen, daß Blockierungen der Mucopolysaccharide in der verkalkungsbereiten Gefäßwand durch organische und anorganische Kationen möglich sind. Das wichtigste Ergebnis dieser Untersuchungen war die Feststellung der generellen Beziehung der Mineralisation zum Chondroitinsulfat, das daher auch als primärer *Kalkfänger* bezeichnet wurde.

Ich möchte Herrn FLEISCH fragen, wie er sich zu diesen Ergebnissen sowie zu denen der Arbeitsgruppe von SCHÜTTE und DULCE stellt, welche feststellten, daß eine Abnahme des Chondroitinsulfats nach Einsetzen der Mineralisierung stattfindet. Könnten Sie sich, Herr FLEISCH, zu den Untersuchungen von SCHÜTTE und

DULCE speziell über diese Abnahme von Chondroitinsulfat nach Mineralisierungsbeginn und zu den von mir dazu aufgeworfenen Fragen aufgrund eigener Erfahrungen oder Meinungen äußern?

Literatur

LINDNER, J. und M. ECKSTEIN, VII. Symp. Histochemie, Münster 1961 Suppl. Bd. 3 ad Acta Histochem. **1963** 89—97. — DULCE, H. J., Hoppe-Seyler's Z. **319**, 257—278 (1960). — ROBINSON, R., Biochem. J. **17**, 286—293 (1923). — SCHÜTTE, E., Verh. Dtsch. Ges. Pathol. **47**, 31—35 (1963). — FREUDENBERG, E. und P. GYÖRGY, Biochem. Z. **110**, 299 (1920).

Herr FLEISCH (Davos):
FITTON-JACKSON hat kürzlich im Third European Symposion on Calcified Tissues in Davos darüber referiert. Es scheint, daß *Chondroitinsulfat*, wenn es mit Protein verbunden ist, die *Verkalkung hemmen* kann. Jedoch ist Chondroitinsulfat allein nicht verkalkungshemmend. Auch GLIMCHER hat vor einigen Jahren vorgeschlagen, daß die Mucopolysaccharide eventuell die Verkalkung hemmen würden und daß die nucleierende Eigenschaft des Kollagens erst nach deren Zerstörung wirksam würde.

Herr LINDNER (Hamburg):
Und die sogenannten Kalkfängereigenschaften von Chondroitinsulfat?

Herr FLEISCH (Davos):
Das ist genau so unklar wie die Wirkung der alkalischen Phosphatase.

Herr BRÅNEMARK (Göteborg):
Ich möchte nur ganz kurz sagen, daß wir soweit in diese Detailprobleme hineingegangen sind, daß wir leider nicht Zeit gehabt haben, die klinisch sehr wichtige Frage der Innervation von Knochen, Knochenmark und Gelenkgewebe zu besprechen.
Vielleicht wäre das ein Thema für ein anderes Symposion.

Herr DETTMER (Bad Bramstedt) Schlußwort:
Ich denke, daß wir doch einen recht guten Überblick bekommen haben, nicht nur über die morphologischen und biochemischen Befunde, die zur Zeit zur Debatte stehen, sondern auch etwa einen Strich haben ziehen können unter das, was bisher getan worden ist. Wir haben vor allem auch am Knorpel Ausblicke diskutieren können, die uns alle, glaube ich, sehr interessiert haben. Es wäre wünschenswert, wenn wir uns bei Gelegenheit hier in Bad Bramstedt — und das ist auch der spezielle Wunsch von Herrn Professor BARTELHEIMER — wieder einmal zu einer derartigen oder ähnlichen Diskussion versammeln könnten.

Verzeichnis der Diskussionsteilnehmer

BARTELHEIMER XII
BAUDITZ 175
BETHGE 109, 165
BRÅNEMARK 68—70, 131—134, 134, 135, 136, 137, 140, 142, 157, 158, 168, 200
BUDDECKE 56, 57, 58, 92—95, 96, 97, 98, 99, 100, 101, 104, 111, 162, 169
BURKHARDT 74—77, 166

COTTA 126—130, 134, 141, 142, 164
CZITOBER 160

DAHMEN 53, 114—123, 123, 124, 137—140
DEICHER 102—104
DELBRÜCK 51, 54—56, 58, 89, 161
DETTMER 126, 130, 137, 141, 142, 143, 154, 158, 164, 167, 168, 169—171, 176, 181, 187, 190, 195, 200

FLEISCH 171—174, 174, 175, 176, 200
FRICKE 102—103, 103

GIESEKING 62, 63, 64, 71, 72, 108
GREILING 77—82, 89, 90, 97, 104, 114, 176
GRIES 97, 98, 106, 110, 112, 113, 114
GUSEK 24—29, 61, 62, 63, 72, 141

HAAS 190—195
HARDERS 39—44, 159, 164
HARTMANN (Hannover) 53, 54, 59, 60, 61, 62, 70, 71, 72, 73, 77, 82, 92, 97, 98, 100, 101, 102, 103, 104, 105, 106, 107, 110, 111, 112, 113, 114, 123, 134, 136
HAUSS 46, 95, 96, 98, 99, 113
HEUCK 166, 179—181, 187—190
HOFFMEISTER 57, 89, 90, 112, 113
HÖRMANN 47—50, 51, 52, 53, 57, 58, 104, 105, 107, 114

JOSENHANS VIII
JUNGE-HÜLSING 73, 82—88, 88, 102, 159

KRACHT 154
KROKOWSKI 195—199
KUHLENCORDT 174, 195

LENNERT 68, 109, 110
LETTERER 64, 65, 123, 125, 135, 165
LINDNER 14, 15, 18, 19, 30—35, 45, 46, 51, 52, 62, 73, 90, 96, 100, 108, 109, 141, 154, 158, 159, 163, 165, 166, 199, 200

MERKER 71, 72, 105, 108, 109
MISSMAHL 174

OTT 99, 100, 167
OTTE 143—154, 154, 155, 158, 159, 161, 162, 163, 164, 166, 167

PERREN 65—68
PLIESS 140, 156, 161, 165

SCHALLOCK 1, 12, 14, 15, 21, 22, 23, 30, 39, 45, 46, 53, 54, 56
SCHENK 181—187
SCHULZE 142
SCHWARZ 1—12, 13, 14, 16, 17, 18, 19, 21, 35, 44, 50, 52, 59, 65, 72, 73, 89, 107, 108, 111, 135, 167
STAUBESAND 12, 13, 14, 15, 16, 17, 18, 19, 20, 22, 23, 34—39, 44, 45, 46, 57, 58, 60, 65, 70, 71, 88, 89, 90, 100
STORCK 101, 112

VITALLI 176—179, 181, 187

WAGNER (Münster) 162

Sachverzeichnis

Adventitiazelle 28, 61
Amphibien
— Textur des Bindegewebes 60
Antigen-Antikörper-Reaktion 19, 20
Antiphlogistica 91
Antirheumatica 91
Aorta 7
— Endothelzellen in der Aorta 73
— Intimazellen in der Aorta 73
— Mucopolysaccharide in der Aorta 4, 96, 98
— Talosamingehalt in der Aorta 99
— Verkalkung der Aorta 142
Arthrosis deformans 165
Arthusphänomen 124

Bandscheiben 53
— Immunologie der Bandscheibe 103
— MPS und Alterung 98
Basalmembran 19
— Bildung der Basalmembran 46
— des Epithels 7
— der Kapillare 18, 57, 88
Beckenkammbiopsie 74, 186
β-Glucuronidase in Bindegewebszellen 32, 111
Bildung von Bindegewebe 59
— embryonal 73, 91
— postembryonal 73, 91
Bradytrophe Gewebe 5

Calciumphylaxie 172
Calciumbilanz 192, 196
Calciumretention im Knochen 193
Chondroitinsulfat 4
— Molekulargewicht 93
— als Kalkfänger 199, 200
Chondroitinsulfat-Protein-Komplex 56, 92, 104
— Hemmung der Verkalkung 200
— Molekulargewicht 93
— physikochemische Eigenschaften 93
Cornea 4, 5, 71, 110
— Textur in der Phylogenese 60
— Mucopolysaccharide 79
Cortison
— Hemmung des Sulfateinbaues 85

— Dosisabhängigkeit der Wirkung 85, 90
— Wirkung auf Kollagensynthese 53, 57, 114
— Wirkung auf Quervernetzung des Kollagens 53
Crista-Biopsie 182
Cytopempsis 38, 128

Degeneration 124, 125
Dermatomyositis 43
Differenzierung von Bindegewebe 59, 62, 64, 72
— Entdifferenzierung 123
— in der Phylogenese 60
— Rückdifferenzierung 62
— Differenzierungsgrad 35
Diskusprolaps 53, 115
Dreikammer-Diffusionssystem 56, 94

Ehlers-Danlos-Syndrom 97
Elastin 5, 172
Endostzellen 74
Entzündung 30
— Veränderung der Basalmembran 45
Enzyme
— 5-Nucleotidase-Reaktion 146
Enzymaktivitäten in Bindegewebszellen 30, 54
Enzymmuster in Bindegewebszellen 30, 31
Enzymproteine 54
Esterase-Nachweis in Bindegewebszellen 31, 32
Exophthalmus 97

Ferritin 87
Fibroblasten 8, 27, 30, 61, 63, 74, 105
— beim Regenwurm 60
— Immunologie der Kultur 104
Fibrozyten 8, 63, 64, 65
— Haut 71
Fibrillen
— Dickenverteilung 5
— nach Rekonstitution 107
— Kalkablagerung an Fibrillen 174
— Vorstufen
— Polymerisation 106, 108
— Querstreifung 1, 108

Fibrillogenese 10, 105, 109
— beim Granulom 106
— beim Hühnerembryo 106
Fensterungsverfahren 42

Gelenkchondromatose 165
Gelenkkapsel
— Bildung von MPS 127
— Degeneration der Gelenkkapsel 139
— Kapillaren der Gelenkkapsel 127, 130, 131, 134, 135, 141
— Kollagenfibrillen 137
— Nomenklatur 167
— Regeneration der inneren Schicht 140
— Sekretion der Synovialflüssigkeit 126
— Synovialmembran 126
— vitale Anfärbung mit fluoreszierenden Stoffen 163
Gelenkkörper, freie 164, 165
Gelenktemperatur 133
— bei Polyarthritis 136, 142
Gewebekultur 111
— Verkalkung 172
Granulationsgewebe 65
Granulozyten 10
— basophile 28
— eosinophile 10, 35, 61
— neutrophile 10, 22
Grundsubstanz 1, 13, 14
— Entmischung 45, 96
— Eukolloidität 45
— Nomenklatur 13, 14
Goldsol 94
— in Endothelzellen 37, 88
— im Gelenk 57
— Passagezeit 45
— Teilchengröße 46

Halbwertzeit, biologische
— für Kollagen 55
— für Mucopolysaccharide 55, 84, 91
Hautkapillarmikroskopie 41
Hautskelett 59
Heparin 109, 110
Heparitinsulfat 5
Herzmuskel 4
Histiozyten 10, 24, 61, 62, 63, 64, 65, 68
— bei chron. Polyarthritis 75, 77
— bei Erythematodes 75, 77
Hühnerembryo 73
Hurler Syndrom 80, 97
Hyaluronsäure 4, 109
Hydroxylapatit 171

Hydroxyprolin 88
— im Urin 194

Insekten
— Textur des Bindegewebes 60
Interzellularsubstanz 1, 13
— Alterung 100
— Interzellularspalt 36
— Nomenklatur 13, 15
— Quellung der Interzellularsubstanz 101, 106

Kapillaren 35
— Bildung von Kapillaren 68
— Endothelzellen 18, 19, 36, 37, 39, 46, 61, 68
— der Gelenkkapsel 127, 130, 131, 134, 135
— — Strömungsgeschwindigkeit 133, 157
— der Herzklappe 135
— im Knochen
— — Strömungsgeschwindigkeit 168
— im Knochenmark 135
— — Strömungsgeschwindigkeit 135, 168
— Lochkapillare 44
— Permeabilität durch Kapillarwand 58
— Porenkapillare 44, 141
— Fensterkapillare 141
— porenfreie Kapillare 45
— beim Regenwurm 60
— Verhalten bei Goldsol-Versuchen 57
Keratansulfat-Protein
— Antigenwirkung im Bindegewebe 103
Keratosulfat 5
Kittsubstanz 1, 14, 51
Knochen
— Bildung in der Phylogenese 59
— Biopsie 177
— Bruchgrenze 197
— Calcium-Tetracyclin-Komplex 176
— chemische Analyse 195
— Entkalkungsprozeß 176, 187
— Historadiogramm 180
— innere Oberfläche der Knochencompacta 181
— bei Lebercirrhose 189
— Mikroradiographie 180
— Mineralisationsgrad 196, 197
— Morphometrie 181
— Organische Matrix 171
— osteoclastärer Abbau 186
— Osteozyten 180
— Osteoidsaumindex 183, 185
— Osteonstatistik 183, 185

Knochen, Prim. Hyperparathyreoidismus 185, 189, 192
— Klinische Darstellung des Adenoms 195
— Röntgenologische Substanzanalyse 196, 199
— Tetracyclinmarkierung 176, 180, 183
— Verkalkungshemmung 175
— Verkalkungsprozeß 175
Knorpel
— blasige Zellen der Knorpelunterschicht 160
— Chondroblastem 156
— Chondromucoproteid 56, 92, 104
— — Molekülgröße 98, 99
— Embryogenese 161
— Epiphysenknorpel 157
— — physiol. Mauserzone 157
— — spezifische Wachstumszone 157
— — Verkalkung 199
— Gelenkknorpel 57, 81, 82, 143
— — basale Zellnester 150
— — Ernährung 143, 162, 165, 167, 168
— — Produktion der Grundsubstanz 150
— — Regeneration 144
— — Wachstumsrichtung 145, 152, 159
— — Glycogengehalt 165, 166
— Immunologie des Knorpels 103
— Kaninchenohrknorpel 55
— MPS und Alterung 99
— Periblastem 157
— Physenknorpel 157
— — spezifische Wachstumszone 157
— Pyrophosphatase-Aktivität 176
— Synthese der Mucopolysaccharide 162
— Thymidinmarkierung der Zellen 160, 169
— Wachstum des Knorpels 161
— Zellkultur 164
Kollagen
— Alterungsvorgang 48, 52, 107
— Aufbau 47, 48, 110
— biologische Widerstandsfähigkeit 49
— Denaturierungstemperatur 49
— Dickenwachstum 107
— Einzelmolekül 50
— elektrostatische Anziehungskräfte 48
— Extraktionsmethodik 52
— Fischkollagen 52
— Haut, Mucopolysaccharidanteil 51
— Hydroxankollagen 105
— Immunologie 104
— Kalkablagerung 174
— Kohlenhydrate 51

— Lösung in vivo 123
— Moleküle 47
— neutralsalzlösliche Fraktion 50
— Primärfibrillen 15, 106
— Quervernetzung 48, 57
— Oxyprolingehalt 52
— — Bedeutung für die Stabilität 52
— Schraubenanordnung 47
— säurelösliche Fraktion 50
— unlösliche Fraktion 50
— Veränderung bei Sehnenruptur 114

Langhanszellen 73
Lathyrismus 52
Lymphatisches System 112
Lymphozyten 10, 24
Lysosomen 81
Leukozytenkultur 66

Makrophagen 61, 62, 64, 71
Mastzellen 10, 72, 75
— bei chron. Polyarthritis 77
— bei Erythematodes 77
— Reticulose 108, 110
Meniskusdegeneration 53, 114, 120
Mesenchymzellen 27, 61
messenger-RNS 57, 90
Mikropinozytose 100, 129
Mikroradiographie 180
Mikroskopie
— intraoperativ 42
— des subkutanen Gewebes 42
Mikrosomen 90
— Enzyme in Mikrosomen 90
Millliporekammer 66
Molekular-Siebfunktion 56
Monozyten 68, 71
Morphometrie 181
Mucopolysaccharide
— Alterungsprozeß 84
— Matrizenfunktion 108
— MPS-Protein-Komplex 14, 80
— Synthese der MPS 77, 78, 90, 97, 113, 162
— Umsatzrate 91
Muskelzellen, glatte 65
Myxoedem 84, 101

Nackenband 7
Nabelschnur 71
Nucleation 171
Nucleus pulposus
— Serumproteine im N. p. 102

Oedem 101, 106
Ontogenese 59
Orthophosphat 172
Osteomalacie 181, 188, 192
Osteoporose 174, 175, 181, 185, 191, 192, 194, 197

Perithelzellen 18
Permeabilitätskontrolle 58
— als Funktion der MPS 93
Phagozytose 22, 30, 62, 63, 64
Phase
— funktionale 5
— präfunktionale 5
— regressive 5
Phosphat-Diabetes 174
Phylogenese 59, 92
Pinozytose 22, 23, 30, 100, 128
— der Fibroblasten 61, 63
Plasmazellen 10, 12, 28
Polyfucosesulfat beim Seeigel 92
Polyglucosesulfat bei Schlangen 92
Primärfibrillen 15, 106
Prim. Hyperparathyremoidismus 185, 189, 192
Proteine
— bindegewebseigene 102
Pyrexal 86
Pyrophosphat 172

Rachitis 175
Reptilien
— Textur des Bindegewebes 60
Reticulinfibrillen 1, 7
Reticulumzellen 26
Ribosomen 57, 90
Riesenzellen 30

Salamander
— Textur des Bindegewebes 59
Saugglockentest 20
Sehne 1, 8, 110, 117
— Immunologie 103

— Nekrose 124
— Sehnenruptur 53, 114, 120
Serin 80
— in MPS-Protein-Komplexen 80
Sinusendothelzellen im Knochenmark 74
Synovektomie 133, 134, 141
Synovialflüssigkeit 81, 82
— bei primär chron. Polyarthritis 81
S 35-Aufnahme
— in Basalmembran 91
— in Mucopolysacchariden 169
Stoffwechselbilanz 192

Thymushormon 86
Thyreotropes Hormon 97
Thyroxin 84
— Einfluß auf Kollagensynthese 110, 112
— Einfluß auf MPS 84, 111
Titankammer 68
Transformation der Bindegewebszellen 30, 35, 62
Transitstrecke 56, 101
Transsulfatase 77
TSH
— Wirkung auf Kollagensynthese 110

Urolithiasis 172, 174

Vaskuläre Purpura 19
Versilberung zur Fibrillendifferenzierung 3, 51, 119
Vitamin D-Resistenz 174, 193
Volumen, effektives, hydrodynamisches
— von MPS-Protein-Komplexen 93

Zellen
— Modulation 30, 62, 65
— Transformation 30, 62, 65
— Übergangsformen der Bindegewebszellen 62
— Zellorganellen 62
Zirkulationsanalysen 157

Teilnehmerverzeichnis

Prof. Dr. H. BARTELHEIMER
Direktor der I. Medizinischen Universitätsklinik, 2000 Hamburg-Eppendorf, Martinistr. 52

Dr. W. BAUDITZ
I. Medizinische Universitätsklinik Hamburg-Eppendorf, 2000 Hamburg 20, Martinistr. 52

Dr. K. BECKER
I. Medizinische Universitätsklinik Hamburg-Eppendorf, 2000 Hamburg 20, Martinistr. 52

Dr. H. BEHNKE
Institut für Humangenetik, Universität Kiel, 2300 Kiel, Hospitalstraße 42

Frau Dr. T. BEHREND
Medizinische Universitätsklinik Marburg, 3550 Marburg a. d. Lahn, Robert-Koch-Straße 7a

Dr. H. BEHREND
Oberarzt d. Medizinischen Universitätsklinik, 3550 Marburg, Robert-Koch-Straße 7a

Prof. Dr. A. BERNSMEIER
Direktor der Medizinischen Universitätsklinik, 2300 Kiel, Schittenhelmstraße 12

Prof. Dr. J. BETHGE
Chirurgische Univ.-Klinik und Poliklinik Hamburg-Eppendorf, Abt. f. klin. Knochenpathologie, 2000 Hamburg 20, Martinistraße 52

Herr G. BINZUS
Forschungsabteilung an der Rheumaheilstätte, 2357 Bad Bramstedt

Prof. Dr. P. I. BRÅNEMARK
Universität Göteborg, Dept. Anat. Lab. Exp. Biol., Göteborg/Schweden

Prof. Dr. M. BROGLIE
Chefarzt der Medizinischen Klinik II, Städt. Krankenanstalten, 6200 Wiesbaden, Schwalbacher Straße 62

Prof. Dr. E. BUDDECKE
Physiol.-Chem. Institut der Universität Tübingen, 7400 Tübingen, Auf dem Schnarrenberg

Dr. K. J. BUHR
Oberarzt an der Rheumaheilstätte, 2357 Bad Bramstedt

Dr. R. BURKHARDT
I. Medizinische Klinik der Universität München, Histologisches Labor, 8000 München, Ziemssenstraße 1

Frau Dr. L. CHRISTIANSEN
Rheumaheilstätte, 2357 Bad Bramstedt

Dr. H. J. CLÖRS
Leitender Medizinaldirektor der Landesversicherungsanstalt Freie u. Hansestadt Hamburg, 2000 Hamburg 26, Bürgerweide 4

Privatdozent Dr. H. COTTA
Orthopädische Universitätsklinik der Freien Universität Berlin, „Oskar-Helene-Heim"
1000 Berlin 33, Clayallee 229

Dr. H. CZITOBER
I. Medizinische Universitätsklinik Wien, Wien/Österreich

Privatdozent Dr. G. DAHMEN
Orthopädische Univ.-Klinik und Poliklinik „Hüfferstift", 4400 Münster, Hüfferstr. 27

Privatdozent Dr. H. DEICHER
Medizinische Univ.-Klinik u. Poliklinik Marburg, 3550 Marburg, Robert-Koch-Straße 7 a

Dr. A. DELBRÜCK
Medizinische Klinik der Medizinischen Hochschule Hannover im Krankenhaus Oststadt, 3000 Hannover, Podbielskistraße 380

Dr. A. DEMAND
Rheumaheilstätte Bad Bramstedt, 2357 Bad Bramstedt

Dr. N. DETTMER
Leiter der Forschungsabteilung an der Rheumaheilstätte, 2357 Bad Bramstedt

Dr. A. EVERS
Leiter d. Staatl. Balneologischen Instituts, 3052 Bad Nenndorf, Hauptstraße 2

Dr. H. FLEISCH
Lab. f. Experimentelle Chirurgie, Schweizerisches Forschungsinstitut, 7270 Davos-Platz/ Schweiz

Prof. Dr. Dr. J. FRANKE
Univ.-Klinik und Poliklinik für Zahn-, Mund- und Kieferkrankheiten (Nordwestdeutsche Kieferklinik), 2000 Hamburg 20, Martinistraße 52

Prof. Dr. W. FREERKSEN
Direktor der Bundes-Forschungsanstalt Borstel, Institut für Experimentelle Biologie u. Medizin, 2061 Borstel

Dr. R. FRICKE
Medizinische Klinik der Medizinischen Hochschule Hannover im Krankenhaus Oststadt, 3000 Hannover, Podbielskistraße 380

Dr. W. GATZWEILER
Abteilungsarzt an der Rheumaheilstätte, 2357 Bad Bramstedt

Medizinaldirektor Dr. H. GESELLE
Ärztlicher Direktor der Landesversicherungsanstalt Oldenburg, 2900 Oldenburg

Fräulein Dr. R. GIESEKING
Pathologisches Institut der Universität Münster, 4400 Münster, Westring 17

Dr. W. GIESGES
Erster Direktor der Landesversicherungsanstalt Freie und Hansestadt Hamburg, 2000 Hamburg

Dr. D. GLAUBITT
I. Medizinische Universitätsklinik Hamburg-Eppendorf, 2000 Hamburg 20, Martinistraße 52

Dr. Dr. H. GREILING
Leiter des Rheumaforschungsinstituts beim Landesbad Aachen, 5100 Aachen, Burtscheider Markt 24

Dr. H. Greiner
Rheumaheilstätte, 2357 Bad Bramstedt

Dr. G. Gries
Oberarzt am Städtischen Auguste-Viktoria-Krankenhaus, 1000 Berlin 41, Rubensstraße 125

Dr. F. Grossekettler
früher Leitender Abteilungsarzt an der Rheumaheilstätte, 2357 Bad Bramstedt

Privatdozent Dr. W. Gusek
Pathologisches Institut der Universität Hamburg-Eppendorf, 2000 Hamburg 20, Martinistraße 52

Dr. H. G. Haas
Oberarzt an der Medizinischen Universitätsklinik Bürgerspital Basel, Stoffwechsellabor, Basel/Schweiz

Cand. med. E. Hammerschmidt
Forschungsabteilung an der Rheumaheilstätte, 2357 Bad Bramstedt

Prof. Dr. H. G. Hansen
Direktor der Kinderklinik der Medizin. Akademie, 2400 Lübeck

Prof. Dr. H. Harders
I. Medizinische Universitätsklinik Eppendorf, 2000 Hamburg 20, Martinistraße 52

Prof. Dr. F. Hartmann
Direktor der Medizinischen Klinik der Medizinischen Hochschule Hannover im Krankenhaus Oststadt, 3000 Hannover, Podbielskistraße 380

Dr. F. Hartmann
I. Medizinische Klinik Kiel, 2300 Kiel, Schittenhelmstraße 12

Prof. Dr. W. H. Hauss
Direktor der Medizinischen Klinik und -Poliklinik der Universität Münster, 4400 Münster, Westring 3

Prof. Dr. F. Heuck
Ärztlicher Direktor des Zentral-Röntgeninstituts des Katharinenhospitals, 7000 Stuttgart N, Kriegsbergstraße 60

Dipl.-Chem. Dr. H. Hoffmeister
I. Medizinische Universitätsklinik Hamburg-Eppendorf, 2000 Hamburg 20, Martinistraße 52

Dr. Chr. Holland
Orthopädische Universitätsklinik Kiel, 2300 Kiel, Schittenhelmstraße 12

Dr. K. H. Hölzer
I. Medizinische Universitätsklinik Hamburg-Eppendorf, 2000 Hamburg 20, Martinistraße 52

Dr. H. Hörmann
Max-Planck-Institut für Eiweiß- und Lederforschung, 8000 München 15, Schillerstraße 46

Dr. H. Joost
Rheumaheilstätte, 2357 Bad Bramstedt

Chefarzt Dr. G. Josenhans
Rheumaheilstätte, 2357 Bad Bramstedt

Privatdozent Dr. G. JUNGE-HÜLSING
Medizinische Klinik und -Poliklinik der Universität Münster, 4400 Münster, Westring 3

Obermedizinalrat Dr. E. KEMMERER
236 Bad Segeberg, Dorfstraße 11

Privatdozent Dr. M. KIENHOLZ
Chefarzt des Zentrallaboratoriums, Stadtkrankenhaus Offenbach, 6050 Offenbach, Rhönstraße 44

Prof. Dr. J. KRACHT
Pathologisches Institut der Universität Hamburg-Eppendorf, 2000 Hamburg 20, Martinistraße 52

Prof. Dr. W. KRANE
Rheumaheilstätte, 2357 Bad Bramstedt

Dr. W. KRIEGEL
II. Medizinische Universitätsklinik Kiel, 2300 Kiel, Metzstraße 53/57

Frau Dr. I. KROKOWSKI
Strahleninstitut und -klinik der Freien Universität Berlin im Krankenhaus Westend, 1000 Berlin-Charlottenburg 9, Spandauer Damm 130

Privatdozent Dr. Dr. E. KROKOWSKI
Strahleninstitut und -klinik der Freien Universität Berlin im Krankenhaus Westend, 1000 Berlin-Charlottenburg 9, Spandauer Damm 130

Prof. Dr. F. KUHLENCORDT
I. Medizinische Universitätsklinik Hamburg-Eppendorf, 2000 Hamburg 20, Martinistraße 52

Dr. F. LEGLER
Direktor der Staatl. Bakt. Untersuchungs-Anstalt, 8520 Erlangen, Wasserturmstraße 5

Prof. Dr. K. LENNERT
Direktor des Pathologischen Instituts der Universität Kiel, 2300 Kiel, Hospitalstraße 42

Dr. W. LERCHE
Universitäts-Augenklinik und -Poliklinik Hamburg-Eppendorf, 2000 Hamburg 20, Martinistraße 52

Prof. em. Dr. E. LETTERER
7400 Tübingen, Obere Heulandsteige 17

Prof. Dr. J. LINDNER
Pathologisches Institut der Universität Hamburg-Eppendorf, 2000 Hamburg 20, Martinistraße 52

Dr. C. LOZANO-TONKIN
I. Medizinische Universitätsklinik Hamburg-Eppendorf, 2000 Hamburg 20, Martinistraße 52

Dr. U. MAGENS
II. Medizin. Klinik, Med. Akademie, 2400 Lübeck

Med. Ass. K. P. MAIER
Rheumaheilstätte, 2357 Bad Bramstedt

Privatdozent Dr. H. MATHIES
Leiter der Rheumatikerambulanz, Medizinische Poliklinik der Universität München,
8000 München 15, Pettenkoferstraße 8a

Privatdozent Dr. H. J. MERKER
Forschungsabteilung für Elektronenmikroskopie der Freien Universität Berlin,
1000 Berlin-Dahlem, Königin-Luise-Straße 15

Dr. W. MEYER
Chefarzt der III. Med. (Rheumatol.) Abteilung, Allgemeines Krankenhaus Eilbek,
2000 Hamburg 22, Friedrichsberger Straße 60

Prof. Dr. H. P. MISSMAHL
Medizinische Universitätsklinik Tübingen, 7400 Tübingen, Otfried-Müller-Straße

Dr. MITROVICS
Pathologisches Institut der Universität Hamburg-Eppendorf, 2000 Hamburg 20, Martinistraße 52

Privatdozent Dr. W. MÜLLER
II. Medizinische Universitätsklinik Kiel, 2300 Kiel, Metzstraße

Prof. Dr. V. R. OTT
Direktor der Klinik und des Instituts für Physikalische Medizin und Balneologie der Universität Gießen, 6350 Bad Nauheim, Ludwigstraße 37—39

Privatdozent Dr. P. OTTE
Orthopädische Universitäts- und -Poliklinik, 2000 Hamburg 20, Martinistraße 52

Dr. W. PÄTZ
Rheumaheilstätte, 2357 Bad Bramstedt

Dr. H. W. PEISKER
Vertrauensärztliche Dienststelle/Röntgenabteilung, 2000 Hamburg, Grindelberg

Dr. St. PERREN
Laboratorium f. Experimentelle Chirurgie, Schweizerisches Forschungsinstitut,
7270 Davos-Platz/Schweiz

Prof. Dr. G. PLIESS
Vorstand des Pathologischen Instituts der Stadt Nürnberg, 8500 Nürnberg, Flurstraße 17

Dr. W. POHL
Chefarzt des Sanatoriums Wendelstein, 8202 Bad Aibling

Dr. P. F. PONATH
Rheumaheilstätte, 2357 Bad Bramstedt

Privatdozent Dr. F. PORTWICH
I. Medizinische Universitätsklinik Kiel, 2300 Kiel, Schittenhelmstraße 12

Dr. J. REIMER
Abteilungsarzt an der Rheumaheilstätte, 2357 Bad Bramstedt

Prof. (em.) Dr. H. REINWEIN
8035 Gauting vor München, Vogelsangstr. 8

Dr. W. REMAGEN
Pathologisches Institut der Universität Kiel, 2300 Kiel, Hospitalstraße 42

Med. Ass. H. B. Römer
Rheumaheilstätte, 2357 Bad Bramstedt

Dr. G. Roesener
Leitender Arzt der Rheumazentrale der Landesversicherungsanstalt Freie und Hansestadt Hamburg, 2000 Hamburg 26, Bürgerweide 4

Dr. J. Rohde
Rheumaheilstätte, 2357 Bad Bramstedt

Prof. Dr. O. Rohlederer
Direktor der Orthopädischen Universitätsklinik Kiel, 2300 Kiel

Dr. G. Rompe
Orthopädische Klinik der Universität Heidelberg, 6900 Heidelberg-Schlierbach

Prof. Dr. G. Schallock
Direktor des Pathologischen Instituts der Städt. Krankenanstalten Mannheim, 6800 Mannheim

Dr. O. Scheider
Chefarzt der Chirurgischen Abteilung Allgemeines Krankenhaus Eilbek, 2000 Hamburg 22, Friedrichsberger Straße 60

Prof. Dr. R. Schenk
Prosektor des Anatomischen Instituts der Universität Basel, Basel/Schweiz, Pestalozzistr. 20

Dr. M. Schlaak
I. Medizinische Universitätsklinik Kiel, 2300 Kiel, Schittenhelmstraße 12

Prof. Dr. B. Schuler
Leitender Arzt des Landesbades Aachen, 5100 Aachen, Landesbad

Prof. Dr. G. Schulze
Chefarzt der Inneren Abteilung des Evang. Krankenhauses Oldenburg, 2900 Oldenburg

Prof. Dr. W. Schwarz
Leiter der Forschungsabteilung f. Elektronenmikroskopie der Freien Universität Berlin, 1000 Berlin-Dahlem, Königin-Luise-Straße 15

Dr. H. A. v. Schweinitz
II. Medizinische Klinik der Medizinischen Akademie Düsseldorf, 4000 Düsseldorf 1, Moorenstraße 5

Dr. J. Spranger
Universitäts-Kinderklinik Kiel, 2300 Kiel, Fröbelstraße 15/17

Dr. W. Standel
Oberarzt an der Rheumaheilstätte, 2357 Bad Bramstedt

Prof. Dr. J. Staubesand
Direktor des Anatomischen Instituts der Universität Freiburg, 7800 Freiburg, Albertstraße 17

Prof. Dr. H. Storck
Kneipp-Rheumabad, Klinik für externe Therapie, 3569 Endbach

Dr. W. Straube
Abteilungsarzt an der Rheumaheilstätte, 2357 Bad Bramstedt

Dr. A. TAUBNER
Ärztlicher Leiter des Hamburg. Krankenhauses Bevensen, Chefarzt der Inneren Abteilung, 3118 Bevensen

Dr. H. G. THIELE
I. Medizinische Universitätsklinik Hamburg-Eppendorf, 2000 Hamburg 20, Martinistraße 52

Dr. K. TILLMANN
Orthopädische Univ.-Klinik und Poliklinik, 2000 Hamburg-Eppendorf, Martinistraße 52

Dr. W. K. TREIBER
Oberarzt an der Rheumaheilstätte, 2357 Bad Bramstedt

Dr. U. TRESKE
I. Medizinische Universitätsklinik Hamburg-Eppendorf, 2000 Hamburg 20, Martinistraße 52

Dr. D. UTERMANN
Universitäts-Augenklinik und Poliklinik, 2000 Hamburg-Eppendorf, Martinistraße 52

Dr. H. P. VITALLI
Krankenanstalt Köln-Merheim, Chirurgische Klinik, 5000 Köln-Merheim, Ostmerheimer Str. 200

Privatdozent Dr. H. WAGNER
Orthopädische Universitätsklinik und Poliklinik „Hüfferstift", 4400 Münster, Hüfferstr. 27

Medizinalrat Dr. K. WAGNER
Chefarzt der Sozialmedizinischen Klinik der Landesversicherungsanstalt Schleswig-Holstein, 2400 Lübeck, Kronsforder Allee 2/6

Dr. K. WIEDE
Leitender Abteilungsarzt an der Rheumaheilstätte, 2357 Bad Bramstedt

Dr. KLAUS WULLE
Anatomisches Institut der Universitätsklinik, 2000 Hamburg-Eppendorf, Martinistraße 52

Dr. H. ZENKER
Orthopädische Universitätsklinik der Freien Universität Berlin im Oskar-Helene-Heim, 1000 Berlin 33, Clayallee 229

Dr. W. M. ZINN
Leitender Arzt der Medizinischen Abteilung der Thermalbäder Bad Ragaz, Bad Ragaz/Schweiz

MIX
Papier aus verantwortungsvollen Quellen
Paper from responsible sources
FSC® C105338

If you have any concerns about our products,
you can contact us on
ProductSafety@springernature.com

In case Publisher is established outside the EU,
the EU authorized representative is:
Springer Nature Customer Service Center GmbH
Europaplatz 3, 69115 Heidelberg, Germany

Printed by Libri Plureos GmbH
in Hamburg, Germany